普通高等教育"十五"国家级规划教材
新世纪全国高等中医药院校规划教材　配套教学用书

生理学习题集

主　编　施雪筠（北京中医药大学）

副主编　张志雄（上海中医药大学）

　　　　牛　欣（北京中医药大学）

　　　　王德山（辽宁中医学院）

中国中医药出版社

·北　京·

图书在版编目（CIP）数据

生理学习题集/施雪筠主编 . —北京：中国中医药出版社，2004. 7（2022. 5 重印）

普通高等教育"十五"国家级规划教材配套教学用书

ISBN 978 - 7 - 80156 - 491 - 7

Ⅰ. 生…　Ⅱ. 施…　Ⅲ. 生理学 - 中医学院 - 习题　Ⅳ. R33 - 44

中国版本图书馆 CIP 数据核字（2003）第 113529 号

中国中医药出版社出版

北京经济技术开发区科创十三街 31 号院二区 8 号楼

邮政编码　100176

传真　010 - 64405721

河北品睿印刷有限公司印刷

各地新华书店经销

开本 850 × 1168　1/16　印张 14　字数 334 千字

2004 年 7 月第 1 版　2022 年 5 月第 17 次印刷

书号　ISBN 978 - 7 - 80156 - 491 - 7

定价　38. 00 元

网址　www. cptcm. com

服 务 热 线　010 - 64405510

购 书 热 线　010 - 89535836

维 权 打 假　010 - 64405753

微信服务号　**zgzyycbs**

微商城网址　**https：//kdt. im/LIdUGr**

官 方 微 博　**http：//e. weibo. com/cptcm**

天猫旗舰店网址　**https：//zgzyycbs. tmall. com**

如有印装质量问题请与本社出版部联系（010 - 64405510）

普通高等教育"十五"国家级规划教材
新世纪全国高等中医药院校规划教材　配套教学用书

《生理学习题集》编委会

主　　编：施雪筠（北京中医药大学）

副主编：张志雄（上海中医药大学）

　　　　牛　欣（北京中医药大学）

　　　　王德山（辽宁中医学院）

编　　委：（以姓氏笔画为序）

　　　　方志彬（安徽中医学院）

　　　　王　滨（齐齐哈尔医学院）

　　　　刘　铠（山东中医药大学）

　　　　刘志敏（黑龙江中医药大学）

　　　　许　红（贵阳中医学院）

　　　　何承敏（湖北中医学院）

　　　　张　胜（北京中医药大学）

　　　　秦俊莲（河南中医学院）

　　　　钱佳丽（长春中医学院）

前　言

　　全国中医药高等教育学会、全国高等中医药教材研究会组织编写出版了"普通高等教育'十五'国家级规划教材"（中医药类）、"新世纪全国高等中医药院校规划教材"（第一版）（习称"七版教材"）《生理学》一书。教材发行后，使用者反应强烈，迫切需要一本与之配套的学习指导类书籍。从《生理学》这门课程在中医院校的基础地位和重要性出发，从全面贯彻国家教育方针、深化专业基础课的知识学习、全面推进素质教育考虑，在国家中医药管理局科教司的指导下，中国中医药出版社组织《生理学》一书的编委会编写了这本《生理学习题集》，以满足学生学习、教师教学的需要，以及配合执业医师资格考试需要。全书以目前通用的习题形式，对生理学的内容、基本原理、应知应会的概念等进行了重复练习、巩固和强化，为各位使用者进行自我测试学习效果、自我判断知识的掌握程度、明明白白地参加考试提供了一种方便学习的捷径。

　　本套习题集与已出版的 46 门规划教材配套，所命习题与现行全国高等中医药院校本科教学大纲一致，与上述规划教材一致。习题覆盖规划教材的全部知识点，对必须熟悉、掌握的"三基"知识和重点内容以变换题型的方式予以强化。内容编排与相应教材的章节一致，方便学生同步练习，也便于与教材配套复习。题型与各院校各学科现行考试题型一致，同时注意涵盖国家执业医师资格考试题型。命题要求科学、严谨、规范，注意提高学生分析问题、解决问题的能力。为方便学生全面测试学习效果，每章后均附有参考答案和答案分析。答案分析可使学生不仅"知其然"，而且"知其所以然"，使学生对教材内容加深理解，强化已学知识，进一步提高认知能力。

　　书末附有模拟试卷，分本科 A、B 试卷和硕士研究生入学考试模拟 A、B 试卷，便于学生对自己学习效果进行自我测试，同时可提高应考能力。

　　本套习题集供全国高等中医药院校本科生、成人教育学生、执业医师资格考试人员及其他学习中医药人员与教材配套学习和应考复习使用。学习者通过对上述教材的学习和本套习题集的习题练习，可全面掌握各学科的知识和技能，顺利通过课程考试和执业医师资格考试，为从事中医药工作打下坚实基础。

由于考试命题是一项科学性、规范化要求很高的工作，随着教材和教学内容的不断更新和发展，恳请各高等中医药院校师生在使用本套习题集时，不断总结经验，提出宝贵的修改意见，以使本套习题集不断修订提高，更好地适应本科教学和各种考试的需要。

编　者

2004 年 1 月

编 写 说 明

根据国家教育部《关于"十五"期间普通高等教育教材建设与改革的意见》精神，在国家中医药管理局指导下，组织全国 16 所中医药院校编写的《生理学》已经出版。为了帮助学生自学、独立思考、检验复习效果，从而能牢固掌握生理学的基本知识和基本理论，以原编写人员为基础，又组织编写《生理学》的配套教学用书——《生理学习题集》。

编写本《习题集》是以生理学教学大纲为依据，以普通高等教育"十五"国家级规划教材《生理学》为蓝本，并参考了其他兄弟院校的有关教材。为使本《习题集》能与教材紧密结合，各章节顺序与教材完全一致，而且都由原各章的编者编写。书中凝集了编委们数十年积累的教学经验及试题命题和解答的心得体会，可作为中医药院校在读学生的生理学辅助教材，也可供高等医药院校广大师生学习参考。

全书共分十一章，各章的题量根据教学时数及内容的重要性而定，一般情况下，每学时 20 题左右，全书共 1685 题。题型中除有选择题（A 型、B 型、C 型、X 型题）、判断说明题、填空题、名词解释、简答题、论述题外，还增加了综合思考题，以培养学生独立思考及分析、综合问题的能力。在每章后都附有答案并对易混淆的问题进行有针对性的解答。编写中使用规范化名词，并力求内容及答案与教材一致，从而使《习题集》与教学内容及进度紧密配合，真正起到使学生边学习、边复习、边检验、边巩固，达到提高教学效果的目的。

题型及解题说明：

本书采用目前各高等中医药院校常用的 7 种考试题型，各种题型的命题要求及解题方法如下：

1. 选择题：包括 A 型题、B 型题、C 型题、X 型题 4 种题型。

（1）A 型题：为单项最佳选择题，每题由 1 个题干及 5 个备选答案组成，要求答题者从备选答案中选择一个最佳答案。

（2）B 型题：由 A、B、C、D、E 5 个备选答案与 2~4 个问题组成，每个备选答案可选用一次，也可选用几次或一次也不选，要求答题者为每一个问题选择一个最佳答案。

（3）C 型题：由 A、B、C、D 四个备选答案与多个问题组成，其中答案 C 由答案 A 和答案 B 组成；答案 D 为非答案 A 及非答案 B。每个备选答案可选用一次，也可选用几次或一次也不选，要求答题者为每一个问题选择一个最佳答案。

（4）X 型题：由 1 个题干及 5 个备选答案组成，要求答题者从 5 个备选答案中选择两个以上（包括两个）的正确答案。

2. 判断说明题：先给出一个命题，要求答题者判断该命题的对错、真伪，并说明如此判断的具体理由。

3. 填空题：由一个题干及若干空格组成，要求答题者在空格中填写正确的与前后题干内容相关的汉字或数字。

4. 名词解释：简要地说明或解释一个概念，如心动周期等。

5. 简答题：简要地回答一个问题，不做过多的论述，要求简明扼要。

6. 论述题：就某一问题进行论述，要求论点明确、论述合理。

7. 综合思考题：就某一生理现象或临床表现提问，要求学生用所学知识进行综合分析，全面论述或提出自己的见解。

书末附 4 套模拟试卷，供学生应考前参考。试卷中的试题均选自本书各章节。其中两套（A、B 卷）为《生理学》课程考试模拟试卷，题量及难度适合于中医类专业本科生学完《生理学》后考试使用；另两套（A、B 卷）为硕士研究生入学考试《生理学》模拟试卷，试题范围较前两套更广，有一定难度，仅供参考。

在编写过程中，王滨教授应邀参加全书的目录编排、补充、校核和统稿，张胜老师参与部分的校对、核查和补充工作，都付出了辛勤的汗水，谨在此一并表示感谢。

编　者

2004 年 1 月

目　　录

第一章　绪　论

一、选择题

(一) A 型题

1. 机体功能调节最主要的方式是(　　)
   - A. 反馈调节
   - B. 体液调节
   - C. 自身调节
   - D. 神经调节
   - E. 神经－体液调节

2. 神经调节的基本方式是(　　)
   - A. 反应
   - B. 反射
   - C. 适应
   - D. 正反馈
   - E. 负反馈

3. 神经调节的特点是(　　)
   - A. 作用广泛
   - B. 反射效应相对迟缓
   - C. 调节幅度大
   - D. 调节作用持久
   - E. 反应迅速、精确、短暂

4. 关于反射的叙述，错误的是(　　)
   - A. 是神经调节的基本方式
   - B. 反射活动需要有完整的反射弧
   - C. 非条件反射建立在条件反射基础上
   - D. 反射活动必须有中枢神经系统参与
   - E. 反射弧的传出途径可以通过体液调节

5. 属于正反馈调节的是(　　)
   - A. 血压下降经调节血压回升过程
   - B. 血糖升高时胰岛素分泌增加

   - C. 血压上升经调节后的下降过程
   - D. 排尿反射过程
   - E. 血中甲状腺激素升高后使促甲状腺激素分泌减少

6. 属于负反馈调节的是(　　)
   - A. 血液凝固
   - B. 分娩过程
   - C. 降压反射
   - D. 排尿反射
   - E. 排便反射

7. 机体处于寒冷环境，甲状腺激素分泌增多，使产热增加的调节过程属于(　　)
   - A. 神经调节
   - B. 体液调节
   - C. 神经－体液调节
   - D. 自身调节
   - E. 反馈调节

8. 受控部分发出的反馈信息，促进或加强控制部分的活动是(　　)
   - A. 正反馈调节
   - B. 神经调节
   - C. 自身调节
   - D. 负反馈调节
   - E. 体液调节

9. 当气温升高时，人体出汗过程属于(　　)
   - A. 条件反射
   - B. 非条件反射
   - C. 自身调节
   - D. 体液调节
   - E. 反馈调节

10. 条件反射的特点是(　　)
    - A. 种族共有

B. 先天具有

C. 后天获得

D. 反射弧固定不变

E. 适应能力小

11. 体液调节的特点是（　　）

    A. 反应快

    B. 作用广泛而持久

    C. 是主要调节方式

    D. 调节幅度小

    E. 作用局限、短暂、精确

12. 在自动控制系统中，受控部分回送到控制部分的信息是（　　）

    A. 反馈信息

    B. 调节信息

    C. 干扰信息

    D. 前馈信息

    E. 控制信息

13. 关于稳态的叙述，错误的是（　　）

    A. 稳态是相对的稳定状态

    B. 稳态是一种动态平衡

    C. 内环境各项指标可以在生理范围内波动

    D. 内环境保持不变称为稳态

    E. 稳态是生命活动进行的必要条件

14. 兴奋性的基础是（　　）

    A. 新陈代谢

    B. 兴奋

    C. 反应

    D. 刺激

    E. 抑制

15. 细胞兴奋的客观指标是（　　）

    A. 收缩

    B. 分泌

    C. 静息电位

    D. 抑制

    E. 动作电位

（二）B 型题

    A. 神经调节

    B. 体液调节

    C. 神经 – 体液调节

    D. 自身调节

    E. 局部性体液调节

16. 在一定范围内，心肌纤维的初长越长，其收缩强度越大属于（　　）

17. 腺苷使冠状动脉舒张，冠脉血流量增加属于（　　）

18. 应激反应时，糖皮质激素分泌增多属于（　　）

19. 促胰液素引起胰液分泌增加属于（　　）

    A. 反馈

    B. 反馈信息

    C. 正反馈

    D. 负反馈

    E. 前馈

20. 干扰信号通过体内的感受装置直接作用于控制部分称为（　　）

21. 由受控部分将信息传回到控制部分的过程称为（　　）

22. 反馈信息使控制部分的活动向相反方向转化称为（　　）

23. 反馈信息使控制部分的作用不断加强称为（　　）

    A. 感受器

    B. 传入神经

    C. 中枢

    D. 传出神经

    E. 效应器

24. 视锥细胞、视杆细胞属于（　　）

25. 肌梭属于（　　）

26. 心交感神经与心迷走神经属于（　　）

27. 心脏与血管属于（　　）

    A. 非条件反射

B. 条件反射
C. 自身调节
D. 全身性体液调节
E. 局部性体液调节

28. 咀嚼食物引起唾液分泌属于( )

29. 望梅止渴属于( )

30. 肾上腺素使心跳加快加强属于( )

（三）C 型题

A. 条件反射
B. 非条件反射
C. 两者均是
D. 两者均非

31. 牵拉骨骼肌引起被牵拉肌肉收缩属于( )

32. 静脉回心血量增加引起心输出量增加属于( )

33. 食物刺激口腔黏膜引起唾液分泌属于( )

34. 开饭铃声引起胃液分泌属于( )

35. 进食过程中引起消化液分泌属于( )

A. 神经调节
B. 体液调节
C. 两者均是
D. 两者均非

36. 唾液分泌调节是( )

37. 胃液分泌调节是( )

38. 肾血流量保持相对恒定的调节是( )

39. 旁分泌调节是( )

40. 血糖相对稳定的调节是( )

（四）X 型题

41. 反射活动不能出现的情况有( )
A. 大脑皮层被破坏
B. 传出神经损伤
C. 感受器被麻醉
D. 效应器功能障碍

E. 传入神经功能被阻断

42. 内环境包括( )
A. 血液
B. 细胞内液
C. 淋巴液
D. 组织液
E. 血浆

43. 属于体液调节的有( )
A. 心房钠尿肽对肾功能的调节
B. 腺苷引起冠脉舒张
C. 血液中 CO_2 对呼吸的调节
D. 唾液分泌的调节
E. 下丘脑调节肽对腺垂体活动的调节

44. 可兴奋细胞有( )
A. 神经细胞
B. 平滑肌细胞
C. 腺细胞
D. 心肌细胞
E. 骨骼肌细胞

45. 兴奋性是( )
A. 机体、组织或细胞对刺激发生反应的能力
B. 以新陈代谢作为基础
C. 刺激与反应的基础
D. 兴奋性是固定不变的
E. 兴奋性可以客观测量

二、判断说明题

46. 新陈代谢是生命活动的最基本表现，它包括合成代谢和分解代谢两种。

47. 机体、组织或细胞对刺激发生反应的过程，称为兴奋性。

48. 细胞内液即机体内环境。

49. 稳态是一种相对的、动态的稳定状态。

50. 非条件反射建立在条件反射的基础上。

51. 正反馈的重要作用在于维持机体的稳态。

三、填空题

52. 生理学研究的三个水平是_____、_____和_____。

53. 科学研究最主要的内容是_____或_____和_____。

54. 实验活动由_____、_____和_____三个基本部分组成。

55. 动物实验可分为_____和_____实验两大类。

56. 新陈代谢包括_____和_____两个方面。

57. 反应的两种基本表现形式是_____和_____。

58. 机体的完整统一性可表现为_____和_____的统一。

59. 机体功能活动调节方式主要有_____、_____和_____三种。

60. 反射大致可分为_____和_____两大类。

61. 机体功能活动的反馈控制系统可有_____和_____两种。

四、名词解释

62. 生理学
63. 兴奋性
64. 刺激
65. 反应
66. 生殖
67. 内环境
68. 稳态
69. 前馈
70. 调节
71. 反射

五、简答题

72. 简述学习生理学的目的和意义。

73. 简述新陈代谢是生命活动的最基本特征。

74. 简述兴奋性的特征。

75. 简述对稳态的认识。

76. 简述人体实现机体的完整与统一的途径。

六、论述题

77. 试述人体功能活动的主要调节方式及特点。

78. 试述内环境、稳态及其意义。

七、综合思考题

79. 人体功能活动调节中神经调节和体液调节是如何相辅相成的？

80. 反应、反射和反馈有何区别？

81. 为什么说生理学是一门实验性科学？

📖 **参考答案**

一、选择题

（一）A 型题

1. D 神经调节是机体最主要的调节方式。

2. B 注意区分反射与反应两个基本概念。反射是高级、协调有适应意义的反应。反应不是反射，如刺激运动神经引起骨骼肌收缩。反射必须经完整的反射弧来完成。

3. E 神经调节具有反应迅速、精确、短暂的特点。

4. C 条件反射建立在非条件反射基础上。

5. D 正反馈是指受控部分发出的信息，促进或加强控制部分的活动，即控制信息使控制部分的活动逐渐加强、加速直至完成全部活动。

6. C 负反馈是指受控部分发出的反馈信息抑制或减弱了控制部分的活动。当某种功能活动增强时，可通过负反馈控制系统使该活动有所减弱；反之，当某种功能活动过弱时，可通过负反馈控制系统使该活动有所加强。所以，负反馈的重要作用在于维持机体稳态。

7. C 机体处于寒冷环境，发动神经调节，同时往往通过传出神经员相关的内分泌活动如甲状腺激素分泌增多，使产热增加。这种神经调节与体液调节联合的调节方式，称为神经－体液调节。

8. A 受控部分发出的反馈信息，促进或加强控制部分的活动称为正反馈调节。

9. B 非条件反射是指先天的、生来就具有的反射，它的反射弧是固定的、早已建立的，是人与动物共有的反射活动。气温升高，人体出汗属于非条件反射。

10. C 条件反射是在非条件反射的基础上新建立的。属于后天获得的。

11. B 体液调节的特点是反应相对神经调节较迟缓，但作用广泛而持久。

12. A 在自动控制系统中，受控部分回送到控制部分的信息称为反馈信息。

13. D 细胞外液为内环境，其各项指标都必须保持在一个正常的生理范围内波动，而非保持不变。

14. A 新陈代谢是兴奋性的基础。

15. E 兴奋的表现形式多种多样，如腺细胞的分泌、肌细胞的收缩等。但这些不同变化之前均出现动作电位，故动作电位通常被认为是细胞兴奋的客观指标。

（二）B 型题

16. D 某些组织或器官不依赖神经、体液调节，而自身对环境的改变也可作出一些适应性的反应称为自身调节。在一定范围内，心肌纤维的初长越长，其收缩强度越大属于此调节。

17. E 组织细胞活动时产生一些代谢产物，在临近的组织液中扩散，使其功能活动发生相应的改变称为局部性体液调节。腺苷为心肌细胞代谢的产物，具有强烈的舒张小动脉的作用，属于局部性体液调节。

18. C 同 7 题。

19. B 内分泌腺或内分泌细胞释放激素，通过组织液或血液循环来调节机体的新陈代谢、生长、发育、生殖及某些器官的功能活动称为体液调节。

20. E 干扰信号对控制部分的直接作用称为前馈。

21. A 每个控制系统都是一个闭合回路，在控制部分与受控部分之间存在着双向联系。由受控部分将信息传回到控制部分的过程称为反馈。

22. D 同 6 题。

23. C 同 5 题。

24. A 视锥细胞、视杆细胞位于视网膜上，属于感光细胞，为感受器。

25. A 肌梭是感受肌肉长度变化的感受器。

26. D 支配心脏的传出神经为交感神经的心交感神经和副交感神经的心迷走神经，所以心交感神经和心迷走神经属于反射弧中的传出神经。

27. E 心血管活动的变化，主要通过神经和体液因素调节，所以心脏和血管属于反射弧中的效应器。

28. A 食物刺激口腔中的感受器，引起唾液分泌属于非条件反射。

29. B 在一定条件下，在非条件反射的基础上新建立反射弧所完成的反射，如望梅止渴、谈虎变色等属于条件反射。

30. D 肾上腺素为肾上腺髓质分泌的激素，经过血液循环作用于心脏，属于全身性体液调节。

（三）C型题

31. B 牵拉骨骼肌引起被牵拉肌肉收缩属于骨骼肌的牵张反射，牵张反射属于非条件反射。

32. D 静脉回心血量增加，心肌初长度增加，引起心输出量增加属于异长自身调节。

33. B 同28题。

34. A 开饭铃声引起胃液分泌，必须经后天训练才能形成，属条件反射。

35. C 进食过程中，既有通过食物有关的形象、气味等刺激相应感受器引起消化液分泌的条件反射，又有食物刺激口腔、咽等处感受器引起消化液分泌的非条件反射。

36. A 唾液分泌调节完全是神经调节。

37. C 胃液分泌调节既存在神经调节，又存在体液调节。

38. D 肾血流量保持相对恒定的调节属于自身调节。

39. B 旁分泌调节属于局部性体液调节。

40. C 在血糖相对稳定的调节中，既存在神经调节，又存在体液调节。

（四）X型题

41. B、C、D、E 反射弧的完整是反射进行的必要条件。大脑皮层为高级中枢，脊髓为低级中枢，脊髓本身可完成一些简单反射，如屈反射、交叉伸肌等。

42. C、D、E 内环境即细胞外液。血液由血细胞及血浆组成，不属于内环境。

43. A、B、E 组织细胞活动时产生的 CO_2、腺苷等代谢产物，通过组织液影响邻近组织细胞的功能活动属于局部性体液调节。血液中 CO_2 是引发化学感受性呼吸反射的因素，不属于体液调节。心肌细胞等虽不属于非腺细胞，但它们释放的化学物质如心房钠尿肽，也具有体液调节的特点，从广义上讲，属于体液调节。

44. A、B、C、D、E 可兴奋细胞包括神经细胞、腺细胞和肌细胞。

45. A、B、C、E 机体、组织或细胞对刺激发生反应的能力，称为兴奋性。新陈代谢是兴奋性的基础，兴奋性是刺激与反应的基础，兴奋性是一种能力，因此是可以测量的，而且不同组织细胞兴奋性高低不同，即使是同一种细胞，其功能状态不同，兴奋性也会发生变化。

二、判断说明题

46. 错误。 新陈代谢是生命活动的最基本表现，它包括物质代谢和能量代谢两个方面，物质代谢又分为合成代谢和分解代谢两种。

47. 错误。 机体、组织或细胞对刺激发生反应的能力，称为兴奋性。

48. 错误。 细胞外液是组织、细胞直接接触的生存环境即内环境，以区别机体生存的外部自然环境。

49. 正确。

50. 错误。 条件反射建立在非条件反射的基础上。

51. 错误。 负反馈的重要作用在于维持机体的稳态；正反馈在于使整个系统处于一种不断的重复与加强状态。

三、填空题

52. 整体水平　器官系统水平　细胞分子水平

53. 实验　观察　理论思维

54. 受试对象　被试因素　实验效应

55. 急性　慢性

56. 物质代谢　能量代谢

57. 兴奋　抑制

58. 各器官及功能系统　机体与环境

59. 神经调节　体液调节　自身调节

60. 条件反射　非条件反射

· 6 ·

61. 正反馈　负反馈

四、名词解释

62. 生理学是研究正常人体生命活动规律的科学。

63. 兴奋性是指机体、组织或细胞对刺激发生反应的能力。

64. 刺激是指能被机体、组织或细胞所感受的生存环境条件的改变。

65. 由刺激引起机体内部代谢过程及外部活动的改变，称为反应。

66. 生物体发育至一定阶段后，能够产生与自己相近似子代个体的功能，称为生殖。

67. 细胞外液是组织、细胞直接接触的生存环境，故将细胞外液称为机体的内环境。

68. 稳态是一种相对的、动态的稳定状态，是在多种功能系统相互配合下实现的一种动态平衡。

69. 干扰信号对控制部分的直接作用称为前馈。

70. 机体感知环境的变化，并相应地调整各种功能活动，使其相互配合、协调一致、保持稳态，以适应环境改变的功能活动，称为调节。

71. 反射是指在中枢神经系统参与下，机体对环境变化所作出的有规律的具有适应意义的反应。

五、简答题

72. 生理学是研究正常人体生命活动规律的科学。它是医学重要的基础课程，学习生理学的目的是掌握正常人体生命活动规律和原理，为后继中西医基础与临床课程提供必备的基础知识和技能，也为继承发展中医药学、加速中医药现代化提供必要的思路和方法。

73. 新陈代谢是生命活动的最基本表现，它包括物质代谢及能量代谢两个方面，物质代谢又分为合成代谢与分解代谢两种过程。机体在不断地与环境进行物质交换及体内物质形式、能量的转换过程中完成各种生命活动。新陈代谢一旦停止，生命也将结束。

74. 兴奋性以新陈代谢为基础，它又是刺激与反应这种机体与环境之间相互依存关系的基础，它是可以测量的、变化的。

75. 稳态是一种相对的、动态的稳定状态，它是在多种功能系统相互配合下实现的一种动态平衡。稳态的实现是生命活动进行的必要条件。当前稳态的概念已经不仅局限于内环境稳定的实现，它还包括机体各器官、各功能系统等处于动态平衡与稳定。

76. 机体的完整统一可表现为组成人体各器官、各功能系统活动的协调统一，以及机体与环境的协调统一。由于生存活动中功能活动的状态及生存环境不停地变化，因此，机体完整统一性不断地被破坏。为了使生命活动正常进行，机体必须不断地通过调节活动使之达到新的协调与统一，从而保证机体的完整性与适应。

调节活动有三种表现形式，即神经调节、体液调节及自身调节。神经调节是起主导作用、最重要的调节方式，但在体内以神经－体液调节联合方式最为多见。它兼备了两种调节的优点，使调节效果更加合理、准确，提高了机体的适应能力。

在各项调节活动中存在着自动控制系统，它分为反馈（负反馈及正反馈）与前馈两个系统。

六、论述题

77. 要点：主要调节方式有神经调节、体液调节和自身调节。其特点有：

（1）神经调节的特点是迅速、短暂、

局限。

（2）体液调节的特点是缓慢、持久、广泛。

（3）自身调节的特点是调节范围较小，也不十分灵敏。

78. 要点：内环境的概念及作用；稳态的概念及意义。

机体细胞生活的液体环境即细胞外液，称为机体的内环境，其主要作用是为机体细胞提供必要的理化条件和营养物质，并接受细胞的代谢产物，从而使细胞的各种酶促反应和生理功能得以正常进行。内环境最重要的特征是其理化性质能保持相对恒定，这正是维持整个机体生存的必要条件，是机体自由和独立生存的首要条件。

内环境理化性质相对恒定的状态称为稳态或自稳态。稳态是一种复杂的由体内各种调节机制维持的动态平衡。整个机体的生命活动正是在这种动态平衡中维持和进行的，一旦稳态遭到破坏，就会导致机体呈病态甚至死亡。目前，稳态的概念已经不仅指内环境理化性质的动态平衡，而且还包括机体各种生理功能保持协调、稳定的生理过程。

七、综合思考题

79. 人体机能活动的调节方式主要有神经调节、体液调节和自身调节三种。三者之中起主导作用的神经调节，最为重要，但是它们在调节人体机能活动的过程中是相辅相成、密不可分的。特别是神经调节与体液调节二者之间的相辅相成作用是显而易见的。神经调节的基本方式是反射，人体通过各种反射对机体的生命活动进行及时的、精确的、系统的神经调节，使机体对内外环境的各种变化产生适应性反应。如在进食前，食物的出现便可引起一系列的消化道的运动和消化腺的分泌，这是条件反射调节活动，使消化道的运动和消化腺的分泌出现相应的反应，以保证食物的消化和吸收。与此同时，消化道和消化腺的体液性调节活动也相应参与了食物的消化和吸收过程，配合神经调节活动，共同完成人体对食物的充分消化和吸收。显而易见，体液调节反应的时间比神经调节慢一些，但是它的持续时程较长，作用的范围比较广泛，这就正好弥补了神经调节的不足，达到了相辅相成的目的。

此外，体液调节主要是通过人体内分泌腺或内分泌细胞分泌的各种激素，经组织液或血液循环运送到全身各部并作用于靶细胞，发挥其体液调节的作用，但是，不少内分泌腺或内分泌细胞本身直接或间接地接受神经系统的支配。在这种情况下，体液调节成为神经调节的一个环节，相当于反射弧上传出纤维的一个延长部分，组成了神经－体液调节机制。这一调节机制的存在也说明了神经调节和体液调节在人体机能调节中密不可分、相辅相成的关系。

80. 当环境发生变化时，生物体内部的代谢及外部活动将发生相应的改变，这种改变称为反应。反应有两种形式，即兴奋和抑制，是有机体具有兴奋性的基本表现形式。而机体具有对内外环境中的各种刺激发生反应的能力或特性称为兴奋性。

反射是指在中枢神经系统的参与下，机体对内外环境中的刺激所作出的规律性应答的反应。是高级的、适应意义明显的反应活动。反射的结构基础是反射弧，它由感受器、传入神经、神经中枢、传出神经和效应器五个环节组成，其中任一部分若被破坏，反射便不复存在。可见，反应包括的范围广，而反射是机体对刺激产生反应的一种方式，是神经调节的基本方式。

反馈指的是在机能活动的自动控制系统中，来自受控部分的返回信息对控制部分的调控作用，以修正和调整控制信息的质和量，使自动控制的作用更加精确、完善。因而反馈只是反应或反射过程中的有关环节。由此可见，反应、反射和反馈三者是有区别的。

81. 生理学的内容多来自于人类对人体或动物的各种观察与分析的结果，亦即生命活动规律的观察和生理学实验研究中获得的结果，对人体生理学来说还可来自于临床医学实践的观察和实验研究的结果。为了探讨生命活动的过程、规律及原理，生理学的实验研究一般要创造一定的实验条件，以便于观察研究平时不能从机体外表观察到的一些内在生理机能活动，从中获得有关的生理学知识。为了达到这一实验研究的目的，常对某一器官、组织、细胞的某一特定的生理活动进行孤立的实验研究。在进行这种实验研究过程中往往会给机体带来一些不可避免的伤害，甚至于危及生命。为此，生理学的实验研究通常是在动物身上进行的。此时，可根据实验研究的目的和要求，对某项生理机能活动进行各种观察、分析和研究，并可给予不同的影响因素，以观察研究其反应和变化规律，从而探讨各种生理机能活动产生的机理。有时，在不影响人体健康的情况下，有些生理机能活动的观察和检测可以直接在人体上进行，称为无损伤检查。例如，人体体温、血压、心电的测量或血、尿液的检验等，都是无创伤性的生理和临床常用的实验检测方法。近年来，随着现代科学技术的迅速发展，特别是生物电子学和计算机技术在生理学和临床医学中的应用，如遥测技术、体表无创伤检测技术、核磁共振成像和正电子发射成像技术等，使我们可以在不影响人体健康的条件下，直接对体内某些组织和器官的生理和病理机能活动进行实验观察和研究，从而获得大量在整体情况下的生理机能活动的规律及其产生机理的生理学知识。

由此可见，生理学的诞生和发展已经足以说明它是一门实验性科学，现代生理学就是大量应用各学科的新技术、新方法，全面深入地揭示生命活动的规律和本质的一门科学。

第二章　细胞的基本功能

一、选择题

（一）A 型题

1. 下面关于细胞膜结构的叙述，正确的是（　　）
   A. 细胞膜是具有特殊结构和功能的半透膜
   B. 膜的总厚度约为 75nm
   C. 膜的结构是以蛋白质双分子层为基架，镶嵌着具有不同功能的脂质
   D. 膜上有大量糖类，糖链大多裸露在胞膜的内侧
   E. 膜中脂质分子在一般体温条件下是固态的，即膜不具有流动性

2. 人体内 O_2、CO_2、NO、脂肪酸和类固醇等脂溶性物质出入细胞是通过（　　）
   A. 入胞作用
   B. 出胞作用
   C. 主动转运
   D. 单纯扩散
   E. 易化扩散

3. 小肠上皮、肾小管上皮对葡萄糖、氨基酸的吸收是通过（　　）
   A. 继发性主动转运
   B. 易化扩散
   C. 吞噬
   D. 胞饮
   E. 胞纳

4. 正常细胞内 K^+ 的浓度约为膜外的（　　）
   A. 2～4 倍
   B. 7～12 倍
   C. 20～40 倍
   D. 50 倍
   E. 80 倍

5. 比较不同组织细胞兴奋性的最简便指标是（　　）
   A. 基强度
   B. 利用时
   C. 阈值
   D. 刺激频率
   E. 刺激作用时间

6. 关于细胞膜电位的描述，正确的是（　　）
   A. 膜电位可在细胞外表面测出
   B. 膜电位包括静息电位和动作电位
   C. 安静时膜内为正，膜外为负
   D. 膜电位就是动作电位
   E. 膜电位是指局部电位

7. 静息电位的大小接近于（　　）
   A. 钠与钾的平衡电位之和
   B. 锋电位与超射之差
   C. 氯的平衡电位
   D. 钠平衡电位
   E. 钾平衡电位

8. 阈电位是指（　　）
   A. 膜对 K^+ 通透性突然增大的临界电位
   B. 膜对 Na^+ 通透性突然增大的临界电位
   C. 能引起组织兴奋的最小刺激强度
   D. 能引起组织产生局部反应的临界电位
   E. 能产生扩布的膜电位

9. 在神经细胞动作电位的上升支，通透性最大的离子是（　　）

A. Cl⁻

B. K⁺

C. Ca²⁺

D. Na⁺

E. Mg²⁺

10. 用直流电细胞外刺激神经干时，在阳极处发生（　　）

A. 极化

B. 去极化

C. 复极化

D. 超级化

E. 反极化

11. 骨骼肌收缩和舒张的基本功能单位是（　　）

A. 肌原纤维

B. 肌小节

C. 肌纤维

D. 粗肌丝

E. 细肌丝

12. 骨骼肌兴奋收缩耦联中起关键作用的离子是（　　）

A. K⁺

B. Na⁺

C. Ca²⁺

D. Mg²⁺

E. Cl⁻

13. 骨骼肌中的收缩蛋白是（　　）

A. 肌球蛋白和原肌球蛋白

B. 肌钙蛋白和原肌球蛋白

C. 肌动蛋白和血红蛋白

D. 肌钙蛋白和肌动蛋白

E. 肌球蛋白和肌动蛋白

14. 肌肉的初长度取决于（　　）

A. 被动张力

B. 前负荷

C. 后负荷

D. 前负荷与后负荷之和

E. 前负荷与后负荷之差

（二）B 型题

A. 极化

B. 去极化

C. 复极化

D. 超极化

E. 反极化

15. 细胞兴奋后，膜电位恢复膜外正电位、膜内负电位的过程称（　　）

16. 细胞内负电位增大，远离阈电位过程称（　　）

17. 细胞受刺激兴奋时，膜内外电位差逐步减小乃至消失的过程称（　　）

18. 动作电位过程中，成为膜外负电位、膜内正电位的状态称（　　）

A. 阈电位

B. 阈刺激

C. 局部反应

D. 锋电位

E. 后电位

19. 能引起组织兴奋所需的最小刺激强度称为（　　）

20. 神经纤维动作电位的主要组成是（　　）

21. 膜电位去极化到使膜上钠通道大量开放的临界值，称（　　）

22. 阈下刺激可使细胞产生（　　）

A. 绝对不应期

B. 相对不应期

C. 超常期

D. 低常期

E. 有效不应期

23. 细胞的兴奋性高于正常水平，阈下刺激就可发生新的兴奋，这一时期称（　　）

24. 细胞的兴奋性为零，无论多大的刺激都不会再发生兴奋的这一时期称（　　）

25. 细胞的兴奋性正在恢复，阈上刺激

才可能产生新的兴奋，这一时期称（　　）

26. 在超常期之后，细胞的兴奋性又转入低于正常时期，这一时期称（　　）

  A. 肌球蛋白

  B. 肌动蛋白

  C. 肌钙蛋白

  D. 原肌球蛋白

  E. 横桥

27. 肌细胞中作为 Ca^{2+} 受体的是（　　）

28. 在细肌丝主干上存在能与肌球蛋白的横桥相结合的位点的是（　　）

29. 与肌球蛋白一同被称为收缩蛋白的是（　　）

30. 平时阻碍肌动蛋白与横桥结合的蛋白是（　　）

  A. 等长收缩

  B. 等张收缩

  C. 单收缩

  D. 不完全强直收缩

  E. 完全强直收缩

31. 给肌肉一次单刺激，引起其产生一次迅速而短暂的收缩称（　　）

32. 增加刺激频率，使每一个后面的刺激落在前一个收缩过程中的舒张期，则可形成（　　）

33. 肌肉收缩时张力不变，长度缩短，这种收缩形式称（　　）

34. 肌肉收缩时长度不变，张力增大，这种收缩形式称（　　）

（三）C 型题

  A. 被动扩散

  B. 主动转运

  C. 两者均是

  D. 两者均非

35. Na^+ 通过细胞膜的方式是属于（　　）

36. 膜两侧的离子转运的机制包括（　　）

37. Ca^{2+} 进入肌浆网的方式是（　　）

38. O_2 通过细胞膜的方式是（　　）

39. 动作电位过程中，离子的跨膜运转是（　　）

  A. 兴奋

  B. 抑制

  C. 两者均是

  D. 两者均非

40. 从活动转变为相对静止称（　　）

41. 由弱的活动变为强的活动称（　　）

42. 兴奋性又称为（　　）

43. 反应的表现形式是（　　）

  A. 去极化

  B. 超极化

  C. 两者均是

  D. 两者均非

44. 膜外负电位、膜内正电位称（　　）

45. 膜内外电位差逐步减小的过程称（　　）

46. 使膜电位负值加大远离阈电位的过程称为（　　）

47. 膜电位恢复到外正内负的静息状态称（　　）

48. 与动作电位有关的是（　　）

  A. K^+ 平衡电位

  B. Na^+ 平衡电位

  C. 两者均是

  D. 两者均非

49. 动作电位的超射值约等于（　　）

50. 可兴奋细胞静息电位的数值接近于（　　）

51. 局部电位相当于（　　）

  A. 阈刺激

  B. 阈电位

  C. 两者均是

  D. 两者均非

52. 膜电位去极化到产生动作电位的临

界值称( )

53. 反映细胞兴奋性的是( )

54. 能引起组织细胞兴奋所需的最小刺激强度称( )

55. 强度小于阈值的刺激称( )

    A. cAMP

    B. Ca^{2+}

    C. 两者均是

    D. 两者均非

56. 可以起第二信使作用的是( )

57. 与神经细胞动作电位产生有关的是( )

58. 能与肌钙蛋白结合的是( )

59. 肌肉兴奋收缩耦联的因子是( )

    A. 等张收缩

    B. 等长收缩

    C. 两者均是

    D. 两者均非

60. 在足够大的后负荷时,肌肉的收缩是( )

61. 在中等程度后负荷时,肌肉开始缩短后即表现为( )

62. 在正常机体内,骨骼肌的收缩一般属于( )

63. 肌肉收缩时长度明显缩短,但张力不变的形式称( )

64. 肌肉收缩时张力增大,长度不变的形式称( )

(四) X 型题

65. 有关细胞膜功能的叙述,正确的是( )

    A. 膜的通透性是物质跨膜扩散的先决条件,浓度差是扩散的动力

    B. 各种离子的跨膜转运都是通过易化扩散进行的

    C. 被动转运是顺浓度差扩散,不需要消耗能量

    D. 钠泵是一种 $Na^+ - K^+$ 依赖式 ATP 酶

    E. 对于大分子物质的跨膜转运是通过胞纳与胞吐过程完成的

66. 下列有关细胞的跨膜信号转导叙述,错误的是( )

    A. cAMP 主要通过激活 PLC 来实现信号转导功能

    B. Ca^{2+} 是第二信使,IP_3 和 DG 不是第二信使

    C. 大多数 G 蛋白可以直接调节离子通道的活动

    D. 鸟苷酸环化酶的激活需要 G 蛋白的参与

    E. 有些受体本身就是离子通道的组成部分

67. 单一神经或肌细胞动作电位具有下列特性( )

    A. 反应大小随刺激强度而改变

    B. 可扩布性

    C. 不衰减传导

    D. 全或无

    E. 跳跃式传导

68. 主动转运的特点有( )

    A. 逆浓度梯度转运

    B. 需要消耗 ATP

    C. 需要载体蛋白帮助

    D. 逆电位梯度转运

    E. 主要转运无机离子

69. 生理实验中,常用各种形式的电刺激作为人工刺激,原因是( )

    A. 电刺激操作方便

    B. 刺激的强度和时间容易控制

    C. 一般不造成组织损伤

    D. 不可重复使用

    E. 强度 - 时间变化率易于控制

70. 兴奋性低于正常的时期有( )

    A. 绝对不应期

B. 相对不应期

C. 超常期

D. 低常期

E. 正常期

71. 膜通道的功能状态可区分为(　　)

　　A. 停止状态

　　B. 失活状态

　　C. 备用状态

　　D. 激活状态

　　E. 活动状态

72. 以下有关骨骼肌兴奋与收缩的描述，正确的是(　　)

　　A. 肌肉的兴奋与收缩是两个不同的生理过程

　　B. 动作电位与肌肉收缩同时开始

　　C. 收缩的时程比动作电位的时程长得多

　　D. 强直收缩时，肌肉收缩可以融合

　　E. 三联管是兴奋收缩耦联的结构基础

73. 横桥的生理特性是(　　)

　　A. 可与肌动蛋白分子作可逆性结合

　　B. 与肌浆中 Ca^{2+} 作可逆性结合

　　C. 具有 ATP 酶活性

　　D. 使原肌球蛋白的分子构型发生变化

　　E. 使肌钙蛋白的分子构型发生变化

74. 前负荷对肌肉收缩的影响为(　　)

　　A. 在一定范围内，前负荷加大时，肌肉张力随之加大

　　B. 当超过最适前负荷时，肌肉张力随之减少

　　C. 最适前负荷使肌肉收缩效果最好

　　D. 最适前负荷使肌肉处于最适初长度

　　E. 最适前负荷使肌肉收缩的张力最大

二、判断说明题

75. 细胞内外钠离子浓度差越大，静息电位绝对值就越大。

76. 浓度是扩散的动力。

77. 比较不同组织细胞兴奋性的最简便指标是时值。

78. 阈电位是指膜对 K^+ 通透性突然增大的临界电位。

79. 用直流电细胞外刺激神经干时，在阳极处发生去极化。

80. 静息电位的大小接近于钠离子平衡电位。

81. 细胞的兴奋性为零，无论给予多大的刺激都不会再发生兴奋的这一时期称为相对不应期。

82. 使膜电位负值加大远离阈电位的过程称为去极化。

83. 超常期时细胞的兴奋性高于正常水平。

84. 阈下刺激就可发生新的兴奋，称为低常期。

85. 葡萄糖进入红细胞是通过继发性主动转运。

86. Na^+ 通过细胞膜既有被动扩散又有主动转运。

87. 乙酰胆碱受体是 G 蛋白耦联受体。

88. 配体就是受体。

89. 生长素受体是 G 蛋白耦联受体。

90. Ca^{2+} 是肌肉兴奋收缩耦联的因子。

91. 肌球蛋白和肌动蛋白称为调节蛋白。

三、填空题

92. 溶液中的所有物质粒子都处于不断

的热运动中，将两种不同浓度含有同种物质的溶液放在一起，溶液中的粒子将由浓度高的一侧向浓度低的方向移动，这种现象称为_____。

93. 细胞内、外液为含有多种溶质的溶液，各种溶质的扩散方向与扩散量主要取决于各溶质的_____。顺浓度差扩散不需要消耗能量的转运方式称为_____转运。

94. 被动转运可分为_____和_____两种形式。

95. 根据参与蛋白质的不同，易化扩散可分为由_____介导和_____介导的两种不同类型。

96. 门控离子通道可分为_____通道、_____通道和_____通道三类。

97. 细胞膜通过本身的某种耗能过程将某些物质分子或离子逆浓度差或逆电位差进行的转运过程，称为_____转运。

98. 细胞对于大分子物质或物质团块，可通过膜的更为复杂的结构和功能变化，使之跨膜转运，此转运过程需要耗能，也是一种主动转运，可分为_____与_____两种过程。

99. 酶耦联受体介导的信号转导过程中的酶耦联受体可分为_____和_____。

100. 有些受体本身就是离子通道的组成部分，能直接操纵离子通道的启闭，引起跨膜离子流动，而实现化学信号的跨膜转导，这种途径称为_____的信号转导，这种受体也可称为_____受体。

101. 在研究通道蛋白质的过程中，发现一种不是沟通胞浆和细胞外液的跨膜通道，而是允许相邻细胞之间直接进行胞浆内物质交换的通道，称为_____通道。

102. 一切生物体都是在一定的环境中生活的，当环境发生变化时，生物体内部的代谢及外部活动将发生相应的改变，这种改变称为_____。能引起生物体产生反应的环境变化称为_____。

103. 生物体对刺激引起的反应有两种表现形式：一种是由相对静止转变为活动，或由弱的活动变为强的活动，称为_____；另一种是从活动状态转变为相对静止，或由强的活动变为弱的活动，称为_____。

104. 生物细胞以膜为界，膜内外的电位差称为跨膜电位，简称_____。细胞的生物电现象主要有两种表现形式：一是安静状态下的跨膜电位称_____；二是兴奋时的跨膜电位称_____。

105. 单一神经或肌细胞动作电位的特性有：_____、_____和_____。

106. 在刺激作用时间足够长的条件下，能引起兴奋的最小刺激强度，称为_____。用这样的强度作刺激要引起细胞兴奋所需的最短作用时间称为_____。一般所指阈值是_____阈值，即在刺激作用时间和强度－时间变化率固定不变的条件下，能引起组织细胞兴奋所需的最小刺激强度，达到这种强度的刺激称为_____刺激。

107. 阈值大，表示组织细胞的兴奋性_____；阈值小，表示兴奋性_____。

108. 强度小于阈值的刺激称为_____，它不能引起组织细胞兴奋。

109. 阳极下细胞膜的刺激电流是内向电流（入膜电流），此电流通过膜所引起的膜电压降和原有静息电位的方向相同，结果使膜电位负值加大，这种使膜电位负值加大远离阈电位的过程称之为_____。

110. 有髓鞘神经纤维发生兴奋时，只有朗飞结处的轴突膜出现膜内外的离子移动，兴奋只能通过朗飞结处相继发生去极化而传导，这种传导方式，称_____。

111. 骨骼肌兴奋收缩耦联的因子是_____，兴奋收缩耦联的结构基础是_____。

112. 骨骼肌兴奋收缩耦联过程至少包括三个主要步骤：_____，_____和

_____。

113. 当肌肉发生兴奋出现收缩时，肌肉长度发生明显缩短，但张力始终不变，这种收缩形式称为_____收缩。如果肌肉收缩时，其长度不缩短，但肌肉张力增大，这种收缩形式称为_____收缩。

114. 在实验条件下，给予骨骼肌一次单个电刺激，可发生一次动作电位，随后引起肌肉产生一次迅速而短暂的收缩，称为_____。其整个过程可分为_____期和_____期。

115. 肌肉在安静时牵拉到一定长度时，会产生一定的_____张力；在此基础上施加刺激，又可记录到一个收缩时张力，此张力为被动张力与肌肉收缩产生的_____张力之和，即_____张力。

116. 肌肉收缩能力是指决定肌肉收缩效能的内在特性，与_____无关，与肌肉收缩和舒张过程各环节的肌肉内部的_____有关。

四、名词解释

117. 被动转运
118. 单纯扩散
119. 易化扩散
120. 离子通道
121. 受体
122. 主动转运
123. 胞纳
124. 胞吐
125. 兴奋性
126. 膜电位
127. K^+平衡电位
128. 动作电位
129. 去极化
130. 超射
131. 复极化
132. 刺激

133. 基强度
134. 利用时
135. 阈值
136. 阈电位
137. 超极化
138. 局部反应
139. 绝对不应期
140. 超常期
141. 兴奋收缩耦联
142. 等张收缩
143. 等长收缩
144. 单收缩
145. 强直收缩
146. 前负荷
147. 后负荷
148. 最适初长度
149. 肌肉收缩能力

五、简答题

150. 简述镶嵌在细胞膜上的蛋白质具有的功能。

151. 简述细胞的跨膜物质转运功能。

152. 简述以载体为中介的易化扩散的特点。

153. 简述为什么将钠钾泵称之为生电泵？钠钾泵活动的生理意义。

154. 简述跨膜信号转导及其分类。

155. 简述近代生理学上兴奋性和兴奋的概念与早期的区别。

156. 简述膜片钳及其原理。

157. 简述静息电位及其产生机制。

158. 简述动作电位产生的机制。

159. 简述刺激及其需具备的条件。

160. 简述阈刺激、阈电位及其两者的区别。

161. 简述局部反应及其特点。

162. 简述兴奋在同一细胞上的传导机制。

163. 简述骨骼肌的兴奋收缩耦联及其步骤。

164. 简述骨骼肌的滑行学说。

165. 简述改变刺激频率对肌肉收缩形式的影响。

166. 简述改变后负荷对肌肉收缩有何影响？

六、论述题

167. 试述生物电现象产生的机制。

168. 试述细胞在兴奋及其恢复过程中兴奋性变化的特点及产生原理。

169. 试述骨骼肌的收缩过程。

七、综合思考题

170. 为何在生理实验中常使用电刺激？

171. 兴奋与兴奋性的概念有何区别？

172. 为什么实测的静息电位与计算的 K^+ 平衡电位不一样？

173. 局部电位与动作电位有何联系？两者又有何区别？

174. 肌肉收缩时，其长度与张力变化的关系如何？

175. 在蟾蜍坐骨神经干的实验中，动作电位的幅值开始可随刺激强度的增强而增大，这与"全或无"定律有矛盾吗？

176. 肌肉收缩受哪些力学因素的制约？

参考答案

一、选择题

（一）A 型题

1. A 细胞膜是具有特殊结构和功能的半透膜；膜的总厚度约为 7.5nm；膜的结构是以脂质双分子层为基架，镶嵌着具有不同功能的蛋白质；膜上有一定量糖类，糖链大多裸露在胞膜的外侧；膜中脂质分子在一般体温条件下是液态的，即膜具有流动性。

2. D 人体内 O_2、CO_2、NO、脂肪酸和类固醇等脂溶性物质通过单纯扩散进出细胞。

3. A 小肠上皮、肾小管上皮通过继发性主动转运吸收葡萄糖、氨基酸。

4. C 细胞膜内外离子分布很不均匀，正常细胞膜内的 K^+ 浓度为膜外的 20～40 倍。

5. C 阈值是比较不同组织细胞兴奋性的最简便的指标。

6. B 膜内外的电位差简称膜电位。包括动作电位和静息电位。

7. E 安静时膜两侧形成的静息电位主要由 K^+ 外流所造成，所以静息电位的大小接近 K^+ 平衡电位。

8. B 膜对 Na^+ 通透性突然增大的临界电位称阈电位。细胞的膜电位达到阈电位即产生动作电位。

9. D 当细胞受刺激时，钠通道蛋白质被激活而变构，大量钠通道开放，膜对 Na^+ 的通透性突然增大，大量 Na^+ 迅速流入膜内，形成动作电位的上升支。

10. D 用直流电刺激神经干时，阳极处是内向电流，使膜电位负值加大，产生超极化。

11. B 骨骼肌由大量成束的肌纤维即肌细胞组成，每个肌细胞含有上千条肌原纤维，肌原纤维上相邻的两条 Z 线之间的区域，是肌肉收缩和舒张的基本单位，称肌小节。

12. C 骨骼肌肌管系统中的肌浆网和终末池的作用是通过 Ca^{2+} 的贮存、释放和再积聚，触发和终止肌小节的收缩，因此，Ca^{2+} 是骨骼肌兴奋收缩耦联中起关键作用的离子。

13. E 肌球蛋白和肌动蛋白与肌丝滑行有直接的关系，故称收缩蛋白。

14. B 肌肉的初长度取决于肌肉收缩之前加于肌肉上的负荷，即前负荷。

（二）B 型题

15. C 细胞兴奋后，膜电位恢复膜外正电位、膜内负电位的过程称复极化。

16. D 细胞内负电位增大，远离阈电位的过程称超级化。

17. B 细胞受刺激兴奋时，膜内外电位差逐步减小乃至消失的过程称去极化。

18. E 动作电位过程中，成为膜外负电位、膜内正电位的状态称反极化或超射。

19. B 能引起组织兴奋所需的最小刺激强度称阈刺激。

20. D 神经纤维动作电位由锋电位和后电位组成，其主要组成是锋电位。

21. A 膜电位去极化到使膜上钠通道大量开放的临界值为阈电位。

22. C 刺激达到阈值，才能引起细胞兴奋，如给予阈下刺激，细胞不能暴发动作电位，但阈下刺激可使细胞产生局部反应。

23. C 超常期时细胞的兴奋性高于正常水平，阈下刺激就可发生新的兴奋。

24. A 绝对不应期时细胞的兴奋性为零，无论多大的刺激都不会再发生兴奋。

25. B 相对不应期时细胞的兴奋性正在恢复，阈上刺激才可能产生新的兴奋。

26. D 低常期时细胞的兴奋性又转入低于正常时期。

27. C 肌钙蛋白含有三个亚单位，其中 TnC 对肌浆中的 Ca^{2+} 有很大亲和力，是肌细胞中 Ca^{2+} 的受体。

28. B 肌动蛋白主干上存在能与肌球蛋白的横桥相结合的位点。

29. B 肌动蛋白与肌球蛋白一同被称为收缩蛋白。

30. D 细肌丝中的原肌球蛋白在肌肉安静时处于肌动蛋白和横桥之间，阻碍肌动蛋白与横桥结合。

31. C 给肌肉一次单刺激，产生一次迅速而短暂的收缩称单收缩。

32. D 增加刺激频率，使每一个后面的刺激落在前一个收缩过程中的舒张期，肌肉会产生不完全强直收缩。

33. B 肌肉收缩时张力不变，长度缩短的收缩形式为等张收缩。

34. A 肌肉收缩时长度不变，张力增大的收缩形式为等长收缩。

（三）C 型题

35. C Na^+ 通过细胞膜既有被动扩散又有主动转运。

36. C 膜两侧的离子转运包括不耗能的被动扩散和耗能的主动转运。

37. B Ca^{2+} 进入肌浆网属于逆浓度差转运，需要消耗能量，属于主动转运。

38. A O_2 是脂溶性的，通过细胞膜不需要消耗能量，即被动扩散。

39. A 动作电位过程中，离子利用浓度差做跨膜运转，即被动扩散。

40. B 从活动转变为相对静止称抑制。

41. A 由弱的活动变为强的活动称兴奋。

42. D 兴奋性指一切活细胞、组织或有机体对刺激产生反应或动作电位的能力。

43. C 反应的表现形式有两种，即兴奋和抑制。

44. D 体内所有细胞的静息电位均表现为细胞内侧为负电位、外侧为正电位，这种膜内负电位、膜外正电位的状态称为膜的极化。

45. A 同 17 题。

46. B 同 16 题。

47. D 在动作电位的发生和发展过程中，首先经去极化使膜内外电位差从静息电位逐步减小乃至消失；进而经反极化使膜两侧电位倒转，成膜外负电位、膜内正电位；最后经复极化膜电位又恢复至外正内负的静息状态。

48. A 见47题。

49. B 动作电位的超射值约等于 Na^+ 平衡电位。

50. A 可兴奋细胞静息电位的数值接近于 K^+ 平衡电位。

51. D 局部电位既非 K^+ 平衡电位，也非 Na^+ 平衡电位。

52. B 同8题。

53. C 阈刺激是从外部加给细胞的刺激强度，阈电位是从细胞膜电位本身膜电位数值来考虑的。两者虽然概念不同，但对于导致细胞最后产生动作电位的结果相同，故两者都能反映细胞的兴奋性。

54. A 同19题。

55. D 能引起组织兴奋所需最小刺激强度称阈刺激（阈值），强度小于阈值的刺激称阈下刺激。

56. C cAMP 和 Ca^{2+} 均可以起第二信使作用。

57. D 与神经细胞动作电位产生有关的离子主要是 Na^+、K^+，与 Ca^{2+}、cAMP 无关。

58. B 同27题。

59. B Ca^{2+} 是肌肉兴奋收缩耦联的因子。

60. B 在足够大的后负荷时，肌肉不能缩短即产生等长收缩。

61. A 给肌肉施加刺激后，最初出现等长收缩，当收缩张力超过负荷重力，肌肉开始缩短时就进入等张收缩。

62. D 在整体内骨骼肌的收缩多表现为既改变长度又增加张力的混合收缩形式。

63. A 同33题。

64. B 同34题。

（四）X 型题

65. A、C、D、E 膜的通透性是物质跨膜扩散的先决条件，浓度差是扩散的动力；被动转运是顺浓度差扩散，不需要消耗能量；钠泵是一种 $Na^+ - K^+$ 依赖式 ATP 酶；膜对于大分子物质的跨膜转运是通过胞纳与胞吐过程完成的。各种离子的跨膜转运并非都通过易化扩散进行。

66. A、B、C cAMP 主要通过激活蛋白激酶 A 来实现信号转导功能；Ca^{2+}、IP_3 和 DG 均是第二信使；G 蛋白可以直接或间接通过第二信使调节离子通道的活动。

67. B、C、D 单一神经或肌细胞动作电位具有：可扩布性、不衰减传导、全或无特征。

68. A、B、D、E 主动转运的特点有：逆浓度梯度转运、需要消耗 ATP、需要泵蛋白帮助、逆电位梯度转运、主要转运无机离子。

69. A、B、C、E 生理实验中，常用各种形式的电刺激作为人工刺激，原因是：操作方便、刺激的强度和时间容易控制、一般不造成组织损伤、可重复使用、强度－时间变化率易于控制。

70. A、B、D 兴奋性低于正常的时期有：绝对不应期、相对不应期、低常期。

71. B、C、D 膜通道的功能状态可区分为：失活、备用、激活。

72. A、C、D、E 肌肉的兴奋与收缩是两个不同的生理过程；动作电位先于肌肉收缩；收缩的时程比动作电位的时程长得多；强直收缩时，肌肉收缩可以融合；三联管是兴奋收缩耦联的结构基础。

73. A、C 横桥可与肌动蛋白分子作可逆性结合并具有 ATP 酶活性。

74. A、B、C、D、E 在一定范围内，前负荷加大时，肌肉张力随之加大，当超过最适前负荷时，肌肉张力随之减少，最适前负荷使肌肉收缩效果最好、使肌肉处于最适初长度、使肌肉收缩的张力最大。

二、判断说明题

75. 错误。细胞内外钾离子浓度差越大，静息电位绝对值就越大。

76. 错误。浓度差是扩散的动力。

77. 错误。比较不同组织细胞兴奋性的最简便指标是阈值。

78. 错误。阈电位是指膜对 Na^+ 通透性突然增大的临界电位。

79. 错误。用直流电细胞外刺激神经干时，在阴极处发生去极化。

80. 错误。静息电位的大小接近于钾平衡电位。

81. 错误。细胞的兴奋性为零，无论多大的刺激都不会再发生兴奋的这一时期称为绝对不应期。

82. 错误。使膜电位负值加大远离阈电位的过程称为超极化。

83. 正确。超常期时细胞的兴奋性高于正常水平。

84. 错误。阈下刺激就可发生新的兴奋称为超常期。

85. 错误。葡萄糖进入红细胞是通过被动转运。

86. 正确。Na^+ 通过细胞膜既有被动扩散又有主动转运。

87. 正确。乙酰胆碱受体是 G 蛋白耦联受体。

88. 错误。配体是和受体结合的生物活性因子。

89. 错误。生长素受体是酶耦联受体。

90. 正确。Ca^{2+} 是肌肉兴奋收缩耦联的因子。

91. 错误。肌球蛋白和肌动蛋白与肌丝滑行有直接的关系，故称收缩蛋白。

三、填空题

92. 扩散

93. 浓度差　被动

94. 单纯扩散　易化扩散

95. 通道　载体

96. 电压门控　配基门控或化学门控　机械门控

97. 主动转运

98. 胞纳　胞吐

99. 酪氨酸激酶受体　鸟苷酸环化酶受体

100. 离子通道介导　促离子型

101. 细胞间

102. 反应　刺激

103. 兴奋　抑制

104. 膜电位　静息电位　动作电位

105. 全或无　可扩播性　不衰减传导

106. 基强度　利用时　强度　阈

107. 低　高

108. 阈下刺激

109. 超极化

110. 跳跃式传导

111. Ca^{2+}　三联管

112. 电兴奋通过横管系统向肌细胞的深处传导　三联管结构处的信息传递　肌浆网中的 Ca^{2+} 释放入胞浆以及 Ca^{2+} 由胞浆向肌浆网的再聚积

113. 等张　等长

114. 单收缩　收缩　舒张

115. 被动　主动　总

116. 负荷　功能状态

四、名词解释

117. 细胞内、外液为含有多种溶质的溶液，各种溶质的扩散方向与扩散量主要取决于各溶质的浓度差。这种顺浓度差扩散不需要消耗能量的转运方式称为被动转运。被动转运分为单纯扩散和易化扩散两种形式。

118. 细胞内外液中的脂溶性的溶质分子，不耗能、顺浓度差直接跨膜转运，称为单纯扩散，如 O_2、CO_2 等脂溶性物质就是通过这种方式进行转运的。

119. 体内有些物质虽不溶于脂质或在脂质中溶解度很小，不能直接跨膜转运，但它们在细胞膜结构中的特殊蛋白质协助下，也能从膜的高浓度一侧向低浓度一侧移动扩散，这种转运形式称为易化扩散。根据参与蛋白质的不同，易化扩散可分为由通道介导和载体介导的两种不同类型。

120. 大部分离子的跨膜转运必须通过纵贯脂质双层分子膜的嵌入蛋白质中的水相孔道才能进行扩散，这种能使离子跨过膜屏障进行转运的蛋白质孔道称为离子通道。

121. 受体是指存在于细胞膜或细胞内能特异性识别生物活性分子（配体）并与之结合进而诱发生物效应的特殊蛋白质，即细胞接受信息的装置。

122. 细胞膜通过本身的某种耗能过程将某些小分子物质或离子逆浓度差或逆电位差进行的转运过程称主动转运。

123. 胞纳是指细胞外的大分子物质或某些物质团块（如细菌、病毒、异物、血浆中的脂蛋白颗粒、大分子营养物质等）进入细胞的过程。

124. 胞吐是指物质由细胞排出的过程。主要见于细胞的分泌活动，如神经末梢释放神经递质、内分泌腺分泌激素、外分泌腺分泌酶原颗粒和黏液等都属于出胞。

125. 一切活细胞、组织或有机体对刺激产生反应的能力，称为兴奋性，它被认为是各种活的生物体所具有的共同特性。

126. 生物细胞以膜为界，膜内外的电位差称为跨膜电位，简称膜电位。膜电位主要有两种表现形式：一是安静状态下的静息电位；二是兴奋时的动作电位。

127. 在安静时细胞膜只对 K^+ 有选择性通透，当 K^+ 浓度差（正常时膜内 K^+ 浓度远高于膜外，即促使 K^+ 外流的动力）和电位差（即阻止 K^+ 外流的阻力）使 K^+ 移动的效应达到平衡时，K^+ 的跨膜净通量为零。于是，由于 K^+ 外流所造成的膜两侧的电位差也稳定于某一数值不变，这种内负外正的电位差称为 K^+ 的平衡电位。由 Nernst 公式计算得到的 K^+ 平衡电位的数值，与实际测得的静息电位的数值非常接近。

128. 神经细胞、肌肉细胞在受到刺激发生兴奋时，细胞膜在原有外正内负的静息电位基础上发生一次迅速而短暂的电位反转，细胞兴奋时发生的这种短暂的电位波动，称为动作电位。

129. 在动作电位发生和发展过程中，膜内、外电位差从静息值逐步减小乃至消失，这个过程称为去极化，也称为除极化。

130. 动作电位发展过程中，在去极化后进而膜两侧电位倒转，成为膜外负电位、膜内正电位，超出 0 电位，此为超射，也称为反极化。

131. 动作电位下降相膜电位恢复到膜外正电位、膜内负电位的静息状态过程，称为复极化。

132. 刺激是指能引起细胞、组织或机体发生反应的环境变化。

133. 在刺激作用时间足够长的条件下，能引起兴奋的最小刺激强度，称为基强度。

134. 用基强度作刺激要引起细胞兴奋所需的最短作用时间称为利用时。

135. 一般所说阈值是指强度阈值，即在刺激作用时间和强度－时间变化率固定不变的条件下，能引起组织细胞兴奋所需的最小刺激强度。

136. 当膜电位去极化到某一临界值，膜上的钠通道突然大量开放，Na^+ 大量内流而产生动作电位，膜电位的这个临界值称为阈电位。

137. 使膜电位负值加大，远离阈电位的过程称之为超极化（如阳极下细胞膜的刺激电流是入膜电流，此电流通过膜所引起的膜电压降和原有静息电位的方向相同）。超极化使膜电位更远离阈电位水平，造成该处膜的兴奋性下降。

138. 给予阈下刺激，细胞不能暴发动作电位，但可使受刺激局部细胞膜的少量 Na^+ 通道被激活，膜对 Na^+ 的通透性轻度增加，少量 Na^+ 内流和电刺激造成的去极化使静息电位有所减小。由于这种电变化较小，只限于受刺激局部的细胞膜而不能向远处传播，故被称为局部反应。

139. 细胞受到刺激发生兴奋，即暴发动作电位时，其本身的兴奋性会发生一系列的变化。首先，当细胞受刺激而发生兴奋后的较短时期内，如果再给予刺激，无论多大的刺激强度，都不会再发生兴奋，即兴奋性降低到零，这一时期称为绝对不应期。

140. 在相对不应期之后，细胞的兴奋性又稍高于正常水平，此时只要给予一定的阈下刺激就可能发生新的兴奋，这一时期称为超常期。

141. 当肌细胞发生兴奋时，首先在肌膜上出现动作电位，然后才发生肌丝滑行，肌小节缩短，肌细胞的收缩反应。这种以膜的电变化为特征的兴奋和以肌纤维机械变化为基础的收缩联系起来的中介过程称为兴奋收缩耦联。

142. 肌肉收缩时长度明显缩短，但张力始终不变，这种形式的收缩称为等张收缩。

143. 将肌肉两端固定，肌肉收缩时，其长度不能缩短，但肌肉张力增大，这种形式的收缩称为等长收缩。

144. 在实验条件下，给予骨骼肌一次单个电刺激，可发生一次动作电位，随后引起肌肉产生一次迅速而短暂的收缩，称为单收缩。

145. 给肌肉以连续刺激，若后一个刺激落在前一个刺激引起的收缩过程中的收缩期或舒张期，则各次收缩的张力变化和长度缩短可融合或叠加起来，这种形式的收缩称为强直收缩。强直收缩包括不完全强直收缩与完全强直收缩两种形式。

146. 肌肉收缩时将克服一定的负荷而作功，在肌肉收缩之前就加在肌肉上的负荷称为前负荷，它使肌肉在收缩前就处于某种被拉长的状态，又称肌肉的初长。

147. 当肌肉开始收缩时才遇到的负荷或阻力称为后负荷。

148. 在某一初长度下，粗、细肌丝处于最适重叠状态，即所有的横桥都能与细肌丝接触，肌肉收缩可以产生最大的主动张力，肌肉的这一初长度就是肌肉的最适初长度或称最适前负荷。大于或小于这个初长度，收缩张力都会下降。

149. 肌肉收缩能力是指决定肌肉收缩效能的内在特性，与负荷无关，与肌肉收缩和舒张过程各环节的肌肉内部功能状态有关。

五、简答题

150. 膜所具有的各种功能，在很大程度上取决于膜所含的蛋白质。

（1）与物质的跨膜转运有关，如载体蛋白、通道蛋白、离子泵等。

（2）与信息传递有关，如分布在膜外表面的受体蛋白，能将环境中的特异性化学物质或信号传递到细胞内，引起细胞功能的相应改变。

（3）与能量转化有关，如 ATP 酶能分解 ATP 而提供生理活动所需的能量；膜内侧存在着腺苷酸环化酶系统，当配体与其特异性受体结合后可被激活，将膜内胞浆中的 ATP 转变为环磷酸腺苷（cAMP），进而引起细胞内的生理效应，所以该酶系既与能量转化有关，又起信息传递的作用。

151. 细胞膜的物质转运作用是细胞维持正常代谢、进行各项生命活动的基本功能。一个细胞在新陈代谢过程中，不断有各种各样的物质进出细胞，这些物质除极少数脂溶性的能够直接通过脂质层进出细胞外，大多数小分子物质或离子的跨膜转运，都与镶嵌在膜上的各种特殊的蛋白质分子有关，这些小分子或离子的跨膜转运根据其是否顺浓度差，也即消耗能量与否，分为被动转运和主动转运两大类。细胞对于大分子物质或物质团块，可通过膜的更为复杂的结构和功能变化，使之跨膜转运，此转运过程需要耗能，也是一种主动转运，可分为胞纳与胞吐两种过程。

152. 以载体为中介的易化扩散有三个主要特点：①结构特异性高；②具有饱和现象；③竞争性抑制。

153. 钠钾泵活动时，它泵出 Na^+ 和泵入 K^+ 两个过程是耦联在一起进行的。在一般情况下，每分解 1 分子 ATP，可泵出 3 个 Na^+，同时泵入 2 个 K^+。由于钠钾泵的这种活动使细胞外正离子净增而使电位升高，因此也将钠钾泵称之为生电钠泵。

钠泵活动的生理意义是：钠泵活动造成的胞内高 K^+ 是许多代谢过程的必需条件；钠泵将 Na^+ 排出胞内将减少水分子进入胞内，对维持细胞的正常体积有一定意义；钠泵活动最重要的是在于它能逆浓度差和电位差进行转运，因而建立起一种势能贮备。这种势能是细胞内外 Na^+ 和 K^+ 等顺着浓度差和电位差移动的能量来源。

154. 细胞外环境变化的信息以新的信号形式传递到膜内，再引发被作用细胞即靶细胞相应的功能改变，包括细胞出现电反应或其他功能改变。这一过程可概括地称为跨膜信号转导，是细胞的基本功能之一。

细胞的跨膜信号转导方式有：G 蛋白耦联受体介导的信号转导；酶耦联受体介导的信号转导；离子通道介导的信号转导。每类都通过各自不同的细胞信号分子完成信号转导。

155. 早期生理学上将一切活细胞、组织或有机体对刺激产生反应的能力，称为兴奋性，而将生物体对刺激引起的一种由相对静止转变为活动，或由弱的活动变为强的活动的一种反应形式称为兴奋。

在近代生理学术语中，兴奋性被理解为细胞在受刺激时产生动作电位的能力，而兴奋就是指产生动作电位的过程或动作电位。

156. 膜片钳技术是 20 世纪 70 年代中期由 Neher 和 sakmann 建立并发展出的一种可以记录细胞膜结构中单一离子通道的电流和电导的电生理技术。膜片钳技术的原理是用一尖端光洁，直径约 $0.5 \sim 2\mu m$ 的玻璃微管与细胞表面在负压吸引下紧密接触，形成千兆欧封接，将吸附在微电极尖端开口处的那小片膜与周围其余部分的膜在电学上完全隔离，使小片膜中只包含一个或数个离子通道，在此基础上固定电位，对这一小片膜上的离子通道的离子电流进行检测记录。该技术可测量 1pA 的电流灵敏度、$1\mu m$ 的空间分辨率和 $10\mu s$ 的时间分辨率，为从分子水平了解生物膜离子通道的开启和关闭、动力学选择性和通透性等膜信息提供了直接的手段。

157. 细胞安静时，膜内带负电、膜外带正电。存在于膜内外两侧的这种电位差，称为跨膜静息电位，简称静息膜电位或静息电位。正常时细胞膜内 K^+ 浓度高于膜外，Na^+ 浓度则膜外高于膜内。在这种情况下，K^+ 必然有一个顺浓度差向膜外扩散的趋势，而 Na^+ 有向膜内扩散的趋势。但是在安静时细胞膜只对 K^+ 有选择性通透，因此，只允许 K^+ 向膜外扩散。当 K^+ 向膜外扩散时，膜内带负电的大分子有机物由于细胞膜对它几乎不通透而留在细胞内。这样，随着 K^+

的外移，膜外正电荷数增多，电位升高，膜的两侧就产生了电位差，即膜外带正电，膜内带负电。由于膜内外 K^+ 浓度差的存在，K^+ 将不断向膜外扩散，使膜两侧电位差逐渐加大；然而，随着 K^+ 外流的增加，这种逐渐加大的膜两侧的电位差，使同性电荷相斥和异性电荷相吸的力量也不断增加，即阻止 K^+ 外流的力量也不断加大。因此，K^+ 的外流不会无限制地进行下去。当浓度差（即促使 K^+ 外流的动力）和电位差（即阻止 K^+ 外流的阻力）使 K^+ 移动的效应达到平衡时，K^+ 的跨膜净通量为零。于是，由于 K^+ 外流所造成的膜两侧的电位差也稳定于某一数值不变，这种内负外正的电位差即静息电位。

158. 当细胞受刺激发生兴奋时，钠通道蛋白质的结构由于被"激活"而发生变构，大量钠通道开放，膜对 Na^+ 的通透性突然增大，并超过膜对 K^+ 的通透性，这时大量 Na^+ 迅速流入膜内，于是膜内负电位也随着正电荷的进入而迅速被抵消，进而使膜内出现正电位，形成动作电位。在动作电位发生的过程中，细胞膜两侧 Na^+ 的浓度差以及由静息时 K^+ 外移造成的外正内负的电位差是 Na^+ 内流的动力，而 Na^+ 内流所造成的膜内正电位，则是 Na^+ 进一步内流的阻力。随着 Na^+ 内流的增加，这种阻力也不断增大，当 Na^+ 内流的动力与阻力达平衡时，膜上 Na^+ 的净通量为零，这时膜两侧的电位差达到了一个新的平衡点，即 Na^+ 的平衡电位。动作电位的时程很短，当细胞膜内出现正电位后，并不停留在正电位状态，而是很快出现复极过程。这是因为膜上钠通道既是电压依赖性又具时间依赖性，开放的时间很短，它很快就进入所谓"失活"状态，即钠通道关闭，从而使膜对 Na^+ 的通透性变小。这时，膜对 K^+ 的通透性进一步增大，它很快超过对 Na^+ 的通透

性，于是膜内 K^+ 又由于浓度差和电位差（膜内带正电）的推动而向膜外扩散，使膜内电位由正值向负值发展，直至恢复静息电位水平。

159. 刺激是指能引起细胞、组织或机体发生反应的各种环境变化。刺激一般需要具备三个条件，即一定的强度、一定的持续时间以及一定的时间－强度变化率。

160. 在刺激作用的时间和强度－时间变化率固定不变的条件下，能引起组织细胞兴奋所需的最小刺激强度，称为阈刺激。当膜电位去极化到某一临界值，即出现膜上的钠通道突然大量开放，Na^+ 大量内流而产生动作电位，膜电位的这个临界值称为阈电位。

阈刺激和阈电位是两个不同的概念。阈刺激是从外部加给细胞的刺激强度；阈电位是从细胞膜本身膜电位的数值来考虑的。

161. 给予阈下刺激，细胞不能暴发动作电位，但可使受刺激局部细胞膜的少量 Na^+ 通道被激活，膜对 Na^+ 的通透性轻度增加，少量 Na^+ 内流和电刺激造成的去极化使静息电位有所减小。由于这种电变化较小，只限于受刺激局部的细胞膜而不能向远处传播，故被称为局部反应。

局部反应有如下特点：局部反应不是"全或无"的；不能在膜上作远距离传播；几个阈下刺激所引起的局部反应可以叠加，即总和。

162. 细胞膜发生动作电位的部位是膜内带正电、膜外带负电，而邻旁的安静部位则是膜内带负电、膜外带正电。这样，在膜的兴奋部位与邻旁的静息部位之间存在着电位差，由于电位差的驱动使膜外正电荷由静息部位向兴奋部位移动，膜内的负电荷由兴奋部位向静息部位移动，形成局部电流。静息部位在局部电流的刺激下，膜发生去极化，使静息膜电位绝对值减小，当减小到阈

电位时，该静息部位即可暴发动作电位，于是兴奋由原先部位传导到邻旁部位。这样的过程在膜上连续进行下去，使整个细胞膜都依次发生兴奋，完成兴奋在整个细胞上的传导。

163. 以膜的电变化为特征的兴奋和以肌纤维机械变化为基础的收缩联系起来的中介过程称为兴奋收缩耦联。其主要步骤包括：电兴奋通过横管系统向肌细胞的深处传导；三联管结构处的信息传递；肌浆网中的 Ca^{2+} 释放入胞浆以及 Ca^{2+} 由胞浆向肌浆网的再聚积。

164. 滑行学说的主要内容是：肌肉收缩时在外观上虽然表现为整个肌肉或肌纤维的缩短，但在肌细胞内并无肌丝或它们所含的蛋白质分子结构的缩短，只是由 Z 线发出的细肌丝主动向粗肌丝间隙滑行，向暗带中央移动，结果使相邻的 Z 线都互相靠近，肌小节长度变短，造成整个肌原纤维、肌细胞乃至整条肌肉长度的缩短。

165. 根据所给肌肉的刺激频率不同，肌肉兴奋收缩时可呈单收缩和强直收缩两种形式。在实验条件下，给予骨骼肌一次单个电刺激，可发生一次动作电位，随后引起肌肉产生一次迅速而短暂的单收缩。如果给肌肉以连续的短促刺激，随着刺激频率的不同，肌肉收缩会出现不同的形式。当频率较低时，后一个刺激落在前一个刺激引起的收缩过程结束之后，则只引起一连串各自分开的单收缩。随频率增加，若后一个刺激落在前一个刺激引起的收缩过程中的舒张期，则形成不完全强直收缩。若刺激频率再增加，每一个后续的刺激落在前一个收缩过程中的收缩期，则各次收缩的张力变化和长度缩短完全融合或叠加起来，就形成完全强直收缩。不完全强直收缩与完全强直收缩均称为强直收缩。

166. 收缩过程中承受的负荷，称为后负荷。张力－速度曲线表明，随着后负荷的增加，收缩张力增加而缩短速度减小。当后负荷增加到使肌肉不能缩短时，肌肉可产生最大等长收缩张力；当负荷为零时，肌肉的缩短可达到最大缩短速度。肌肉的缩短速度取决于横桥周期的长短，而收缩张力则取决于与肌动蛋白结合的横桥数目。横桥周期的长短决定于肌球蛋白 ATP 酶的活性和收缩时的负荷。当后负荷为零时，横桥周期最短，周期的长短只取决于肌球蛋白 ATP 酶的活性。当有后负荷存在时，横桥周期变长，主要因为横桥与肌动蛋白结合后，ATP 释放的能量使横桥摆动的速度降低，这样，每瞬间就有较多的横桥处于与肌动蛋白结合的状态，故能产生和维持较大的张力来克服负荷的阻力。

六、论述题

167. 生物电现象的产生机制：①与细胞膜两侧带电荷的离子分布不均匀有关。细胞膜外有较多的 Na^+（约为膜内的 7～12 倍）和 Cl^-，膜内有较多的 K^+（约为膜外的 20～40 倍）和带负电荷的有机物大分子。因此细胞膜两侧各种离子的不均衡分布形成不同离子的浓度差，为离子被动跨膜移动提供了势能储备。②与细胞膜对各种离子的通透性有关。镶嵌于脂质双分子层中的各种通道蛋白质，分别对某种离子有选择性的通透能力，这种通透能力在不同生理条件下是可变的。膜对离子通透能力的大小取决于离子通道开放、关闭状态以及通道开放的数量等。各种离子通道开放或关闭的状态不同，决定着膜的功能特性的差异。细胞膜内外离子种类不同，离子浓度存在差别，细胞膜对各种离子的通透性又有选择性差异，因此使细胞膜两侧具备了产生浓度差电动势，为膜电位的形成提供条件。

在安静时，膜对 K^+ 的通透性最大，对

Cl^-、Na^+的通透性很小，而对带负电的大分子有机物则几乎不通透，主要是由于K^+的平衡电位造成静息电位。而兴奋时，膜对Na^+的通透性突然增大，主要是Na^+的平衡电位形成动作电位。

168.细胞受到刺激发生兴奋，即暴发动作电位时，其本身的兴奋性会发生一系列的变化。这种变化总的时程很短，且有一定的顺序。首先在兴奋后的较短时期内，进入绝对不应期，此期无论给予多么强大的刺激，细胞都不能再发生兴奋，兴奋性降低到零；此后，进入相对不应期，此期如果给予阈上刺激，则有可能产生新的兴奋，可见这时细胞的兴奋性正在逐渐恢复；在相对不应期之后，进入超常期，细胞的兴奋性又稍高于正常水平；最后，进入低常期，细胞的兴奋性又转入低于正常的时期。细胞在兴奋一次，兴奋性经历一个周期性变化的过程之后，细胞的兴奋性才完全恢复正常。

细胞兴奋的整个过程中兴奋性的上述变化的本质，可从细胞膜的离子通道机制来阐明。离子通道存在着三种功能状态，即备用、激活和失活，三种功能状态都是以蛋白质内部结构，即与其构型的相应变化为基础的。细胞在静息时膜上的Na^+离子通道处在备用状态，兴奋时膜内不仅出现负电位的消失，而且出现一定数值的正电位。动作电位上升支的出现，是由于Na^+通道被激活，膜对Na^+通透性的突然增大，它是众多Na^+通道随机开放造成的离子电流物理性叠加的结果。Na^+通道的开放主要出现在去极化开始后的几个毫秒之内，钠通道既是电压依赖性又具时间依赖性；以后去极化还在继续，但通道开放的几率几乎已下降到零，这显示出通道的一个重要功能特性，称为失活。Na^+通道失活的特点是它的失活出现较其他离子通道为快；通道失活表现为通道不因为尚存在的去极化而继续开放，也不因为新的去极

化再行开放；只有当去极化消除后，通道才可能解除失活，才可能由于新出现的去极化而再进入开放状态。Na^+通道失活的迅速出现，可以解释神经或肌细胞的动作电位达到超射值的顶点后何以不能维持在这一数值，而是迅速下降，表现为锋电位的形式。因为这时大多数被激活的Na^+通道已进入失活状态而不再开放。这也决定了神经和肌组织在接受刺激而兴奋，亦即正当出现锋电位的时期内，不可能再接受任何新的刺激而出现新的锋电位，也就是说，可兴奋组织在接受一次刺激后的极短时间，即相当于此刺激引起的锋电位的时间内，不能接受新的刺激，因而也不可能发生两次锋电位的叠加。这就产生了绝对不应期。绝对不应期之后，接着有一个相对不应期发生，标志着一些失活的Na^+通道已开始恢复转变为备用状态，但尚未全部恢复，因此需要较强的刺激才能引起兴奋。超常期正处于负后电位的后期，此时Na^+通道已基本恢复到静息时的备用状态，但由于此时膜电位更靠近阈电位水平，故有较高的兴奋性。低常期处于正后电位时期，此时膜呈超极化状态，离阈电位水平远些，故其兴奋性低于正常。

169.骨骼肌的收缩过程可用肌丝相互滑行来解释，其基本过程为：当肌浆中Ca^{2+}浓度升高时，Ca^{2+}迅速与肌钙蛋白结合，引起肌钙蛋白构型发生改变，3个亚基间的连接由松散状态变成坚固，TnI亚基与肌动蛋白分离，使原肌球蛋白移位，从表面移向肌动蛋白的双螺旋深部。这样，肌动蛋白分子上能与肌球蛋白横桥结合的位点暴露。横桥与肌动蛋白结合后，ATP酶被激活，水解ATP，而释放出能量，引起横桥扭动，牵引肌动蛋白丝向粗肌丝的间隙移动。ATP分解后，原来的横桥复位，并迅速与肌动蛋白分离。在ATP不断补充的情况下，横桥又重新和细肌丝的位点结合。上述反应

周而复始，依次将肌动蛋白丝向 M 线方向牵拉。横桥的这种循环在一个肌小节以至整个肌肉中都是非同步地进行的，这样才可能使肌肉产生恒定的张力和连续的缩短。在一定肌节长度内，细肌丝滑动距离越大，肌张力也越大。活动的横桥数目愈多，肌张力和短缩的距离愈大。能参与循环的横桥数目以及横桥循环活动的进行速率，是决定肌肉缩短程度、缩短速度以及所产生张力的关键因素。当 Ca^{2+} 浓度下降到临界阈值以下时，与肌钙蛋白结合的 Ca^{2+} 被解脱出来，肌钙蛋白的 TnI 亚基又重新与肌动蛋白连接，原肌球蛋白也恢复到原来位置，在肌肉弹性的被动牵引下，肌丝复位，肌肉松弛。

七、综合思考题

170. 生理实验中常用的电刺激为矩形脉冲，操作方便，它的各项参数如波宽（刺激的持续时间）、波幅（刺激强度）和频率等易于控制，定量、定时准确，并可利用同一参数的脉冲重复进行刺激。一般能引起组织兴奋的电刺激又不会损伤组织，故为实验室所常用。

171. 有机体、组织或细胞能感受刺激产生反应的这种特性（能力）称为兴奋性。兴奋是反应的一种具体表现，如有机体、组织或细胞接受刺激以后，由相对静止变为活动，或活动由弱变强就称为兴奋。兴奋性是兴奋的基础，没有兴奋性，刺激无论多强也不会引起兴奋。

172. 根据 Nernst 公式计算出的 K^+ 平衡电位绝对值往往大于实测的静息电位。实验已证明这主要是由于在安静时膜对 Na^+ 并非绝对不通透，而是仍有较小的通透性（只有 K^+ 通透性的 $1/100 \sim 1/50$）。少量的 Na^+ 漏入膜内势必抵消了部分 K^+ 外流所造成的膜内负电位。如蛙缝匠肌的静息电位是 $-90mV$，其 K^+ 平衡电位是 $-105mV$。哺乳类动物骨骼肌的静息电位，根据细胞内外 K^+ 的浓度计算，其 K^+ 的平衡电位为 $-95mV$，而实测值却为 $-90mV$，因此只能说，细胞静息电位基本上相当于 K^+ 平衡电位，而不能说静息电位就是 K^+ 的平衡电位。

173. 当刺激强度低于阈值时，被刺激的细胞虽不产生扩布性动作电位，但却可使受刺激局部的细胞膜对 Na^+ 的通透性轻度增加，使原有的静息电位轻度减小，这种电位称为局部电位或局部兴奋。局部电位不同于动作电位，它有以下特点：

（1）不表现"全或无"现象，在阈下刺激范围内，它可随阈下刺激强度的增强而加大，直到刺激强度达到阈值时，才能在局部电位的基础上产生一次"全或无"式的动作电位。

（2）不能在膜上作远距离的传播，只能向邻近细胞膜以电紧张方式扩布，而且随着距离的增大，电变化逐渐减小以至消失。

（3）可产生时间总和及空间总和。

（4）其形成和动作电位一样，也是由于 Na^+ 通道被激活。但在未达到阈电位以前，被激活的 Na^+ 通道数量较少，只能造成少量的 Na^+ 内流而不能形成动作电位。

174. 在不同的初长度下，肌肉收缩时所产生的张力各异。在一定范围内，增加肌肉的前负荷，即增加其初长度，肌肉收缩时所产生的张力亦随之增大。能使肌肉产生最大张力的初长度称为最适初长度。如继续增加前负荷使肌肉的初长度超过最适初长度后，则肌肉收缩所产生的张力将随前负荷的增加而减小；肌肉收缩时，根据其长度和张力的改变，可分为等长收缩和等张收缩。等长收缩是指肌肉收缩时，其长度不变而张力增加；等张收缩是指肌肉收缩时，其长度缩短而张力不变。在人体活动时，肌肉收缩的形式多为等长和等张收缩不同程度的混合。

175. 动作电位的"全或无"定律仅适用于单细胞或单纤维，实验中所用的标本为蟾蜍神经干，其中含有数十万条粗细不等的单纤维，其兴奋性各有高低。因此在刺激神经干时，动作电位的幅值将随着刺激强度的增大而呈等级性反应。即兴奋性高的纤维先兴奋，随着刺激强度的加大，兴奋的纤维愈来愈多。当刺激达到某一最适强度时，可使神经干中所有纤维都兴奋，此时动作电位幅值就达到最大值，再增大刺激强度，动作电位幅值不会再增大。在神经干上测得的电位是很多纤维兴奋所形成的复合动作电位。

176. 肌肉收缩时，究竟是以产生张力为主，还是以缩短为主，以及收缩作多少功，都受收缩时所遇到的负荷所制约。负荷有两种，一种是收缩前就加在肌肉上的负荷，称为前负荷；另一种是肌肉开始收缩后才遇到的负荷或阻力，称为后负荷。前负荷决定了肌肉在收缩前的长度，亦即肌肉的初长。在不同初长度情况下，安静时牵拉一定长度肌肉产生的张力叫被动张力，在此基础上施加刺激，所得到的收缩期张力叫主动张力，二者之和即总张力。肌肉在最适前负荷亦即最适初长下，可以产生最大的主动张力。在前负荷不变的条件下，肌肉收缩时，由于后负荷的存在，其长度不能立即缩短，而首先增加张力以克服负荷。当张力增加到与后负荷相等时，肌肉就立即缩短并移动负荷，在肌肉缩短过程中，其张力保持不变（与后负荷相等）。因此，肌肉在整个收缩过程中，首先表现为等长收缩，然后表现为等张收缩。肌肉收缩时的力学变化与后负荷的关系是：①肌肉收缩时的张力与后负荷成正变；②收缩速度与后负荷成反变；③肌肉缩短的距离与后负荷成反变；④初期的等长收缩持续时间与后负荷成正变。

第三章　血　液

一、选择题

(一) A 型题

1. 血细胞比容是指血细胞(　　)
   A. 与血浆容积之比
   B. 与血管容积之比
   C. 与白细胞容积之比
   D. 在血液中所占的重量百分比
   E. 在全血中所占的容积百分比

2. 血浆胶体渗透压主要来自(　　)
   A. 纤维蛋白原
   B. 白蛋白
   C. 球蛋白
   D. Na^+
   E. 葡萄糖

3. 关于血浆渗透压的叙述，正确的是
(　　)
   A. 血浆渗透压等于血浆晶体渗透压
   B. 血浆渗透压主要来自血浆中的电解质
   C. 血浆渗透压决定了血管内、外水平衡
   D. 血浆蛋白减少时血浆渗透压将明显下降
   E. 血浆渗透压变化时红细胞的脆性发生变化

4. 成年男性血液检查的正常参考值，下列哪项是正确的(　　)
   A. RBC 约 $(4 \sim 5) \times 10^9/L$
   B. WBC 约 $(40 \sim 100) \times 10^9/L$
   C. 血小板 $(1 \sim 3) \times 10^9/L$
   D. 血红蛋白 $12 \sim 16g/L$
   E. 血浆比重约 $1.025 \sim 1.030$

5. 血浆 pH 值主要决定于(　　)
   A. $KHCO_3/H_2CO_3$
   B. K_2HPO_4/KH_2PO_4
   C. $NaHCO_3/H_2CO_3$
   D. $NaHPO_4/NaH_2PO_4$
   E. 蛋白质 $- Na/$蛋白质

6. 正常人血浆 pH 值为(　　)
   A. $6.35 \sim 6.45$
   B. $7.05 \sim 7.15$
   C. $7.35 \sim 7.45$
   D. $7.65 \sim 7.75$
   E. $8.35 \sim 8.45$

7. 红细胞悬浮稳定性差时，将发生
(　　)
   A. 溶血
   B. 血栓形成
   C. 叠连加速
   D. 脆性增加
   E. 凝集

8. 红细胞沉降率快主要是由于(　　)
   A. 红细胞比容增大
   B. 红细胞比容减小
   C. 血浆白蛋白含量增多
   D. 血浆球蛋白含量增多
   E. 血浆纤维蛋白原减少

9. 在急性化脓性炎症过程中发挥主要作用的白细胞是(　　)
   A. 淋巴细胞
   B. 巨噬细胞
   C. 单核细胞
   D. 中性粒细胞
   E. 嗜酸粒细胞

10. 关于嗜酸粒细胞的功能，错误的是
（　　）

    A. 产生 PGE，抑制肥大细胞和嗜
碱粒细胞中生物活性物质的合
成与释放

    B. 吞噬肥大细胞和嗜碱粒细胞排
出的颗粒

    C. 释放组胺酶等，破坏肥大细胞
和嗜碱粒细胞释放的活性物质

    D. 通过免疫反应损伤蠕虫

    E. 引起哮喘、荨麻疹、食物过敏
等症状

11. 关于生理止血机理的描述，错误的
是（　　）

    A. 包括局部缩血管反应、止血栓
形成和血凝块出现

    B. 血小板与止血栓形成和血凝块
出现有关

    C. 释放 5 - HT 等使受伤血管收缩

    D. 血小板减少时出血时间延长

    E. 血小板减少时，出血时间缩短
而凝血时间延长

12. 人体主要造血原料是（　　）

    A. 铁、维生素 B_{12}

    B. 铁、维生素 B_{12}、叶酸

    C. 蛋白质、维生素 B_{12}

    D. 蛋白质、维生素 B_{12}、叶酸

    E. 铁、蛋白质

13. 巨幼红细胞贫血（大细胞贫血）是
由于（　　）

    A. 缺少铁

    B. 缺少铁和蛋白质

    C. 缺少维生素 B_{12} 和叶酸

    D. 缺少促红细胞生成素

    E. 缺少雄激素

14. 调节红细胞生成的主要体液因素是
（　　）

    A. 孕激素

    B. 雌激素

    C. 维生素 B_{12}

    D. 叶酸

    E. 促红细胞生成素

15. 不属于蛋白质的凝血因子是（　　）

    A. 因子Ⅰ

    B. 因子Ⅱ

    C. 因子Ⅲ

    D. 因子Ⅳ

    E. 因子Ⅹ

16. 血液凝固的主要步骤是（　　）

    A. 凝血酶原形成——凝血酶形成
——纤维蛋白原形成

    B. 凝血酶原形成——凝血酶形成
——纤维蛋白形成

    C. 凝血酶原激活物形成——凝血
酶形成——纤维蛋白形成

    D. 凝血酶原激活物形成——凝血
酶原形成——纤维蛋白原形成

    E. 凝血酶原形成——纤维蛋白原
形成——纤维蛋白形成

17. 内源性凝血过程一般开始于（　　）

    A. 组织细胞释放因子Ⅲ

    B. 血小板凝集

    C. 接触激活因子Ⅻ

    D. 磷脂胶粒反应

    E. Ca^{2+} 的参与

18. 启动外源性凝血途径的物质是
（　　）

    A. 因子Ⅲ

    B. 因子Ⅶ

    C. PF_3

    D. Ca^{2+}

    E. 凝血酶原

19. 内源性和外源性凝血的主要区别是
（　　）

    A. 前者发生在体内，后者在体外

    B. 前者发生在血管内，后者在血

管外

C. 前者只需体内因子，后者需外加因子

D. 前者只需血浆因子，后者还需组织因子

E. 激活因子Ⅸ的途径相同

20. 凝血酶的主要作用是( )

A. 激活因子ⅩⅢ

B. 激活纤维蛋白原

C. 加速因子Ⅶ复合物的形成

D. 加速凝血酶原复合物的形成

E. 使因子Ⅷ的作用加强

21. 血浆中最重要的抗凝物质是( )

A. 尿激酶

B. 抗凝血酶Ⅲ和肝素

C. 激肽释放酶

D. 组织激活物

E. 蛋白质

22. 肝素抗凝的主要作用机理是( )

A. 抑制凝血酶原的激活

B. 与抗凝血酶Ⅲ结合，迅速灭活凝血因子

C. 促进纤维蛋白吸附凝血酶

D. 抑制因子Ⅹ的激活

E. 去除 Ca^{2+}

23. 柠檬酸钠的抗凝作用原理是( )

A. 加强血浆抗凝血酶的作用

B. 与血浆中的 Ca^{2+} 结合成为不易解离的络合物

C. 抑制凝血酶活性

D. 中和酸性凝血物质

E. 与血浆中 Ca^{2+} 结合而沉淀

24. 50kg 体重的正常人的体液量与血量分别为( )

A. 40L 与 4L

B. 30L 与 4L

C. 20L 与 4L

D. 30L 与 2.5L

E. 20L 与 2.5L

25. 某人的红细胞与 B 型血的血清凝集，而其血清与 B 型血的红细胞不凝集，此人血型为( )

A. A 型

B. B 型

C. O 型

D. AB 型

E. A_1 型

26. 输血时应主要考虑供血者的( )

A. 红细胞不被受血者红细胞所凝集

B. 红细胞不被受血者血浆所凝集

C. 红细胞不发生叠连

D. 血浆不使受血者的血浆发生凝固

E. 血浆不使受血者的红细胞凝集

27. 输血前进行交叉配血的主要原因是( )

A. 没有检查血型用的标准试管

B. 避免肝炎传播

C. 人的血型有时可变化，故依靠验血型确定是否可以输血是不可靠的

D. 避免其他血型系统的不合及 ABO 血型系统中的不规则凝集素

E. 保证血型的遗传型一致

28. 从未接受过输血的 Rh 阴性妇女，在接受 Rh 阳性血液后，可能发生( )

A. 该妇女体内将产生抗 Rh 抗体，今后再接受输血时容易找到血源

B. 由于血型不合，出现红细胞凝集，严重时可导致死亡

C. 以后妊娠时，胎儿可能有溶血的危险

D. 因为 Rh 阳性有不同型式，因此

不一定有近期或远期影响

    E. 今后在妊娠前给予抗 Rh 抗体，就没有任何危险

29. 新生儿溶血性贫血可能发生在（ ）

    A. Rh 阳性母亲所生 Rh 阳性婴儿

    B. Rh 阳性母亲所生 Rh 阴性婴儿

    C. Rh 阴性母亲所生 Rh 阳性婴儿

    D. Rh 阴性母亲所生 Rh 阴性婴儿

    E. Rh 阴性母亲生育第一胎时

（二）B 型题

    A. 葡萄糖

    B. Na^+ 和 Cl^-

    C. K^+

    D. 球蛋白

    E. 白蛋白

30. 血浆胶体渗透压主要来自（ ）

31. 血浆晶体渗透压主要来自（ ）

    A. 中性粒细胞

    B. 嗜酸粒细胞

    C. 嗜碱粒细胞

    D. 单核 – 巨噬细胞

    E. T 淋巴细胞

32. 释放嗜酸粒细胞趋化因子的细胞是（ ）

33. 释放过敏性慢作用物质的细胞是（ ）

34. 参与蠕虫免疫反应的细胞是（ ）

35. 有识别和杀伤肿瘤细胞作用的细胞是（ ）

    A. 再生障碍性贫血

    B. 小细胞性贫血

    C. 巨幼红细胞性贫血

    D. 恶性贫血

    E. 肾性贫血

36. 骨髓受到 X 线损害引起的贫血是（ ）

37. 内因子缺乏引起的贫血是（ ）

38. 肾脏疾病引起促红细胞生成素分泌减少而出现的贫血是（ ）

39. 维生素 B_{12} 和叶酸缺乏引起的贫血是（ ）

（三）C 型题

    A. 牢固止血栓

    B. 松软止血栓

    C. 两者均是

    D. 两者均非

40. 血小板聚集可形成（ ）

41. 纤维蛋白与血小板可形成（ ）

    A. 血浆晶体渗透压

    B. 血浆胶体渗透压

    C. 两者均是

    D. 两者均非

42. 对于维持血管内外水平衡有重要作用的是（ ）

43. 对于维持血细胞内外水平衡有重要作用的是（ ）

    A. 红细胞数量和可塑变形能力

    B. 血浆蛋白的组成和含量

    C. 两者均是

    D. 两者均非

44. 与全血的黏滞性有关的主要是（ ）

45. 与血浆的黏滞性有关的是（ ）

    A. 等渗溶液

    B. 等张溶液

    C. 两者均是

    D. 两者均非

46. 0.85% 的 NaCl 是（ ）

47. 2.0% 的 NaCl 是（ ）

48. 1.9% 的尿素是（ ）

（四）X 型题

49. 红细胞的特点有（ ）

    A. 正常呈双凹圆碟形，具有可塑变形能力

    B. 平均寿命约 8 个月

C. 对低渗盐溶液具有一定抵抗力

D. 红细胞的比重大于血浆

E. 成熟的红细胞无核

50. 血小板的主要功能有(　　)

　　A. 参与止血

　　B. 促进凝血

　　C. 抑制凝血

　　D. 保持毛细血管内皮细胞的完整和修复

　　E. 血小板减少时，使出血时间缩短

51. 血清与血浆的区别，在于血清中(　　)

　　A. 缺乏纤维蛋白原

　　B. 增加了血小板释放的物质

　　C. 缺乏某些凝血因子

　　D. 含有大量清蛋白

　　E. 增加了血管内皮细胞释放的物质

52. 血浆总渗透压(　　)

　　A. 近似于0.9% NaCl的渗透压

　　B. 相当于300mmol/L

　　C. 主要由Na^+和Cl^-所形成

　　D. 对抗毛细血管内液体的滤出

　　E. 主要由血浆蛋白分子颗粒形成

53. 正常人的小血管受损时，自行止血是通过(　　)

　　A. 血小板黏着于受损血管

　　B. 血小板聚集形成松软的血小板栓子

　　C. 血小板释放5-羟色胺等使受损伤的小血管收缩

　　D. 促进血液凝固

　　E. 血小板内的收缩蛋白收缩，形成牢固的止血栓

54. 正常机体血液在血管内不凝固的原因是(　　)

　　A. 血液流动快

　　B. 血管内皮光滑完整

C. 纤维蛋白溶解系统的作用

D. 有肝素存在

E. 有抗凝血酶Ⅲ存在

55. 下列哪些情况可延缓或防止凝血(　　)

　　A. 血液中加入柠檬酸钠

　　B. 血液置于硅胶管中

　　C. 血液中加入肝素

　　D. 血液中加入草酸钾

　　E. 用温热的盐水纱布按压伤口

56. 如果某人是B型血(　　)

　　A. 他的基因可以是AB

　　B. 他的父亲可能是O型血

　　C. 他的孩子不是B型血就是O型血

　　D. 他的妻子也是B型血，那么他们所有的孩子的血型不是B型就是O型

　　E. 他的基因可能是OB

57. 人体血浆白蛋白(　　)

　　A. 在血浆胶体渗透压的形成中作用大

　　B. 在肾小球处自由滤过

　　C. 有缓冲作用

　　D. 有运输功能

　　E. 参与凝血、抗凝血及纤溶过程

58. 中性粒细胞(　　)

　　A. 具有活跃的变形能力

　　B. 被限制在循环系统内

　　C. 可清除衰老的红细胞

　　D. 具有高度的化学趋向性

　　E. 具有较强的吞噬和消化病原微生物的能力

59. 从纤维蛋白原转变为纤维蛋白(　　)

　　A. 被凝血酶原所激活

　　B. 生成纤维蛋白单体

　　C. 生成纤维蛋白多聚体

D. 因子 X Ⅲ a 发挥促进作用

E. 纤维蛋白单体为可溶, 纤维蛋白多聚体为不溶

60. 对血浆渗透压的下列叙述, 正确的是( )

A. 与 0.09% NaCl 溶液相当

B. 与 5% 的葡萄糖溶液的渗透压相当

C. 晶体渗透压占大部分

D. 总渗透压约为 770kPa

E. 主要由血浆胶体渗透压构成

61. 下列具有促进凝血作用的是( )

A. 枸橼酸钠

B. 草酸钾 (铵)

C. 纱布

D. 维生素 K

E. 肝素

62. 血浆纤维蛋白溶解系统包括( )

A. 纤溶酶原

B. 纤溶酶原激活物

C. 纤溶酶

D. 纤溶抑制物

E. 白细胞

63. 下列有关血型的叙述, 正确的是( )

A. 红细胞膜中含 D 抗原者为 Rh 阳性

B. 汉族人群中 Rh 阳性者为 99%

C. 人血浆中含有天然抗 D 抗体

D. Rh 阴性母亲应避免第二次怀孕

E. 通常将红细胞膜上含有 D 抗原的称为 Rh 阴性

二、 判断说明题

64. 血细胞在全血中所占的重量百分比称血细胞比容。

65. 血浆胶体渗透压主要来自球蛋白。

66. 凝血因子都是蛋白质。

67. 外源性凝血由因子Ⅻ激活而启动。

68. 嗜酸粒细胞参与蠕虫免疫反应。

69. 缺少维生素 B_{12} 和叶酸, DNA 合成障碍, 由此引起的贫血为巨幼红细胞贫血。

70. 机体主要的抗凝物质为抗凝血酶Ⅲ和肝素。

71. 交叉配血实验的主侧是受血者的红细胞不被供血者血浆所凝集。

72. 能使悬浮于其中的红细胞保持正常体积和形状的盐溶液称等渗溶液。

73. 血清就是血浆。

三、 填空题

74. 在正常成年人, 白蛋白与球蛋白的比值为_____。

75. 血液胶体渗透压主要是由_____蛋白维持, 它的生理作用是调节_____内外的水平衡。

76. 红细胞渗透脆性大, 说明红细胞对低渗盐溶液的抵抗能力_____。

77. 正常人红细胞数量男性为____, 女性为_____。

78. 调节红细胞生成的激素是_____和_____。

79. 血小板的生理功能有_____、_____和_____。

80. 体液总量占体重的_____, 细胞内液占体重的_____。

81. 临床上在施行子宫、甲状腺等组织外科手术时, 病人常有出血不易凝固和术后渗血现象, 这是因为上述组织中组织型纤溶酶原激活物含量_____

82. 血型是依据_____的抗原特异性而定的, 临床上最重要的是_____血型系统。

83. 红细胞上含有 B 抗原者, 其血型可能为_____型或_____型。

四、名词解释

84. 血细胞比容
85. 血浆晶体渗透压
86. 血浆胶体渗透压
87. 等渗溶液
88. 等张溶液
89. 红细胞悬浮稳定性
90. 红细胞沉降率
91. 生理止血
92. 血液凝固
93. 血清
94. 血浆
95. 血型
96. 凝血因子

五、简答题

97. 简述血液的生理功能。
98. 简述血浆晶体渗透压及其生理意义。
99. 简述血浆胶体渗透压及其生理意义。
100. 简述血液凝固的基本过程。
101. 简述内源性凝血与外源性凝血的区别。
102. 血清与血浆的区别是什么？

六、论述题

103. ABO 血型的分型依据是什么？鉴定 ABO 血型有何临床意义？
104. 输血的原则是什么？重复输同型血时，为什么还要做交叉配血试验？

七、综合思考题

105. 正常红细胞呈现双凹圆碟形，有何生理意义？
106. 渗透压与水扩散有何关系？
107. 为什么正常人血管中的血液不发生凝固，而将血液抽出放入玻璃管中会出现凝固？
108. 如何证实纤维蛋白原在凝血中的作用？
109. 出血时间与凝血时间有何不同？
110. 没有标准血清，怎样鉴定 ABO 血型？
111. 子女与其父母间不配血可以相互输血吗？

参考答案

一、选择题

（一）A 型题

1. E 血细胞在全血中所占的容积百分比称血细胞比容。

2. B 血浆中白蛋白数量多，且分子量小，所以血浆胶体渗透压主要来自白蛋白。

3. B 血浆渗透压接近血浆晶体渗透压，后者主要来自溶解于其中的电解质。

4. E 成年男性血液检查的正常参考值是：RBC 平均约 $5.0 \times 10^{12}/L$；WBC 平均约 $7.0 \times 10^{9}/L$；血小板平均约 $160 \times 10^{9}/L$；血红蛋白约 $120 \sim 160g/L$；血浆比重约 $1.025 \sim 1.030$。

5. C 正常人血浆 pH 值为 $7.35 \sim 7.45$，主要决定于 $NaHCO_3/H_2CO_3$ 这一缓冲对。

6. C 正常人血浆 pH 值为 $7.35 \sim 7.45$。

7. C 红细胞悬浮稳定性差时，多个红细胞易发生凹面相贴，产生叠连加速。

8. D RBC 叠连形成的原因主要决定于血浆成分的变化，血浆球蛋白、纤维蛋白原及胆固醇含量增多，红细胞沉降率加快。而血浆中白蛋白、卵磷脂含量增加时，红细胞叠连减少、红细胞沉降率减慢。

9. D 中性粒细胞具有活跃的变形能

力、高度的化学趋化性、较强的吞噬和消化病原微生物的能力，处于化脓性细菌入侵的第一线。

10. E 嗜碱粒细胞释放组胺、过敏性慢反应物质等可引起哮喘、荨麻疹、食物过敏等症状。

11. E 血小板参与生理止血。血管损伤时，血小板迅速被激活黏附于伤口处形成松软的止血栓；释放 5－HT 等使受损伤血管收缩；促进血液凝固并形成坚实止血栓。在血小板减少时，出血时间延长，凝血时间亦延长。

12. E 铁和蛋白质是合成红细胞内血红蛋白的基本原料。而叶酸和维生素 B_{12} 能促进红细胞成熟。

13. C 缺少维生素 B_{12} 和叶酸，DNA 合成障碍，细胞体积异常增大，产生寿命较短的巨幼红细胞，由此引起的贫血为巨幼红细胞贫血。

14. E 促红细胞生成素主要促进晚期红系祖细胞的增殖等，是调节红细胞生成的主要体液因素。

15. D 凝血因子中，除因子Ⅳ为 Ca^{2+}，不属于蛋白质外，其余均为蛋白质。

16. C 血液凝固的主要步骤是：凝血酶原激活物形成——凝血酶形成——纤维蛋白形成。

17. C 内源性凝血指参加凝血的因子全部来自血液，由因子Ⅻ激活而启动。

18. A 外源性凝血由组织因子Ⅲ激活而启动。

19. D 内源性凝血只需血浆因子；外源性凝血还需由于外伤或其他原因使组织释放出的组织因子。

20. B 凝血酶与因子Ⅴ、PF_3 及 Ca^{2+} 共同作用激活纤维蛋白原，使纤维蛋白原变成纤维蛋白。

21. B 血浆中抗凝血酶Ⅲ和肝素为最

重要的抗凝物质。

22. B 肝素在血液中与抗凝血酶Ⅲ结合成复合物，迅速灭活凝血因子发挥抗凝作用。

23. B 柠檬酸钠与血浆中的 Ca^{2+} 结合成为不易解离的络合物而发挥抗凝作用。

24. B 人体体液量占体重的 60%，而血液量占体重的 8%。50kg 体重人的体液量和血量分别应为 30L 和 4L。

25. D 红细胞与 B 型血的血清凝集说明此人红细胞上存在 A 凝集原；而其血清与 B 型血的红细胞不凝集说明此人血浆中不存在抗 B 凝集素，故此人血型为 AB 型。

26. B 输血时应主要考虑供血者的红细胞不被受血者血浆所凝集，即交叉配血实验的主侧不发生凝集。

27. D 输血前进行交叉配血可避免其他血型系统的不合及 ABO 血型系统中的不规则凝集素。

28. C 注意题干"从未接受过输血"。从未接受过输血的 Rh 阴性妇女，在接受 Rh 阳性血液后，可产生 Rh 抗体，以后妊娠时（怀有 Rh 阳性胎儿），胎儿可能有溶血的危险。

29. C D 抗体可穿过胎盘进入胎儿血液。

（二）B 型题

30. E 白蛋白分子量小，数量多，血浆胶体渗透压主要由白蛋白形成。

31. B 血浆晶体渗透压由血浆中的小分子物质形成，80% 来自 Na^+ 和 Cl^-。

32. C 嗜碱粒细胞释放嗜酸粒细胞趋化因子。

33. C 嗜碱粒细胞释放过敏性慢作用物质。

34. B 嗜酸粒细胞参与蠕虫免疫反应。

35. D 血液中的单核细胞进入组织后，体积增大、吞噬力强，成为巨噬细胞。巨噬细胞的主要功能有：吞噬消灭病毒、疟原虫、真菌及结核分支杆菌等；识别和杀伤肿瘤细胞；清除变性蛋白质、衰老受损的细胞及碎片。

36. A 在胚胎发育早期，由卵黄囊造血；出生后，几乎完全由骨髓造血，X线损害骨髓造血环境，将引起再生障碍性贫血。

37. C 内因子可促进维生素 B_{12} 的吸收，如内因子缺乏，维生素 B_{12} 吸收障碍，产生巨幼红细胞性贫血。

38. E 肾皮质管周细胞可产生促红细胞生成素，调节红细胞的生成。肾脏疾病引起促红细胞生成素减少而出现肾性贫血。

39. C 同 13 题。

（三）C 型题

40. B 当血管壁受损，损伤处血小板黏聚形成松软的血小板血栓，以堵塞伤口。

41. A 血小板可促进血液凝固，纤维蛋白可加固止血栓，达到有效止血。

42. B 血浆蛋白质大多不能透过毛细血管壁，故血浆胶体渗透压虽小，但它的变化却能明显影响血管内外水平衡。

43. A 水分子较易透过细胞膜，但各种溶质不易透过，故血浆晶体渗透压保持相对稳定，细胞内外水分子相对平衡，血细胞在血浆中得以保持正常状态和功能。

44. A 血液是一种黏滞性较大的液体，与水相比黏滞度为 4~5。血液的黏滞性主要取决于红细胞的数量和红细胞的可塑变形能力。

45. B 血浆的黏滞性主要取决于血浆蛋白的组成和含量。

46. C 与血浆渗透压相等的溶液称等渗溶液，0.85% 的 NaCl 溶液是等渗溶液。能使悬浮于其中的红细胞保持正常体积和形状的盐溶液称等张溶液，0.85% NaCl 溶液又是等张溶液。

47. D 高于或低于血浆渗透压的溶液分别称为高渗溶液或低渗溶液。

48. A 注意区别等渗溶液与等张溶液，1.9% 的尿素是等渗溶液，但因尿素能通过细胞膜渗透到血细胞内，故不是等张溶液。

（四）X 型题

49. A、C、D、E 红细胞平均寿命约 120 天（4 个月）。

50. A、B、D 血小板主要生理功能有：参与止血、促进凝血、保持毛细血管内皮细胞的完整和修复。血小板减少时，出血时延长。

51. A、B、C、E 全血抗凝后离心，上部淡黄色透明液体即为血浆（除去血细胞部分）；血液凝固后，血块回缩析出的液体称血清。两者均含有清蛋白（白蛋白）。

52. A、B、C 血浆渗透压主要由血浆中晶体物质构成，主要成分是 NaCl。

53. A、B、C、D、E

54. A、B、C、D 机体主要的抗凝物质为抗凝血酶Ⅲ和肝素。

55. A、B、C、D 血液中加入柠檬酸钠、草酸钾可去除因子Ⅳ；血液置于硅胶管中即置于光滑完整平面内；肝素是体内主要抗凝物质。以上均可延缓或防止凝血。

56. B、D、E A 基因、B 基因是显性基因，O 基因是隐性基因。

57. A、C、D、E 血浆中白蛋白虽然分子比较少，但其带负电荷，不能通过肾小球滤过膜，不能在肾小球处自由滤过。

58. A、C、D、E 中性粒细胞在血管内停留的时间平均只有 6~8 小时，它们很快穿过血管壁进入组织发挥作用。

59. B、C、D、E 血液凝固时，纤维蛋白原转变为纤维蛋白，由凝血酶原激活物激活，形成纤维蛋白单体、多聚体，因子ⅩⅢa 起促进作用。其中纤维蛋白单体可溶，多聚体不可溶。

60. B、C、D 注意血浆渗透压与

0.9% NaCl 溶液相当，主要由血浆晶体渗透压构成。

61. C、D 纱布提供粗糙表面，有助于血小板的聚集和释放。因子Ⅱ、Ⅶ、Ⅸ、Ⅹ合成需维生素 K 参与。

62. A、B、C、D 细胞纤溶系统不包括白细胞、巨噬细胞、内皮细胞等，故不选E。

63. A、B、D 红细胞膜中含 D 抗原者为 Rh 阳性，汉族人 Rh 阳性者为 99%。人血浆中不存在天然抗 D 抗体，只有当 Rh 阴性人输入 Rh 阳性人血液后，通过体液免疫才产生。Rh 抗体分子小，可透过胎盘，所以 Rh 阴性母亲应避免第二次怀孕。

二、判断说明题

64. 错误。血细胞在全血中所占的容积百分比称血细胞比容。

65. 错误。血浆中白蛋白数量多，且分子量小，所以血浆胶体渗透压主要来自白蛋白。

66. 错误。凝血因子Ⅳ为 Ca^{2+}，不属于蛋白质。

67. 错误。内源性凝血由因子Ⅻ激活而启动。

68. 正确。嗜酸粒细胞参与蠕虫免疫反应。

69. 正确。缺少维生素 B_{12} 和叶酸，DNA 合成障碍，细胞体积异常增大，产生寿命较短的巨幼红细胞，由此引起的贫血为巨幼红细胞贫血。

70. 正确。机体主要的抗凝物质为抗凝血酶Ⅲ和肝素。

71. 错误。交叉配血实验的主侧是供血者的红细胞不被受血者血浆所凝集。

72. 错误。能使悬浮于其中的红细胞保持正常体积和形状的盐溶液称等张溶液。

73. 错误。血清与血浆相比，缺乏纤维

蛋白原和某些凝血因子，而含有凝血过程中血小板释放的血小板因子。

三、填空题

74. 1.5~2.0

75. 白 血管

76. 小

77. $5.0 \times 10^{12}/L$ $4.2 \times 10^{12}/L$

78. 促红细胞生成素 雄激素

79. 参与生理止血 促进凝血 维持血管内皮细胞完整性

80. 60% 40%

81. 较高

82. 红细胞膜上 ABO

83. B AB

四、名词解释

84. 血细胞比容是血细胞在全血中所占的容积百分比。成年男性：40%~50%；成年女性：37%~48%；新生儿：55%。

85. 由血浆中的晶体物质所形成的渗透压称血浆晶体渗透压。

86. 由血浆中蛋白质所形成的渗透压称血浆胶体渗透压。

87. 渗透压与血浆渗透压相等的溶液称等渗溶液，如5%的葡萄糖溶液。

88. 能使悬浮于其中的红细胞保持正常体积和形状的盐溶液称等张溶液，如0.85% NaCl 溶液。

89. 红细胞在血浆中能保持悬浮，不易下沉的特性称红细胞悬浮稳定性。

90. 红细胞在第 1 小时末下沉的距离即红细胞沉降率。魏式法：男性 0~15mm/h；女性 0~20mm/h。

91. 正常情况下，小血管破损后引起的出血在几分钟内会自行停止的现象称生理止血。

92. 血液由流动的液体状态变成不能流

动的凝胶状态的过程称血液凝固。

93. 血液凝固后，血凝块会发生收缩，所释出淡黄色的液体称血清。

94. 血液中除去血细胞及其有形成分的其余部分称血浆。

95. 血型是指红细胞膜上特异凝集原的类型。

96. 血液与组织中直接参与凝血的物质称凝血因子。

五、简答题

97. 血液的生理功能有：①维持内环境稳态；②运输功能；③调节体温；④免疫和防御功能。

98. 由血浆中晶体物质所形成的渗透压称晶体渗透压。晶体物质可自由通过血管壁，但不能透过细胞膜，晶体渗透压具有调节细胞内外水平衡、维持红细胞形态的作用。

99. 由血浆中蛋白质所形成的渗透压称胶体渗透压。胶体渗透压具有调节血管内外水平衡、维持血浆容量的作用。

100. 血液凝固的基本过程大致可分为：①凝血酶原激活物形成；②凝血酶的形成；③纤维蛋白的形成。

101. 内源性凝血与外源性凝血的区别在于凝血酶原复合物形成的始动过程不同。前者始于因子Ⅻ，后者由因子Ⅲ引起；前者需要因子Ⅷ、Ⅸ、Ⅺ和Ⅻ，后者只需要因子Ⅲ、Ⅶ；前者凝血慢，后者凝血快。内源性凝血与外源性凝血在形成活化的Ⅹa以后的过程均相同。

102. 血清与血浆相比，缺乏纤维蛋白原和某些凝血因子，而含有凝血过程中血小板释放的血小板因子。将血液从血管取出注入备有抗凝剂的试管中混匀，经离心使红细胞沉淀，上层浅黄色的液体即为血浆。将血液抽出后注入未加抗凝剂的试管中，待血液凝固后，从血块中析出的淡黄色液体即为血清。

六、论述题

103. 分型依据：ABO血型的分型是根据红细胞膜上凝集原的种类来划分的，是临床最常用的血型分类。

临床意义：鉴定ABO血型，在输血时可避免发生凝集反应，保证输血安全；还有血型具有遗传性，常用于法医学检测。

104. 在输血过程中不能出现红细胞凝集反应，所以要求同型血相输，但在紧急情况下，O型血可输给其他各型血的人，AB型血的人可接受其他血型的血，但必须限制输血量和输血速度。因为ABO血型系统中还有一些少见的亚型，与ABO血型系统同时存在的还有其他血型系统等，仍有发生凝集反应的可能。因此，在重复输同型血之前还必须做交叉配血试验。

七、综合思考题

105. 正常红细胞外形是呈中央薄、周边厚的双凹圆碟形。该形状使得红细胞的表面积与体积之比值很大，其面积比包含其内容物最低限度所需的表面积超过60%～70%，即有较多的内容物扩充的余地，因而红细胞有较强的可塑变形性。当它进出比其直径小的毛细血管时，可不发生破裂（直径8μm的红细胞可自由进出直径为3μm的毛细血管），这对保持红细胞的数目非常重要。

另外，双凹圆碟形使中央细胞膜到达细胞内部的距离变短，这对O_2和CO_2的扩散及营养物、代谢物的运输极为有利。

106. 水分子扩散的方向及量的多少直接与渗透压有关：水分子总是从渗透压低的一侧通过半透膜向渗透压高的一侧扩散；两侧溶液的渗透压差越大，水分子扩散的量就越多，反之亦然。

107. 血流的通畅是组织细胞有充足血液供应的重要保证。正常人的血液在血管内处于流动状态，是不会发生凝固的，其原因主要有三方面：①正常人血管内膜光滑完整，不易激活FⅫ，不易使血小板吸附和聚集，因而不易发生凝血过程；②血液有凝血系统，又有对抗它的抗凝血系统，正常时，两系统处于对立平衡，使得血液不易发生凝固；③如果由于某种原因使血管中出现微小血凝块后，血液中存有的纤溶系统将被激活，很快将血块中纤维蛋白溶解、液化。

将血液抽出注入玻璃管中，不久即发生凝血。其原因是血液中凝血因子被玻璃管内表面负电荷所激活，启动了内源性凝血过程的结果。

108. 早在1772年有人在血块冲洗过程中分离出一种白色的纤维蛋白丝，并证明了纤维蛋白丝在凝血中的作用。

证实纤维蛋白在凝血中的作用可进行下列实验：从血管中直接抽取20ml血液，等量注入两只小烧杯内。一杯静置观察血凝情况，另一杯用扎有橡皮条的玻璃棒不断搅拌血液。结果发现，静置的那杯血液，数分钟内即发生凝固；而不断搅拌的这杯血液不发生凝固。并发现经清洗处理后的橡皮条上缠黏有透亮的白色胶性丝状物，这些丝状物就是纤维蛋白丝。

出现上述现象的原因是搅拌血液加速了凝血过程，使纤维蛋白原转变为纤维蛋白，形成的纤维蛋白便被橡皮条所缠绕。随着血凝过程不断发生，纤维蛋白原不断被消耗，形成的纤维蛋白不断地缠绕在橡皮条上，最后以至纤维蛋白全部被从血液中提取出来。纤维蛋白在血凝中起到网罗血细胞的作用，血液去掉了纤维蛋白，血凝块便不会形成。

109. （1）测定方法不同：①出血时间是指从刺破皮肤后，开始出血至出血停止所需的时间。常用纸片法测定：采血针刺破皮肤出血后，即刻记时。以后每隔30秒钟，用滤纸吸去血滴，直到血液不再流出为止。计数纸片上血滴数的一半即是出血时间（分）。此法正常值应小于4分钟。②凝血时间为血液从离开血管后至完全凝固所需的时间。常用玻片法测定：刺破皮肤出血后，待血自然流出，取一大滴血，滴在干燥玻璃片上，立即记时。以后每隔30秒钟，用针尖挑动血滴一次，直到针尖从血滴中能挑起血丝为止，即为凝血时间。此法正常值为2~8分钟。

（2）机理不同：①血管损伤后，参与止血的因素很多，有血管收缩、血小板血栓及血液凝固等，其中以血小板影响较大。所以，出血时间延长主要见于血小板减少或活性不足。②血液凝固主要受多种凝血因子和条件的影响，其中，血小板也是一种影响因素。但因参与凝血所需的血小板数较少，故如血小板减少不多或活性轻度不足，对凝血影响不大。

（3）诊断意义不同：①出血时间的长短主要与血管壁的完整性、收缩力、血小板数量和质量、血浆中凝血因子Ⅷ、抗出血因子（vWF）含量有关。②凝血时间的长短主要与各凝血因子的含量与功能有关。

由上可知，出血时间延长者，凝血时间不一定延长；而凝血时间延长者，出血时间亦相应随之延长。

110. 在偏僻山村、海岛等地，有时会遇到急需输血抢救的危重病人，而当时若没有标准血清，不好确定病人或献血者的血型，如向上转送，就会延误抢救。这时，可根据自己或人群中已知的A型或B型血的人，来鉴定病人或献血者血型，选出献血者，进行输血急救。具体做法如下：取已知A型或B型血的人及被检者（被检者可以是病人，也可以是献血者）的血液，分别分离出血清和红细胞（离心机可加快血清和红细胞的分离），进行交叉配血试验，根据结果即可鉴定出被检者血型。现以已知 A 型血者为例来判断被检者的血型，结果如下：

A 型红细胞配被检者血清	可 能 血 型	A 型血清配被检者红细胞	可 能 血 型	被检者确定血型
+	B 或 O	−	A 或 O	O
−	A 或 AB	+	B 或 AB	AB
+	B 或 O	+	B 或 AB	B
−	A 或 AB	−	A 或 O	A

注："+"示凝集，"−"示不凝集

上述结果分析如下：

（1）A 型红细胞上为 A 抗原，它与被检者血清发生凝集，根据免疫反应特性，被检者血清中含有抗 A 抗体。按 ABO 血型分型原则，含有抗 A 抗体的血型可能为 B 型或 O 型。A 型血清有抗 B 抗体，它与被检者红细胞不发生集反应，说明被检者红细胞不含 B 抗原。按 ABO 血型分型原则，不含 B 抗原的血型可能 A 型或 O 型，综合分析被检者血型应为 O 型。

（2）A 型红细胞与被检者血清不发生凝集，说明被检者血清中不含抗 A 抗体，不含抗 A 抗体的血型可能为 A 型或 AB 型。A 型血清与被检者红细胞发生集凝集反应，说明被检者红细胞含的 B 抗原，含有 B 抗原的血型可能为 B 型或 AB 型，综合分析被检者血型应为 AB 型。

（3）A 型红细胞与被检者血清发生凝集，说明被检者可能为 B 型或 O 型；A 型血清与被检者红细胞发生凝集，说明被检者可能为 B 型或 AB 型，综合分析被检者血型应为 B 型。

（4）同理，A 型红细胞与被检者血清以及 A 型血清与被检者红细胞均不发生凝集，被检者可能为 A 型或 AB 型及 A 型或 O 型，综合分析被检者的血型应为 A 型。

综上所述，不难分析出用已知 B 型血亦可鉴定被检者血型；也不难知道用已知 O 型或 AB 型血是不能鉴定未知人血型的道理。

111. 回答这个问题必须弄清：①子女与父母的血型是否会完全一致；②亲人之间血型相同，不进行交叉配血试验就相互输血是否绝对安全。

人类血型具有遗传性，不同血型的遗传基因不同。A 型血的遗传基因是 AA 或 AO；B 型血是 BB 或 BO；AB 型血是 AB；O 型血是 OO。ABO 血型系统中，A 和 B 基因为显性基因，O 基因为隐性基因。它们按照孟德尔分离与组合的规律遗传，3 种基因可以产生 6 种遗传类型，即 OO、AA、AO、BB、BO 及 AB；而表现型只有 4 种，即 O、A、B、AB。表现型相同的人，其遗传性不一定相同。如下表：

表现型	遗传性
O	OO
A	AA AO
B	BB BO
AB	AB

父母双方两性性细胞结合后，将自己的一个遗传基因与另一方的一个遗传基因结合，从而形成子女的血型。例如，父（母）A 型与母（父）B 型：A 型血中的遗传基因 AA 或 AO 与 B 型血中的遗传基因 BB 或 BO，可以组成 OO、BO、AO 和 AB，因而子女可能是 A 型或 B 型或 AB 型或 O 型。如父（母）AB 型与母（父）O 型，只能组成 AO、BO，即子女可能是 A 型或 B 型，而不会是 O 型或 AB 型。

由上可知，子女与父母血型有一定关系，但不一定相同。子女与父母间相互输血，同一般人一样应常规鉴定血型，根据交叉配血试验决定能否输血。

实验证明，父母一方是 O 型，子女不

可能为 AB 型；父母一方是 AB 型，子女不可能有 O 型；父母是 O 型和 AB 型，子女只有 A 型或 B 型，不可能有 O 型或 AB 型，如下表：

父母血型	子女可能有的血型	子女不可能有的血型
O、O	O	A、B、AB
O、A	O、A	B、AB
O、B	O、B	A、AB
O、AB	A、B	O、AB
A、A	O、A	B、AB
A、B	A、B、O、AB	－
A、AB	A、B、AB	O
B、B	O、B	A、AB
B、AB	A、B、AB	O
AB、AB	B、A、AB	O

第四章　血液循环

一、选择题

（一）A 型题

1. 房室瓣关闭于（　　）
   - A. 等容收缩期
   - B. 快速射血期
   - C. 减慢射血期
   - D. 等容舒张期
   - E. 房缩期

2. 动脉瓣关闭于（　　）
   - A. 等容收缩期
   - B. 等容舒张期
   - C. 快速充盈期
   - D. 减慢充盈期
   - E. 房缩期

3. 心脏泵血过程中，心室容积最小的是（　　）
   - A. 等容收缩期
   - B. 快速射血期
   - C. 减慢射血期
   - D. 等容舒张期
   - E. 房缩期

4. 心动周期中，左心室容积最大的时期是（　　）
   - A. 快速射血期末
   - B. 减慢射血期末
   - C. 快速充盈期末
   - D. 减慢充盈期末
   - E. 房缩期末

5. 某人安静时每搏输出量为 70ml，心舒末期容积为 140ml，其射血分数约为（　　）
   - A. 40%
   - B. 45%
   - C. 50%
   - D. 55%
   - E. 60%

6. 某人心率 70 次/分，每搏输出量 60ml，体表面积 1.7m²，其心指数为（　　）
   - A. 2.5L/（min·m²）
   - B. 3.0L/（min·m²）
   - C. 3.5L/（min·m²）
   - D. 4.0L/（min·m²）
   - E. 4.5L/（min·m²）

7. 左心室的搏出功大于右心室的搏出功，其主要原因是（　　）
   - A. 每搏输出量不等
   - B. 左、右心室血流容积速度不同
   - C. 体循环和肺循环的血流速度不同
   - D. 体循环和肺循环的动脉血压不等
   - E. 体循环和肺循环的循环途径长短不等

8. 间接表示心室肌前负荷的是（　　）
   - A. 心缩末期容积或压力
   - B. 心舒末期容积或压力
   - C. 等容收缩期容积或压力
   - D. 等容舒张期容积或压力
   - E. 舒张末期动脉压

9. 心室肌的后负荷是指（　　）
   - A. 心房内压
   - B. 快速射血期心室内压
   - C. 减慢射血期心室内压
   - D. 等容收缩期心室内压
   - E. 大动脉血压

10. 心室肌动作电位 0 期形成离子流是（　　）

A. K^+ 外流

B. K^+ 内流

C. Na^+ 内流

D. Na^+ 外流

E. Ca^{2+} 内流

11. 浦肯野细胞动作电位 4 期自动去极的离子流是（　　）

A. I_{to}

B. I_f

C. I_{Ca-L}

D. I_{Ca-t}

E. I_k

12. 整体内窦房结正常自律性兴奋的频率约是（　　）

A. 25 次/分

B. 40 次/分

C. 50 次/分

D. 70 次/分

E. 100 次/分

13. 心肌细胞中传导速度最快的是（　　）

A. 心房肌

B. 心室肌

C. 房室交界

D. 房室束

E. 浦肯野纤维

14. 心肌细胞中传导速度最慢的是（　　）

A. 心房肌

B. 心室肌

C. 房室交界

D. 房室束

E. 浦肯野细胞

15. 二尖瓣的听诊部位是（　　）

A. 第 4 肋间胸骨上

B. 左锁骨中线与第 5 肋间交点内侧

C. 第 4 肋间胸骨右缘

D. 第 2 肋间胸骨右缘

E. 第 2 肋间胸骨左缘

16. 下列关于心电图的描述错误的是（　　）

A. P 波代表两心房去极化

B. QRS 波群代表两心室去极化

C. QRS 三个波可见于心电图各个导联

D. P－R 间期超过 0.2s 表示房室传导阻滞

E. S－T 段表示心室各部分之间无电位差

17. 阻力血管是指（　　）

A. 动脉

B. 小动脉和微动脉

C. 静脉

D. 小静脉和微静脉

E. 毛细血管

18. 决定舒张压的主要因素是（　　）

A. 血液黏滞性

B. 心输出量

C. 大动脉弹性

D. 阻力血管口径

E. 循环血量

19. 主动脉对维持动脉舒张压有重要作用是由于主动脉（　　）

A. 口径大

B. 管壁厚

C. 血流速度快

D. 管壁具有弹性和可扩张性

E. 对血流的摩擦阻力小

20. 与组织液生成无关的因素是（　　）

A. 毛细血管血压

B. 血浆晶体渗透压

C. 血浆胶体渗透压

D. 组织液胶体渗透压

E. 组织液静水压

21. 下列关于中心静脉压的叙述，错误

的是(　　)

    A. 指胸腔大静脉或右心房的压力

    B. 正常值约为 $4\sim12mmHg$

    C. 可反映心脏射血功能

    D. 可作为临床控制输液速度和量的参考指标

    E. 外周静脉广泛收缩时升高

22. 心迷走神经末梢释放的递质是(　　)

    A. 去甲肾上腺素

    B. 肾上腺素

    C. 乙酰胆碱

    D. 组胺

    E. 多巴胺

23. 心交感神经末梢释放的递质是(　　)

    A. 去甲肾上腺素

    B. 肾上腺素

    C. 乙酰胆碱

    D. 组胺

    E. 多巴胺

24. 交感缩血管神经节前纤维释放的递质是(　　)

    A. 去甲肾上腺素

    B. 肾上腺素

    C. 乙酰胆碱

    D. 组胺

    E. 多巴胺

25. 交感缩血管神经节后纤维释放的递质是(　　)

    A. 去甲肾上腺素

    B. 肾上腺素

    C. 乙酰胆碱

    D. 组胺

    E. 多巴胺

26. 心交感节前神经元末梢释放的递质是(　　)

    A. 去甲肾上腺素

    B. 肾上腺素

    C. 乙酰胆碱

    D. 组胺

    E. 多巴胺

27. 心交感节后神经元细胞膜上的受体是(　　)

    A. α 受体

    B. β_1 受体

    C. β_2 受体

    D. M 受体

    E. N 受体

28. 心肌细胞膜上的肾上腺素能受体是(　　)

    A. α 受体

    B. β_1 受体

    C. β_2 受体

    D. M 受体

    E. N 受体

29. 心肌细胞膜上的胆碱能受体是(　　)

    A. α 受体

    B. β_1 受体

    C. β_2 受体

    D. M 受体

    E. N 受体

30. 脑脊液的成分与血浆相比，错误的是(　　)

    A. 蛋白质含量高

    B. 葡萄糖含量较少

    C. Na^+、Mg^{2+}、Cl^- 浓度较高

    D. K^+、HCO_3^- 较低

    E. Ca^{2+} 较低

31. 当心肌代谢增强时，引起冠状动脉舒张的最主要因素是(　　)

    A. 低氧

    B. 腺苷

    C. H^+

    D. CO_2

E. 乳酸

（二）B 型题

A. 窦房结

B. 心房肌

C. 房室交界

D. 浦肯野细胞

E. 心室肌

32. 自律性最高的是（　　）

33. 自律性最低的是（　　）

34. 传导速度最快的是（　　）

35. 传导速度最慢的是（　　）

A. P – R 间期

B. Q – T 间期

C. P 波

D. QRS 波群

E. T 波

36. 反映左右心房兴奋过程电位变化的是（　　）

37. 反映左右心室兴奋过程电位变化的是（　　）

38. 代表左右心室复极化过程电位变化的是（　　）

39. 代表从心房开始兴奋到心室开始兴奋的时间是（　　）

A. α 受体

B. β₁ 受体

C. β₂ 受体

D. M 受体

E. N 受体

40. 与去甲肾上腺素结合的心肌细胞膜上的受体是（　　）

41. 与乙酰胆碱结合的心肌细胞膜上的受体是（　　）

42. 与去甲肾上腺素结合引起血管收缩的血管平滑肌细胞膜上的受体是（　　）

43. 与去甲肾上腺素结合引起血管舒张的血管平滑肌细胞膜上的受体是（　　）

A. Na⁺ 快速内流

B. Ca²⁺ 内流

C. 随时间递增的 Na⁺ 内流

D. Ca²⁺ 内流与 K⁺ 外流相对平衡

E. K⁺ 外流

44. 心肌工作细胞 0 期去极化是由于（　　）

45. 浦肯野细胞复极 2 期的形成是由于（　　）

46. 窦房结 P 细胞 0 期去极化是由于（　　）

A. 快钠通道

B. L 型钙通道

C. T 型钙通道

D. 钾通道

E. 延迟整流钾通道

47. 激活 P 细胞引起 0 期去极化的通道是（　　）

48. 激活浦肯野细胞引起 0 期去极化的通道是（　　）

49. 参与形成心室肌动作电位平台期内向离子流的通道是（　　）

50. 参与 P 细胞 4 期自动去极化后期的钙通道是（　　）

（三）C 型题

A. 0 期去极速率快、幅度大

B. 4 期膜电位不稳定

C. 两者均是

D. 两者均非

51. 心室肌动作电位的特点（　　）

52. 窦房结动作电位的特点（　　）

53. 浦肯野细胞动作电位的特点（　　）

A. 动脉血压升高

B. 中心静脉压降低

C. 两者均是

D. 两者均非

54. 血容量增加时可引起（　　）

55. 心脏射血能力增强时可引起（　　）

A. 血管升压素

B. 醛固酮

C. 两者均是

D. 两者均非

56. 血容量减少时分泌量增加的是（　　）

57. 血容量增加时分泌量减少的是（　　）

A. 心输出量减少

B. 外周阻力降低

C. 两者均是

D. 两者均非

58. 刺激迷走神经外周端引起血压下降是由于（　　）

59. 刺激降压神经中枢端引起血压下降是由于（　　）

A. 交感神经紧张性减弱

B. 迷走神经紧张性加强

C. 两者均是

D. 两者均非

60. 血容量增加时，可引起（　　）

61. 短暂夹闭动物一侧颈总动脉可引起（　　）

A. 乙酰胆碱

B. 去甲肾上腺素

C. 两者均是

D. 两者均非

62. 交感缩血管神经的节前纤维末梢释放的递质是（　　）

63. 交感缩血管神经的节后纤维末梢释放的递质是（　　）

64. 交感舒血管神经的节后纤维末梢释放的递质是（　　）

65. 心迷走神经节前纤维释放的递质是（　　）

66. 心迷走神经节后纤维释放的递质是（　　）

67. 心交感神经的节前纤维释放的递质是（　　）

68. 心交感神经的节后纤维释放的递质是（　　）

69. 使房室交界传导加速的是（　　）

70. 使心室肌 0 期去极化的是（　　）

A. α 受体

B. β$_2$ 受体

C. 两者均是

D. 两者均非

71. 血管平滑肌细胞膜上的肾上腺素能受体有（　　）

72. 心肌细胞膜上的肾上腺素能受体是（　　）

A. α 受体

B. β$_1$ 受体

C. 两者均是

D. 两者均非

73. 心肌细胞膜上的肾上腺素能受体是（　　）

74. 血管平滑肌细胞膜上的肾上腺素能受体有（　　）

75. 与去甲肾上腺素结合能引起缩血管效应的受体是（　　）

76. 与去甲肾上腺素结合能激活心肌细胞膜上 Ca^{2+} 通道的受体是（　　）

A. M 受体

B. N 受体

C. 两者均是

D. 两者均非

77. 心交感节后神经元细胞膜上的胆碱能受体是（　　）

78. 心肌细胞膜上的胆碱能受体是（　　）

（四）X 型题

79. 心肌兴奋后兴奋性的周期变化分期有（　　）

A. 绝对不应期

B. 局部反应期

C. 相对不应期

D. 超常期

E. 低常期

80. 心脏特殊传导系统包括( )

A. 窦房结

B. 房室交界

C. 房室束（希氏束）

D. 左右束支

E. 浦肯野纤维

81. 决定和影响心肌兴奋性的因素有( )

A. 静息电位与阈电位之间的差值

B. 最大舒张电位与阈电位之间的差值

C. 4 期自动去极化速度

D. Na^+ 通道的状态

E. 邻近未兴奋部位膜的兴奋性

82. 心肌细胞收缩性的特点有( )

A. 0 期去极化的速度和幅度

B. 同步收缩

C. 不发生强直收缩

D. 对细胞外 K^+ 的依赖性

E. 对细胞外 Ca^{2+} 浓度的依赖性

83. 参与窦房结 P 细胞 4 期自动去极化的离子机制有( )

A. 延迟整流钾（I_K）通道时间依从性失活

B. 钠背景内向电流（I_{Na-b}）

C. T 型钙通道激活

D. L 型钙通道激活

E. 进行性增强的内向离子流

84. 快反应细胞包括( )

A. 心房肌细胞

B. 房室交界细胞

C. 房室束细胞

D. 浦肯野细胞

E. 心室肌细胞

85. 快反应细胞动作电位的特点有( )

A. 动作电位分 5 期

B. 静息电位（或最大舒张电位）绝对值大

C. 0 期为快钠通道激活

D. 通道阻滞剂是河□毒素（TTX）

E. 0 期去极速度快、幅度大

86. 决定和影响心肌传导性的因素有( )

A. 动作电位 0 期去极化的速度

B. 动作电位 0 期去极化的幅度

C. Na^+ 通道的状态

D. 动作电位 4 期自动去极化的速度

E. 邻近未兴奋部位膜的兴奋性

87. 有关第一心音的描述正确的有( )

A. 发生在等容收缩期初

B. 发生在等容舒张期初

C. 听诊最佳部位在心尖搏动处

D. 听诊最佳部位在第 2 肋间胸骨右缘

E. 音调低，持续时间长

88. 有关第二心音的描述错误的有( )

A. 标志心缩期开始

B. 音调高，持续时间短

C. 听诊最佳部位在第 5 肋间锁骨中线交点内缘

D. 此心音的强弱可反映主动脉或肺动脉压力高低

E. 发生在等容收缩期初

89. 体表心电图的基本波形有( )

A. P 波

B. QRS 波群

C. a 波

D. v 波

E. T 波

90. 中心静脉压的高低可反映( )

A. 心脏射血能力
B. 循环血量
C. 外周阻力
D. 静脉回心血量
E. 动脉血压

91. 微循环直捷通路的途径包括（　　）
A. 微动脉
B. 后微动脉
C. 动静脉吻合支
D. 通血毛细血管
E. 微静脉

92. 微循环的血流途径有（　　）
A. 动静脉吻合支
B. 动静脉短路
C. 通血毛细血管
D. 直捷通路
E. 迂回通路

93. 微循环的迂回通路的途径包括
（　　）
A. 微动脉
B. 后微动脉
C. 毛细血管前括约肌
D. 真毛细血管网
E. 微静脉

94. 微循环的生理特点有（　　）
A. 血流阻力大
B. 血流速度慢
C. 血压低
D. 潜在血容量大
E. 灌流量易变

95. 去甲肾上腺素对心脏正性肌力作用的机制是（　　）
A. 与心肌细胞膜上的 β_1 受体结合
B. 激活腺苷酸环化酶
C. 第二信使是 cAMP
D. 激活心肌细胞膜上的 Na^+ 通道
E. 激活心肌细胞膜上的 Ca^{2+} 通道

96. 心迷走神经兴奋引起（　　）

A. 促进 K^+ 外流
B. 抑制 Ca^{2+} 内流
C. 负性变时作用
D. 负性变力作用
E. 负性变传导作用

97. 冠脉循环的血流特点有（　　）
A. 血流量大
B. 流速快
C. 血流阻力小
D. 动、静脉血的氧差大
E. 心舒期供血为主

98. 肺循环的特点有（　　）
A. 流速快
B. 血流量大
C. 血流阻力小，血压低
D. 不存在组织液
E. 血容量波动大

二、判断说明题

99. 心输出量占心舒末期容积的百分比称为射血分数。

100. 每分钟由心室输出的血液总量，称为每分输出量，简称心输出量。

101. 心室肌动作电位 0 期去极是由于 Na^+ 快速内流所引起。

102. 心肌细胞中自律性最高的是浦肯野细胞。

103. 参与 P 细胞 4 期自动去极化后期的钙通道是 L 型 Ca^{2+} 通道。

104. 主动脉属弹性储器血管。

105. 平均动脉压指整个心动周期中，各瞬间动脉血压的算数平均值。平均动脉压 ＝1/2 舒张压 +1/2 收缩压。

106. 收缩压主要反映阻力血管口径的大小。

107. 微循环的总闸门是毛细血管前括约肌。

108. 血浆晶体渗透压与组织液生成无

关。

109. 心肌细胞膜上的肾上腺素能受体是 β_2 受体。

110. 与去甲肾上腺素结合引起血管收缩的血管平滑肌细胞膜上的受体是 β_2 受体。

111. 心交感节前神经元末梢释放的递质是乙酰胆碱。

112. 刺激降压神经外周端能引起血压下降。

113. 调节冠脉血流量的最重要的因素是心肌本身的代谢水平。

114. 血－脑屏障是指在脑毛细血管血液和脑脊液之间存在着限制某些物质交换的屏障。

三、填空题

115. 血流动力学的内容包括_____、_____和_____。

116. 微循环的总闸门是指_____；微循环的分闸门是指_____；微循环的后闸门是指_____。

117. 典型的微循环组成包括_____、_____、_____、_____、_____和_____。

118. 动脉血压的通用单位是 kPa，$1mmHg =$ _____kPa。

119. 正常人中心静脉压波动的范围为_____kPa，即_____cmH_2O。

120. 支配心脏的传出神经有_____和_____。

121. 心交感节前神经元为_____，其末梢释放的递质是_____，与节后神经元细胞膜上的胆碱能_____受体结合，引起节后神经元兴奋。

122. 心交感节后纤维属_____，其末梢释放的递质是_____，与心肌细胞膜上的_____受体结合而发挥作用，其受体阻滞剂是_____。

123. 心交感神经兴奋引起心脏的作用有_____、_____和_____。

124. 迷走神经的节前神经元位于_____的_____和_____。

125. 右侧心迷走神经主要影响_____；左侧心迷走神经主要影响_____。

126. 心迷走神经的节前神经元属于_____，节后神经元属于_____。

127. 心迷走神经兴奋时，其末梢释放的递质是_____，与心肌细胞膜上的_____受体结合发生作用，其受体阻滞剂是_____。

128. 心迷走神经兴奋时，引起的效应有_____、_____和_____。

129. 血管平滑肌细胞膜上的肾上腺素能受体有_____和_____。与去甲肾上腺素结合使血管平滑肌收缩的受体是_____，与去甲肾上腺素结合使血管平滑肌舒张的受体是_____。

130. 血管平滑肌细胞膜上与去甲肾上腺素结合能力较强的受体是_____，结合能力较弱的受体是_____。

131. 交感缩血管神经节前神经元末梢释放的递质是_____，节后神经元末梢释放的递质是_____。

132. 交感舒血管神经节后纤维释放的递质是_____，与血管平滑肌膜上的_____受体结合，使血管_____。

133. 副交感舒血管神经末梢释放的递质是_____，与血管平滑肌膜上的_____受体结合，使血管_____。

134. 延髓心血管中枢的神经元有_____、_____和_____

135. 实验观察，颈动脉窦主动脉弓压力感受器的刺激阈值为_____。

136. 实验观察，颈动脉窦灌注压在_____时，颈动脉窦主动脉弓压力感受器反射最灵敏；当窦灌注压在_____以下时，则压力感受器反射不发挥作用。

四、名词解释

137. 心动周期
138. 射血分数
139. 心输出量
140. 心指数
141. 心力储备
142. 收缩期储备
143. 舒张期储备
144. 快反应细胞
145. 慢反应细胞
146. 自动节律性（自律性）
147. 心肌收缩能力
148. 异位起搏点
149. 超驱动阻抑
150. 期前收缩（早搏）
151. 代偿间歇
152. 心肌的传导性
153. 房室延搁
154. 心肌的膜反应性
155. 膜反应曲线
156. Na^+通道效率
157. 心肌同步收缩（全或无收缩）
158. 心电图导联
159. 心电图 P－R（P－Q）间期
160. 心电图的 P－R 段
161. 心电图的 Q－T 间期
162. 容积导体
163. 电偶
164. 综合向量
165. 瞬间综合向量
166. 向量环
167. 弹性储器血管
168. 分配血管
169. 阻力血管
170. 交换血管
171. 容量血管

172. 血流动力学
173. 血流量
174. 血流速度
175. 层流
176. 湍流
177. 血流的切率
178. 循环系统平均充盈压
179. 收缩压
180. 舒张压
181. 脉搏压
182. 平均动脉压
183. 脉搏波的降中波
184. 微循环
185. 微循环的直捷通路
186. 微循环的动静脉短路
187. 微循环的迂回通路
188. 组织液生成的有效滤过压
189. 外周静脉压
190. 中心静脉压
191. 兴奋收缩脱耦联
192. 同步收缩
193. 全或无式收缩
194. 功能合胞体
195. 心肺感受器
196. 缓冲神经
197. 血－脑屏障
198. 血－脑脊液屏障

五、简答题

199. 简述心血管自身调节。
200. 简述心功能曲线（Starling 曲线）。
201. 简述心脏起搏点。
202. 简述心肌细胞的异长自身调节。
203. 简述等长自身调节。
204. 简述潜在起搏点。
205. 简述心肌细胞的有效不应期。
206. 简述心肌细胞的相对不应期。

207. 简述心肌细胞的超常期。

208. 简述压力感受器反射产生经常性作用的机制。

209. 简述颈动脉体和主动脉体化学感受器。

六、论述题

210. 试以心率为 75 次/分，分析心动周期中心房和心室活动顺序与时间关系。

211. 试述心室收缩期的射血过程。

212. 试述心室舒张期的充盈血过程。

213. 试述评价心脏功能的指标及其概念及意义。

214. 试述影响心脏泵血功能的因素及影响机制。

215. 试述心室肌的跨膜电位及其形成的离子基础。

216. 试述心肌的生理特性。

217. 试述窦房结对潜在起搏点的控制方式及临床指导意义。

218. 试述血管按结构和功能特点的分类。

219. 试述血流动力学的基本内容及其意义。

220. 试述动脉血压的形成因素及其作用。

221. 试述影响动脉血压的因素及影响机制。

222. 试述微循环的生理特点。

223. 试述组织液生成与回流的过程。

224. 试述影响组织液生成与回流的因素及影响机制。

225. 试述影响静脉回心血量的因素及影响机制。

226. 试述心脏的神经支配及其作用。

227. 试述血管的神经支配及其作用。

228. 试述延髓心血管中枢主要神经元及其主要功能。

229. 试述颈动脉窦、主动脉弓压力感受性反射的双向调节过程。

230. 试述动物实验中改变颈动脉窦灌注压，观察主动脉压变化时的效应、结论及意义。

231. 试述动脉压力感受器及其作用特点。

232. 试比较肾上腺素与去甲肾上腺素对心血管作用的异同点。

233. 试述循环血量减少、血压降低时，参与心血管系统调节的因素及其调节过程。

234. 试述心房钠尿肽的生理作用及其意义。

235. 试述血管内皮合成的主要血管活性物质及其生理功能、作用机制、意义。

236. 试述冠脉循环的血流特点。

237. 试述肺循环的特点。

238. 试述脑循环的特点。

七、综合思考题

239. 期前收缩后是否一定都出现代偿间歇？

240. 如何从心电图上识别室性期前收缩的波形？

241. 试设计动物实验以证明心血管中枢存在紧张性活动，并证明心脏神经支配中迷走神经紧张占优势、血管神经支配中交感缩血管神经紧张占优势。

242. 在血压调节的动物实验中，夹闭一侧颈总动脉后，血压为何升高？

243. 静脉注射肾上腺素或去甲肾上腺素都可引起血压升高，其作用机理相同吗？为什么？

参考答案

一、选择题

(一) A 型题

1. A 等容收缩期心室开始收缩，室内压立刻上升，很快超过房内压，心室内血液出现向心房返流的动力，推动房室瓣关闭。

2. B 等容舒张期减慢射血期结束，心室开始舒张，室内压下降，此时主动脉压高于室内压，主动脉内血液向心室逆流而推动动脉瓣关闭。

3. C 心室压力最高，是在快速射血期。此期心室肌收缩，室内压大于动脉压，动脉瓣开放，射血入动脉，快速射血期后，进入减慢射血期，心室肌继续收缩而使容积更小。

4. E 左心室容积最大也即是心室充盈血达最大量，是在房缩期末。房缩期末是心室充盈过程的最后阶段，心房收缩，将心房内的血继续充盈心室，其充盈量约占总充盈量的10% ~30%，至此，心室充盈过程完成。

5. C 射血分数 = 每搏输出量/心舒末期容积×100%，故 70/140 ×100% =50%。

6. A 心指数 = 心输出量/体表面积，心输出量 = 每搏输出量×心率。心输出量 = $60 \times 70 = 4.2L$，心指数 = $4.2/1.7 \approx 2.5L/ (min \cdot m^2)$。

7. D 正常情况，左、右心室的每搏输出量基本相等，但体循环和肺循环的动脉血压不等，肺动脉压仅为主动脉压的1/6，故右心室作功量只有左心室的1/6。

8. B 心室肌收缩前所承受的压力即前负荷，它决定心肌初长，心室肌的初长又取决于心室肌舒张末期充盈血量（容积）或充盈压，故可用心舒末期容积或压力来表示心肌前负荷。

9. E 后负荷是指肌肉收缩后所承受的压力，心室肌收缩时，必须克服动脉压的阻力推开动脉瓣将血液射入动脉，因此，大动脉血压是心室收缩时所承受的后负荷。

10. C 心室肌动作电位 0 期去极是由于 Na^+ 快速内流所引起。

11. B 浦肯野细胞 4 期可记录到一种随时间进展而增强的内向离子流，称 I_f 内向离子流，其主要离子成分是 Na^+。

12. D 窦房结是心脏的起搏点，在无神经支配的情况下，窦房结的兴奋节律可达 100 次/分，但在整体内由于迷走神经的抑制作用，其自律性兴奋约 70 次/分。

13. E 心脏各部位的心肌细胞的传导性能并不相同，浦肯野纤维传导速度最快。细胞内电阻与细胞直径呈反变关系，浦肯野纤维末梢的直径最粗，故其传导速度最快，约 $2 \sim 4m/s$。

14. C 心脏各部位的心肌细胞的传导性能并不相同，房室交界传导速度最慢。细胞内电阻与细胞直径呈反变关系，房室交界结区细胞的直径最小，故其传导速度最慢。

15. B 二尖瓣的听诊部位是左锁骨中线与第 5 肋间交点内侧。附四套瓣膜的听诊部位：二尖瓣听诊区：左锁骨中线与第 5 肋间交点内侧。三尖瓣听诊区：第 4 肋间胸骨上或胸骨右缘。主动脉瓣听诊区：第 2 肋间胸骨右缘。肺动脉瓣听诊区：第 2 肋间胸骨左缘。

16. C QRS 波群在心电图各个导联上，不一定都出现。

17. B 因为小动脉和微动脉口径小，按泊肃叶定律血流阻力与血管半径的 4 次方成反比，且血流速度较快，故在小动脉和微动脉处形成的血流阻力较大，约占总外周阻力的47%，故称阻力血管。

18. D 因为心舒期血液流向外周的速度主要决定于阻力血管口径大小，也即外周阻力大小。当阻力血管口径变小，即外周阻力增大，动脉血流向外周的速度减慢，心舒期留在动脉内的血量增多，则舒张压升高；反之阻力血管口径变大，即外周阻力减小时则舒张压降低。因此，舒张压主要反映阻力血管口径的大小。

19．D 主动脉属弹性储器血管，管壁富有弹性纤维而坚韧，富有弹性和可扩张性。当心室收缩射血时，大动脉被扩张，将一部分血液储存于被扩张的大动脉内，从而缓冲心缩压；当心舒期心室停止射血，动脉瓣关闭时，主动脉内压力降低，管壁弹性回缩，构成心舒期推动血液继续流动的动力，从而维持舒张压不致降得太低。

20．B 与组织液生成无关的因素是血浆晶体渗透压。组织液生成的有效滤过压＝毛细血管血压＋组织液胶体渗透压－血浆胶体渗透压－组织液静水压。

21．B 中心静脉压指胸腔大静脉或右心房的压力，由于压力比较低，故用 cmH_2O 为单位。正常值为 0.4～1.2kPa 或 4～12cmH_2O。

22．C 心迷走神经末梢释放的递质是乙酰胆碱。

23．A 心交感神经末梢释放的递质是去甲肾上腺素。

24．C 交感缩血管神经节前纤维释放的递质是乙酰胆碱。

25．A 交感缩血管神经节后纤维释放的递质是去甲肾上腺素。

26．C 心交感节前神经元末梢释放的递质是乙酰胆碱。

总结：①心迷走神经节前、节后纤维均属胆碱能纤维，末梢释放乙酰胆碱。②心交感神经和交感缩血管神经的节前纤维均属于胆碱能纤维，末梢释放乙酰胆碱；节后纤维均属于肾上腺素能纤维，末梢释放去甲肾上腺素。

27．E 因为心交感神经节前神经元属胆碱能神经元，末梢释放乙酰胆碱，与节后神经元细胞膜上的胆碱能受体 N 受体结合，引起节后神经元兴奋。

28．B 心肌细胞膜上的肾上腺素能受体是 β_1 受体。

29．D 心肌细胞膜上的胆碱能受体是 M 受体。

30．A 与血浆相比，脑脊液中蛋白质含量极微。

31．B 因为调节冠脉血流量的最重要的因素是心肌本身的代谢水平。当心肌代谢增强时，引起冠脉舒张的是心肌的某些代谢产物，其中最重要的是腺苷。

（二）B 型题

32．A 心肌细胞中自律性最高的是窦房结，在无神经支配的情况下，窦房结的自律性达 100 次/分，为心脏的起搏点。

33．D 心肌细胞中自律性最低的是浦肯野细胞，其自律性约 25 次/分。

34．D 心肌细胞的传导性决定于细胞直径大小，细胞直径大，则内阻小，传导速度快；反之，细胞直径小，内阻大，传导速度慢。浦肯野细胞的直径最粗（某些动物可达 70μm），其传导速度约为 2～4m/s，是心肌细胞中兴奋传导速度最快的部位。

35．C 房室交界结区的细胞直径最小，内阻很大，故传导速度很慢，仅为 0.02m/s，是心肌中传导速度最慢的部位。

36．C 心电图中反映左右心房兴奋过程电位变化的是 P 波。

37．D 反映左右心室兴奋过程电位变化的是 QRS 波群。

38．E 代表左右心室复极化过程电位变化的是 T 波。

39．A 代表从心房开始兴奋到心室开始兴奋的时间是 P－R（P－Q）间期。

40．B 与去甲肾上腺素结合的心肌细

胞膜上的受体是 β_1 受体。

41. D 与乙酰胆碱结合的心肌细胞膜上的受体是 M 受体。

42. A 与去甲肾上腺素结合引起血管收缩的血管平滑肌细胞膜上的受体是 α 受体。

43. C 与去甲肾上腺素结合引起血管舒张的血管平滑肌细胞膜上的受体是 β_2 受体。

44. A 心肌工作细胞 0 期去极化是由于快钠通道激活，引起 Na^+ 快速内流。

45. D 浦肯野细胞复极 2 期的形成是由于 Ca^{2+} 内流与 K^+ 外流相对平衡，形成平台，故又称平台期。

46. B 窦房结 P 细胞 0 期去极化是由于 Ca^{2+} 内流。

47. B 激活 L 型 Ca^{2+} 通道引起 P 细胞 0 期去极化。

48. A 激活快钠通道引起浦肯野细胞 0 期去极化。

49. B 参与形成心室肌动作电位平台期的内向离子通道是 L 型 Ca^{2+} 通道

50. C 参与 P 细胞 4 期自动去极化后期的钙通道是 T 型 Ca^{2+} 通道。

（三）C 型题

51. A 心室肌动作电位的特点：心室肌属快反应细胞，0 期去极速率快、幅度高，但 4 期静息电位稳定。

52. B 窦房结动作电位的特点：窦房结属慢反应细胞，其动作电位 4 期不稳定，但 0 期去极速率慢，幅度小。

53. C 浦肯野细胞动作电位的特点：浦肯野细胞属快反应自律细胞，其 0 期去极与心室肌相同，其动作电位 4 期不稳定，与窦房结相同。

54. A 血容量增加时可引起动脉压升高。

55. C 心脏射血能力增强时既可引起动脉压升高，也可引起中心静脉压降低。因为心脏射血能力增强时，射入动脉的血量增加，射血速度快，故动脉压升高；同时由于心脏射血增强，使心室排空比较完全，在心舒期，心室内压较低，对心房和大静脉中血液的抽吸力量较大，故静脉回心血量增加，中心静脉压降低。

56. C 血容量减少时，血管升压素及醛固酮分泌量都增加。当血容量减少时，刺激肾脏近球细胞释放肾素入血液，使血浆中血管紧张素原水解为血管紧张素 I，随血液入肺循环，在肺血管紧张素转换酶作用下，转变为血管紧张素 II，血管紧张素 II 可使肾上腺皮质分泌醛固酮增加，醛固酮可促进肾小管对 Na^+ 重吸收，有保 Na^+ 保水的作用，使血容量增加。血容量减少时，对左心房和大静脉的容量感受器的刺激减弱，反射性使血管升压素的合成、释放增多，从而引起血管收缩，血管床容积减小；促进远曲小管和集合管对水的重吸收，使循环血量得到一部分代偿。

57. C 血容量增加时，血管升压素和醛固酮的分泌量都减少。血容量增加，肾脏近球细胞释放肾素减少，生成的血管紧张素 II 减少，故肾上腺皮质分泌醛固酮减少。血容量增加，使左心房及大静脉的容量感受器被扩张，受牵拉刺激而兴奋，传入冲动延迷走神经传入中枢，反射性抑制下丘脑 - 神经垂体系统释放血管升压素。

58. A 刺激迷走神经外周端，由于心输出量下降，引起血压下降。因为刺激迷走神经即相当于迷走神经兴奋，负性变时作用——心率减慢，负性变传导作用——房室传导速度减慢，负性变力作用——心房肌收缩减弱，故使心输出量减少，血压下降。

59. C 刺激降压神经中枢端引起血压下降是由于心输出量下降和外周阻力下降所致。因为降压神经是主动脉弓的压力感受器传入神经。刺激降压神经的中枢端，即相当于整体内动脉血压升高，经降压神经传入冲动增多，使心迷走中枢紧张性加强，心交感中枢和交感缩血管中枢紧张性减弱，通过传出神经作用于心脏和血管，使心输出量减少，外周阻力减小，血压下降。

60. C　血容量增加时，两者都可引起。血容量增加即相当于体内血压升高，经压力感受器传入的冲动增加，使心迷走中枢紧张性加强；心交感及交感缩血管中枢紧张性减弱，通过各自的传出神经作用于心血管，使心输出量减少，外周阻力降低，血压下降。

61. D　短暂夹闭动物一侧颈总动脉，模拟颈动脉灌注压降低，颈动脉窦压力感受器牵张刺激减弱，传入冲动减少，使交感中枢紧张性增强，心迷走中枢紧张性减弱，使动脉血压升高。

62. A　交感缩血管神经的节前纤维末梢释放的递质是乙酰胆碱。

63. B　交感缩血管神经的节后纤维末梢释放的递质是去甲肾上腺素。

64. A　交感舒血管神经的节后纤维末梢释放的递质是乙酰胆碱。

65. A　心迷走神经节前纤维释放的递质是乙酰胆碱。

66. A　心迷走神经节后纤维释放的递质是乙酰胆碱。

67. A　心交感神经的节前纤维释放的递质是乙酰胆碱。

68. B　心交感神经的节后纤维释放的递质是去甲肾上腺素。

按照释放递质的种类将各神经归类，以便于记忆：①心交感神经和交感缩血管神经，其节前纤维都释放乙酰胆碱，节后纤维都释放去甲肾上腺素。②心迷走神经的节前、节后纤维都释放乙酰胆碱。③交感舒血管神经的节后纤维释放乙酰胆碱。

69. B　使房室交界传导加速的是去甲肾上腺素。

70. D　乙酰胆碱和/或去甲肾上腺素都不能使心室肌 0 期去极化。

71. C　血管平滑肌细胞膜上有 α 和 $β_2$ 两种肾上腺素能受体。

72. D　心肌细胞膜上的肾上腺素能受体，既不是 α 受体，也不是 $β_2$ 受体，而是 $β_1$ 受体。

73. B　心肌细胞膜上的肾上腺素能受体是 $β_1$ 受体。

74. A　血管平滑肌细胞膜上的肾上腺素能受体有 α 受体，还有 $β_2$ 受体。

75. A　与去甲肾上腺素结合能引起缩血管效应的受体是 α 受体。

76. B　与去甲肾上腺素结合能激活心肌细胞膜上 Ca^{2+} 通道的受体是 $β_1$ 受体。

77. B　心交感节后神经元细胞膜上的胆碱能受体是 N 受体。现将分布于中枢神经系统内和自主神经节的突触后膜上的 N 受体称为神经元型 N 受体，也称 N_1 受体；将分布于神经肌肉接头终板膜上的 N 受体称为肌肉型 N 受体，也称 N_2 受体。

78. A　心肌细胞膜上的胆碱能受体是 M 受体。

总结：胆碱能受体可根据其药理特性分为两类：①毒蕈碱（Muscarine）受体，也称 M 受体，分布于绝大多数副交感神经节后纤维所支配的效应器上，以及部分交感神经节后纤维支配的汗腺、骨骼肌的血管壁上；②烟碱（Nicotin）受体，也称 N 受体，N 受体又分为 N_1 和 N_2 两种亚型。N_1 型又称为神经元型 N 受体，它分布于中枢神经系统内和自主神经节的突触后膜上，ACh 与之结合，可引起节后神经元兴奋。N_2 型又称为肌肉型 N 受体，它分布于神经肌肉接头的终板膜上，ACh 与之结合可使骨骼肌兴奋。

79. A、B、C、D　心肌兴奋后兴奋性的周期变化分期是：绝对不应期、局部反应期、相对不应期和超常期，无低常期。低常期属神经细胞兴奋性变化周期。

80. A、B、C、D、E　心脏特殊传导系统包括：窦房结、房室交界、房室束（希氏束）、左右束支和浦肯野纤维。

81. A、B、D　决定和影响心肌兴奋性的因素有：静息电位与阈电位之间的差值、最大舒张电位与阈电位之间的差值和 Na^+ 通道的状态。

82. B、C、E　心肌细胞收缩性的特点有：同步收缩、不发生强直性收缩和对细胞外 Ca^{2+} 浓度的依赖性。

83. A、B、C、E　参与窦房结 P 细胞 4 期自动去极化的离子机制有：延迟整流钾（I_K）通道时间依从性失活、钠背景内向电流（I_{Na-b}）、T 型钙通道激活和进行性增强的内向离子流。

84. A、C、D、E　快反应细胞包括：心房肌、房室束、心室肌和浦肯野细胞。

85. A、B、C、D、E　快反应细胞动作电位的特点有：AP 分期分 5 期、RP（最大舒张电位）绝对值大、0 期为快钠通道激活、通道阻滞剂是河□毒素和 0 期去极速度快幅度大。

86. A、B、C　决定和影响心肌传导性的因素有：动作电位 0 期去极化速度、动作电位 0 期去极化幅度和 Na^+ 通道的状态。

87. A、C、E　对第一心音描述正确的有：发生在等容收缩期初、听诊最佳部位在心尖搏动处和音调低、持续时间长。

88. A、C、E　第二心音发生在等容舒张期初、标志心舒期开始、听诊最佳部位在第 2 肋间隙，胸骨左缘（肺动脉瓣听诊区）或胸骨右缘（主动脉瓣听诊区）。

89. A、B、E　体表心电图的基本波形有：P 波、QRS 波群和 T 波。

90. A、B、D　中心静脉压的高低可反映：心脏射血能力、循环血量和静脉回心血量。

91. A、B、D、E　微循环直捷通路的途径包括：微动脉、后微动脉、通血毛细血管和微静脉。

92. B、D、E　微循环的血流途径有：动静脉短路、直捷通路和迂回通路。

93. A、B、C、D、E　微循环的迂回通路的途径包括：微动脉、后微动脉、毛细血管前括约肌、真毛细血管网和微静脉。

94. B、C、D、E　微循环的生理特点有：血流速度慢、血压低、潜在血容量大和灌流量易变。

95. A、B、C、E　去甲肾上腺素对心脏正性肌力作用的机制是：与心肌细胞膜上 β_1 受体结合、激活腺苷酸环化酶、第二信使是 cAMP 和激活心肌细胞膜上的 Ca^{2+} 通道。

96. A、B、C、D、E　心迷走神经兴奋引起：促进 K^+ 外流、抑制 Ca^{2+} 内流、负性变时作用、负性变力作用（心房肌）和负性变传导作用。

97. A、B、D、E　冠脉循环的血流特点有：血流量大、流速快、动静脉血的氧差大和心舒期供血为主。

98. C、D、E　肺循环的特点有：血流阻力小血压低、不存在组织液和血容量波动大。

二、判断说明题

99. 错误。每搏输出量占心舒末期容积的百分比称为射血分数。

100. 错误。每分钟由一侧心室输出的血液总量，称为每分输出量，简称心输出量。

101. 正确。心室肌动作电位 0 期去极

是由于 Na^+ 快速内流所引起。

102. 错误。心肌细胞中自律性最低的是浦肯野细胞。

103. 错误。参与 P 细胞 4 期自动去极化后期的钙通道是 T 型 Ca^{2+} 通道。

104. 正确。主动脉属弹性储器血管。

105. 错误。平均动脉压指整个心动周期中，各瞬间动脉血压的平均值。平均动脉压 = 舒张压 + 1/3 脉搏压。

106. 错误。舒张压主要反映阻力血管口径的大小。

107. 错误。微循环的分闸门是毛细血管前括约肌。

108. 正确。与组织液生成无关的因素是血浆晶体渗透压。组织液生成的有效滤过压 = 毛细血管血压 + 组织液胶体渗透压 - 血浆胶体渗透压 - 组织液静水压。

109. 错误。心肌细胞膜上的肾上腺素能受体是 β_1 受体。

110. 错误。与去甲肾上腺素结合引起血管收缩的血管平滑肌细胞膜上的受体是 α 受体。

111. 正确。心交感节前神经元末梢释放的递质是乙酰胆碱。

112. 错误。刺激降压神经中枢端能引起血压下降。因为降压神经是主动脉弓的压力感受器传入神经。

113. 正确。调节冠脉血流量的最重要的因素是心肌本身的代谢水平。

114. 错误。血 - 脑脊液屏障是指在脑毛细血管血液和脑组织之间存在着限制某些物质交换的屏障。

三、填空题

115. 血流量　血流阻力　血压

116. 微动脉　毛细血管前括约肌　微静脉和小静脉

117. 微动脉　后微动脉　毛细血管前括约肌　真毛细血管　通血毛细血管　动静脉吻合支　微静脉

118. 0.133kPa

119. 0.4～1.2　4～12

120. 心交感神经　心迷走神经

121. 胆碱能神经元　乙酰胆碱　N

122. 肾上腺素能纤维　去甲肾上腺素　β_1　普萘洛尔

123. 正性变时作用　正性变力作用　正性变传导作用

124. 延髓　迷走神经背核　疑核

125. 窦房结功能　房室传导功能

126. 胆碱能神经元　胆碱能神经元

127. 乙酰胆碱　M　阿托品

128. 负性变时作用　负性变传导作用　负性变力作用

129. α 受体　β_2 受体　α 受体　β_2 受体

130. α 受体　β_2 受体

131. 乙酰胆碱　去甲肾上腺素

132. 乙酰胆碱　M　舒张

133. 乙酰胆碱　M　舒张

134. 心迷走中枢神经元　心交感神经中枢神经元　交感缩血管中枢神经元

135. 8.00kPa（60mmHg）

136. 13.33kPa（100mmHg）8.00kPa（60mmHg）

四、名词解释

137. 心脏每收缩和舒张一次，构成心脏的一个机械活动周期，称心动周期。

138. 每搏输出量占心舒末期容积的百分比称射血分数。

139. 每分钟由一侧心室输出的血液总量，称为每分输出量，简称心输出量。

140. 在安静、空腹状态下，每平方米体表面积的心输出量称心指数。计算公式：心输出量/体表面积〔L/（min.m²）〕

141. 心力储备是指心输出量能随机体

代谢需要而增加的能力。

142. 收缩期储备是指心室进一步收缩而增加射血量的能力。

143. 舒张期储备是指心室舒张时进一步扩大容积而增加的血量。

144. 快反应细胞指产生快反应动作电位的心肌细胞，包括心房肌、心室肌、房室束和浦肯野细胞。

145. 慢反应细胞指产生慢反应动作电位的心肌细胞，包括窦房结细胞和房室交界细胞。

146. 自动节律性（自律性）指心肌细胞在无外来刺激的情况下，能自动发生节律性兴奋的特性。

147. 心肌收缩能力是指心肌不依赖于前、后负荷而能改变其力学活动的一种内在特性。

148. 当潜在起搏点的兴奋控制部分或整个心脏的活动，此潜在起搏点就成为异位起搏点。

149. 超驱动阻抑是指窦房结的快速节律活动，对潜在起搏点较低频率的兴奋有直接抑制作用的形式。

150. 如在心房肌或心室肌有效不应期后，在下一次窦房结兴奋传来之前，受到一次人为刺激或异位节律点发放的冲动的作用，则心房肌或心室肌可产生一次期前兴奋而引起的一次提前出现的收缩，称为期前收缩。

151. 心房肌或心室肌在一次期前收缩后，常伴有一段较长的心室舒张期，称为代偿间歇。

152. 心肌细胞具有传导兴奋的能力，称为心肌的传导性。

153. 心脏内窦房结的兴奋传导到房室交界时，由于兴奋在此传导较慢而出现延搁一段时间，称为房室延搁。

154. 心肌兴奋前静息电位水平与其所激发的动作电位 0 期最大去极化速度之间的关系称为膜反应性。

155. 以心肌的静息电位为横坐标，以 0 期最大去极化速度为纵坐标，所绘制的曲线称为膜反应曲线。

156. Na^+ 通道效率是指去极化时 Na^+ 通道开放的速度和数量。

157. 心房和心室内特殊传导组织传导速度快，心肌之间的闰盘电阻又低，故兴奋在心房或心室内传导速度很快，几乎同时到达心房肌或心室肌，从而引起全心房肌或全心室肌同时收缩，称为同步收缩。

158. 描记心电图时，在肢体或躯干一定部位安置引导电极，并用导线与心电图机联成电路，其导线的连接方法称为导联。

159. 心电图 P－R（P－Q）间期是指心电图中，从 P 波开始到 QRS 波群的起点的时间，正常为 0.12～0.20s。

160. 心电图的 P－R 段是指心电图中，从 P 波终点到 QRS 波群起点之间的线段。

161. 心电图的 Q－T 间期是指从心电图的 QRS 波群起点到 T 波的终点的时间，代表两心室开始去极化到完全复极到静息期的全过程所需的时间。心率在 60～100 次/分钟，Q－T 间期正常范围为 0.32～0.4 秒。

162. 具有长、宽、厚三维空间的导电体，称为容积导体。

163. 在心肌兴奋过程中，兴奋部位与邻近未兴奋部位之间带电位不同，根据电偶学说，正电部分称为电源，负电部分为电穴，电源与电穴构成了双极体，也称电偶。

164. 如在容积导体中同时存在多个相距很近的向量，根据力学分力求合力的原理，将多个向量综合成一个向量，称为综合向量。

165. 在每一瞬间求得的综合心电向量，称为瞬间综合向量。

166. 将心脏位置看成是身体的中心，

则每一瞬间综合心电向量都可按先后顺序从同一中心点出发，从中心点开始将各瞬间向量箭头的顶端连接并终止于中心点，即形成一个环，称为向量环。

167. 主动脉和肺动脉主干及其最大的分支，管壁内含有丰富的弹性纤维，故管壁坚韧而富有弹性和可扩张性，特称弹性储器血管。

168. 从弹性大动脉至小动脉之间的动脉，管壁主要由平滑肌组成，收缩性强，具有分配血液至各组织器官的功能，故称为分配血管。

169. 直径 1mm 以下的小动脉和直径 $20 \sim 30 \mu m$ 的微静脉，其管壁富有平滑肌，收缩性好，在神经及体液调节下，通过平滑肌的舒缩活动改变其管径大小，从而改变血流阻力，故称为阻力血管。

170. 真毛细血管其管壁薄，通透性好，数量多，分布广，与组织细胞接触面积大，有利于血液与组织液进行物质交换，故将真毛细血管称为交换血管。

171. 整个静脉系统的口径较大，而管壁较薄，易扩张，容量大，循环系统的血量约有 60% ~ 70% 容纳于静脉系统中，故称静脉血管为容量血管。

172. 血液在血管内流动的一系列物理力学称为血流动力学。

173. 血流量指在单位时间内流过血管某一截面的血量。

174. 血流速度指血液在血管内流动的线速度，即一个质点在血流中的前进速度。

175. 层流指在血流中，血液中各个质点流动的方向一致，与血管的长轴平行。

176. 在血流中，血流速度快到一定程度，血流中各个质点流动的方向不一致，即形成湍流。

177. 血流的切率指血流在层流的情况下，相邻两层血流速度的差与液层厚度的比

值。

178. 在循环系统中，单纯由于血液充盈所产生的压力，称为循环系统平均充盈压。

179. 收缩压指心室收缩射血时，动脉血压快速上升达到的最高值。

180. 舒张压指心室舒张时，动脉血压降低达到的最低值。

181. 脉搏压指收缩压与舒张压的差值。

182. 平均动脉压指整个心动周期中，各瞬间动脉血压的平均值。平均动脉压 = 舒张压 +1/3 脉搏压。

183. 脉搏波的下降支，由于主动脉瓣关闭，倒流的血液撞击于主动脉瓣而被弹回，使脉压再次稍有上升，管壁又稍有扩张，形成一个小波，称为降中波。

184. 微循环是指微动脉和微静脉之间的血液循环。

185. 微循环的直捷通路是指微循环中，血液从微动脉经后微动脉、通血毛细血管到微静脉的通路。此通路途径较短，血流快，经常处于开放状态，可促使血液迅速通过微循环由静脉回流入心。

186. 微循环的动静脉短路是指微循环血液从微动脉经动静脉吻合支进入微静脉的途径。此通路经常处于关闭状态，当环境温度升高时开放，促使散热，具有一定的调节体温的作用。

187. 微循环的迂回通路是指微循环的血液从微动脉经后微动脉、毛细血管前括约肌、真毛细血管网进入微静脉的途径。此通路途径长、血流速度慢、通透性好，是血液与组织液进行物质交换的主要场所。

188. 组织液滤过力量与回流力量之差称为有效滤过压。有效滤过压 = （毛细血管血压 + 组织液胶体渗透压） - （血浆胶体渗透压 + 组织液静水压）。

189. 外周静脉压是指各器官静脉的血

压。

190. 中心静脉压是指胸腔大静脉或右心房的压力。

191. 当细胞外液 Ca^{2+} 浓度降得很低，甚至无 Ca^{2+}，心肌膜虽仍能兴奋产生动作电位，但细胞内收缩成分不能产生肌丝滑行，这一现象称为兴奋收缩脱耦联。

192. 心房和心室内特殊传导组织的传导速度快，且心肌细胞间的闰盘电阻低，因此兴奋在心房或心室内传导很快，几乎同时到达所有的心房肌和心室肌，从而引起全心房肌或全心室肌同时收缩，称为同步收缩。

193. 由于心肌同步收缩的特性，使心脏或不发生收缩，或一旦产生收缩，则全部心房肌或心室肌都参与收缩，称为全或无式收缩。

194. 由于心肌细胞间的闰盘部分存在着电阻较小的缝隙连接，很有利于细胞间的兴奋传播，从而实现同步收缩，因此心肌细胞在结构上虽互相隔开，但在功能上如同一个细胞，即构成一个功能合胞体。

195. 在心房、心室和肺循环大血管壁存在的压力感受器，总称为心肺感受器，感受牵张刺激。

196. 包括窦神经和主动脉神经。由于窦神经和主动脉神经是压力感受器反射的传入神经，而压力感受器反射是负反馈调节机制，可保持动脉血压的相对稳定，以缓冲血压的变化，故生理学中将此两种传入神经合称为缓冲神经。

197. 血－脑屏障是指血液与脑组织之间存在着限制某些物质自由交换的屏障。

198. 血－脑脊液屏障是指在脑毛细血管血液和脑脊液之间存在着限制某些物质交换的屏障。

五、简答题

199. 心血管自身调节是指心肌和血管平滑肌不依赖神经和体液因素的作用，对内外环境变化产生一定程度的适应性反应。

200. 动物实验将动脉血压维持于一定水平，逐渐改变心舒末期压力或容积，同时测算左心室射血的搏出功，将搏出功作纵坐标，将与搏出功相对应的左室心舒末期压力或容积为横坐标，所绘成的坐标图称为心功能曲线。

201. 心脏起搏点是指窦房结。因为窦房结 P 细胞的自律性最高，它产生的节律性冲动按一定顺序传布，引起其他部位的自律组织和心房肌、心室肌兴奋，产生与窦房结一致的节律性活动。

202. 不需要神经和体液因素的参与，通过心肌细胞本身初长的变化而引起心肌细胞收缩强度的变化，从而改变每搏输出量的过程，称为心肌细胞的异长自身调节。

203. 等长自身调节是指与心肌初长无关，是通过改变心肌收缩能力而改变每搏输出量的过程。

204. 窦房结以外的自律组织，由于自律性较窦房结低，通常处于窦房结的控制之下，本身的自律性并不表现，只起传导兴奋的作用，故称为潜在起搏点。

205. 心肌细胞一次兴奋过程中，由 0 期开始到 3 期膜内电位复极达 $-60mV$ 的时期内，无论给予多强刺激，均不能再次产生动作电位，这一段时期称为有效不应期。

206. 在心肌细胞有效不应期后，从膜电位 $-60mV$ 复极到 $-80mV$ 这段时期内，给予阈上刺激可以引起动作电位，称这一时期为相对不应期。

207. 心肌细胞在相对不应期后，膜继续复极化，膜电位从 $-80mV$ 到 $-90mV$，这一时期内，给予阈下刺激就可引起动作电位，因此期内心肌细胞的兴奋性超过了正常，故称为超常期。

208. 在平静状态时，动脉血压值已高

于压力感受器的阈值，因此压力感受器反射经常起作用。

209. 在颈动脉分叉处及主动脉弓下方的小体，血液供应丰富，对血液中的化学成分变化（低氧、Pco_2 升高、H^+ 浓度升高）特别敏感，故称为化学感受器。

六、论述题

210. 要点：（1）以心率 75 次/分计，每个心动周期历时 0.8s。

（2）心动周期从心房收缩开始。

（3）心房收缩 0.1s，舒张 0.7s；心室收缩 0.3s，舒张 0.5s。

（4）不论心房或心室，舒张期均大于收缩期，全心舒张期 0.4s。

（5）从功能分析，心室功能为主，故以心室收缩和舒张作为心动周期活动的标志。

211. 要点：（1）分析思路：心室收缩→室压升高→室压与房压或与动脉压之差→瓣膜启闭→射血出心。

（2）按等容收缩期、快速射血期、减慢射血期三期分析各期的变化过程及特点。

212. 要点：（1）叙述思路：心室舒张→室压降低→室压与房压或与动脉压之差→心瓣膜启闭→血液充盈入心

（2）按心室舒张期分 4 期：等容舒张期、快速充盈期、减慢充盈期和房缩期叙述各期变化过程及特点。

213. 要点：（1）心脏的输出量：每搏输出量与射血分数的定义及意义；每分输出量与心指数的定义及意义。

（2）心脏作功：搏出功与每分功的定义及意义。

214. 要点：（1）每搏输出量的影响：前负荷——异长自身调节；后负荷——动脉压；心肌收缩能力——等长自身调节。

（2）心率的影响。

215. 要点：（1）静息电位：稳定于 $-80 \sim -90mV$。由于 K^+ 通透性高，K^+ 外流形成。

（2）动作电位：①0 期（去极化期），Na^+ 通道开放，Na^+ 内流。②1 期（快速复极初期），I_{to} 瞬时性外向离子流，主要由 K^+ 负载。③2 期（平台期），在 0 电位水平。由 L 型 Ca^{2+} 通道开放引起 Ca^{2+} 内流及 Ik1 和 Ik 通道作用：Ik1 在平台期初，通透性低；Ik 通透性增加缓慢，形成平台期逐渐增大的外向 K^+ 离子流。④3 期（快速复极末期），L 型 Ca^{2+} 通道失活，Ik 通透性增强，K^+ 外流。⑤4 期（恢复期），复极完毕，$Na^+ - K^+$ 泵及 $Na^+ - Ca^{2+}$ 交换，恢复离子分布状态。

216. 要点：（1）电生理特性：①自律性概念，起搏点及潜在起搏点的概念及意义。②兴奋性概念、有较长的不应期的意义。③传导性概念、房室延搁意义。

（2）机械特性：收缩性及其特性（与骨骼肌细胞相比）。

217. 要点：（1）控制方式：抢先占领；超驱动抑制。

（2）临床意义：超驱动抑制具有频率依从性，超速驱动频率与自律细胞固有频率的差值愈大，抑制作用愈强，超速驱动停止后，心脏停搏的时间愈长。临床人工起搏，如要中断人工起搏器，在中断起搏前，应逐渐减慢起搏频率，以免发生心搏骤停。

218. 要点：（1）弹性储器血管：指主动脉和肺动脉及其最大分支，富有弹性，可缓冲收缩压，维持舒张压。

（2）分配血管：指从大动脉分支到小动脉之间的动脉管道，收缩性强，可分配血液。

（3）阻力血管：指直径 1mm 以下的小动脉和微动脉（直径 $20 \sim 30\mu m$）。血管口径小、流速快，形成阻力大。管壁富有平滑肌，在神经和体液调节下，可改变口径。

（4）交换血管：指真毛细血管，壁薄，通透性好，数量多，分布广，利于物质交换。

（5）容量血管：指整个静脉系统，口径较大，壁薄，易扩张，容量大，储存了约60%～70%循环血液。

219. 要点：（1）血流量及血流速度的概念：$Q = \triangle P/R$。

（2）血流阻力：与血管半径的4次方成反比。

（3）血压：形成的基本因素。

220. 要点：（1）物质基础——血液对血管的充盈：循环系统平均充盈压的概念。

（2）决定因素——心脏射血的动力与外周阻力。

（3）缓冲作用——大动脉管壁的弹性。

221. 要点：（1）心输出量：在一定条件下，动脉血压与心输出量成正比。

心输出量 = 每搏输出量 × 心率

当心率不变，每搏输出量增加，血压升高，以收缩压升高明显；一定范围内，心率增加，心输出量增加，血压升高，以舒张压升高明显。

（2）外周阻力：心输出量相对不变，外周阻力增加，血压升高，以舒张压升高明显。

（3）大动脉管壁的弹性：弹性降低，收缩压升高，舒张压降低，脉搏压加大。

（4）循环血量与血管容量的关系：两者匹配，才使血管内有足够的血液充盈。循环血量减少或血管容量加大，都可使血压降低。

222. 要点：（1）血压低。

（2）血流量易变。

（3）潜在血容量大。

（4）灌流量易变。

223. 要点：（1）滤过动力：有效滤过压 = （毛细血管血压 + 组织液胶体渗透压）－（血浆胶体渗透压 + 组织液静水压）

（2）滤过方向：有效滤过压为正值，组织液生成；负值，组织液回流。

（3）毛细血管血压从动脉端向静脉端逐渐降低，使有效滤过压从正值向负值转化。

（4）组织液一部分回流入血液，一部分回流入淋巴液。

224. 要点：（1）毛细血管血压：与毛细血管前、后阻力的比值有关。比值大，毛细血管血压低；比值小，毛细血管血压高。

（2）血浆胶体渗透压：与血浆蛋白含量有关，如合成减少（肝脏疾病）或排出过多（肾脏疾病）可使血浆胶体渗透压下降，组织液生成增多，导致浮肿。

（3）毛细血管壁通透性：如过敏时组织释放组胺，使毛细血管壁通透性增加，血浆蛋白透过管壁进入组织液，组织液胶体渗透压升高，导致浮肿。

（4）淋巴回流：淋巴回流障碍，组织液回流减少，引起浮肿。

225. 要点：（1）循环系统平均充盈压：当血容量增加或容量血管收缩，平均充盈压上升，静脉回心血量增加；反之，则减少。

（2）心肌收缩力：心肌收缩力加强，心室射血速度快、射血量大，心室排空完全，心舒期心室内压较低，抽吸力量大，静脉回心血量增加；反之，当心缩力减弱，射血量减少，心舒期室内压升高，回心血量减少，以致大量血液淤积于大静脉和心房。

（3）骨骼肌的挤压作用：四肢静脉具有向心方向的静脉瓣，骨骼肌和静脉瓣共同发挥推动静脉回流的作用。

（4）呼吸运动：吸气时，胸膜腔负压增大，胸腔内的大静脉和右心房被牵拉而扩张，中心静脉压降低，静脉回流加快；呼气时胸膜腔负压减小，

226. 要点：（1）心交感神经节后纤维属肾上腺素能纤维，末梢释放去甲肾上腺

素，与心肌细胞膜上的 β_1 受体结合。其作用：①正性变时作用；②正性变力作用；③正性变传导作用。

（2）心迷走神经节后纤维属胆碱能纤维，其末梢释放乙酰胆碱，与心肌细胞膜上的 M 型受体结合。其作用：①负性变时作用；②负性变力作用（心房肌）；③负性变传导作用。

227．要点：（1）支配特点：人体大部分血管只受交感缩血管神经单一支配，只有小部分血管兼受缩血管神经和舒血管神经的支配。

（2）交感缩血管神经节后纤维属肾上腺素能纤维，末梢释放去甲肾上腺素。血管平滑肌细胞膜上有 α、β_2 两类受体，由于与 α 受体结合能力较强，故交感缩血管神经兴奋时，释放的去甲肾上腺素主要与 α 受体结合，产生缩血管效应。

（3）体内一部分血管除受交感缩血管神经支配外，还兼受舒血管神经支配：①交感舒血管神经：其节后纤维属胆碱能纤维，末梢释放乙酰胆碱，与血管平滑肌细胞膜上的 M 型受体结合，使血管舒张。存在于动物的骨骼肌，人类可能有。②副交感舒血管神经：末梢释放乙酰胆碱，与血管平滑肌细胞膜上的 M 型受体结合，使血管舒张。存在于脑膜、唾液腺、胃肠道腺体及外生殖器官等的血管平滑肌。③脊髓背根舒血管神经：当皮肤受伤害刺激，感觉信号一方面传入脊髓，另一方面通过其分支到达受刺激部位邻近的微动脉，使其舒张。其释放的递质尚不清楚。

228．要点：主要包括以下 4 个部位的神经元：

（1）延髓头端腹外侧部：是心交感中枢和交感缩血管中枢所在部位。延髓头端腹外侧部神经元不断发放传出冲动，是心血管交感紧张性活动的中枢来源，对维持动脉血压的相对稳定有重要作用。

（2）延髓迷走神经背核和疑核：是心迷走中枢所在部位。也是发出心迷走神经节前纤维的神经元所在部位。可产生心迷走紧张活动。

（3）延髓孤束核：其神经元是传入神经第一级换元站，接受由颈动脉窦、主动脉弓及心脏感受器经舌咽神经和迷走神经传入的信息，在此换元后发出纤维至延髓其他部位，并发出下行纤维直接投射到脊髓中间外侧柱交感节前神经元。其作用是抑制心交感神经和交感缩血管神经的紧张性活动，兴奋心迷走神经紧张性活动。

（4）延髓尾端腹外侧部：其神经元兴奋时，可抑制延髓头端腹外侧部神经元的活动，使交感缩血管神经的紧张性活动降低，血管舒张。

229．要点：（1）压力感受器反射是负反馈调节机制。

（2）血压升高时，经窦神经和主动脉神经传入的冲动增多，使交感中枢紧张性降低，心迷走中枢紧张性增强，通过各自的传出神经，作用于心血管，使心率减慢，外周阻力减小，血压降低。

（3）血压下降时，传入冲动减少，使心交感中枢和交感缩血管中枢活动加强，心迷走中枢活动减弱，使心率加快，心缩力加强，心输出量增加，外周阻力增加，使血压回升。

230．要点：（1）叙述灌注压的范围及与主动脉压的变化关系。颈动脉窦灌注压范围在 8.00～24.00kPa（60～180mmHg）之间。灌注压愈高，窦神经传入冲动愈多，主动脉血压降得愈低；反之亦然。

（2）灌注压在 13.33kPa（100mmHg）左右时，窦内压轻微变化即可引起主动脉压明显改变。

（3）灌注压在 8.00kPa（60mmHg）以

下时，压力感受器无传入冲动。

（4）灌注压超过 24.00kPa（180mmHg）时，压力感受器的传入冲动不再增加。

（5）结论：压力感受器反射在血压正常波动范围内反应最为灵敏。压力感受器的刺激阈值为 8kPa，其兴奋的饱和刺激量为 24kPa（180mmHg）。

（6）意义：压力感受器反射对于维持正常血压的相对稳定起重要作用。

231. 要点：（1）在颈动脉窦和主动脉弓血管壁的外膜下有丰富的感觉神经末梢，其分支末端膨大呈卵圆形，分别称为颈动脉窦和主动脉弓压力感受器。

（2）属机械感受器或牵张感受器，感受血管壁的机械牵张刺激。

（3）在一定的压力范围内（8.0～24.0kPa）（60～80mmHg），压力感受器的传入冲动频率与动脉管壁的扩张程度成正比。

（4）颈动脉窦的压力感受器对搏动性的压力变化比稳定性的压力变化更敏感，适应机体内动脉血压随心动周期而波动的特点。

232. 要点：（1）对心脏的作用：二者均可使心率加快，心肌兴奋传导加速，收缩力增强，使心输出量增加。但肾上腺素对心脏的作用较强，故临床用作强心药。去甲肾上腺素在整体内，由于血压升高后，通过压力感受器反射使血压下降，掩盖了去甲肾上腺素对心脏的直接作用。

（2）对血管的作用：去甲肾上腺素可与 α、β₁ 受体结合，与 β₂ 受体结合较弱，静脉注射去甲肾上腺素可使全身血管广泛收缩，动脉血压升高，故临床用作升压药。肾上腺素可与 α、β₁、β₂ 受体结合，对外周血管的调节作用是使各器官血流分配发生变化，故总外周阻力变化不大。

233. 要点：（1）颈动脉窦主动脉弓压力感受器反射：当血压降低但在 8.0kPa

（60mmHg）以上，此降压反射作用减弱。由于传入冲动减少，使心交感中枢和交感缩血管中枢兴奋，心迷走中枢抑制，心率加快，心缩力加强，心输出量增加；阻力血管收缩，外周阻力增加，使血压升高。

（2）肾素－血管紧张素－醛固酮系统：当循环血量减少，刺激肾脏近球细胞释放肾素入血液，使血浆中血管紧张素原水解成血管紧张素 I，经肺循环经血管紧张素转换酶作用转变为血管紧张素 II，其作用：①使阻力血管和容量血管收缩，外周阻力增加；②使交感神经兴奋，增强对心血管的效应；③使肾上腺皮质分泌醛固酮增加，保 Na⁺ 保水，使血容量增加。

（3）下丘脑视上核和室旁核分泌血管紧张素增加，使血管收缩，血压升高。

234. 要点：（1）肾脏——排钠利尿。

（2）心血管——心率减慢，每搏输出量减少；血管平滑肌舒张，外周阻力下降，血压降低。

（3）意义：当血容量增加和血压升高时，心房肌分泌和释放心房钠尿肽引起利尿排钠，血容量减少，血压下降，是体内调节水盐平衡的重要体液因素。

235. 要点：（1）内皮舒张因子，目前认为是 NO，可使血管舒张，使细胞内 Ca²⁺ 浓度降低。血管内皮细胞在静息状态就有持续性 NO 基础释放，与前列环素共同对抗缩血管物质的作用，维持正常血压即器官灌流量。

（2）内皮缩血管因子，是内皮细胞产生的多种缩血管物质，其中最重要的是内皮素。内皮素可使肌浆网释放 Ca²⁺，使血管收缩，是已知血管活性物质中最强的缩血管物质。

236. 要点：（1）流速快、血流量大。

（2）心舒期供血为主。

（3）动、静脉血的氧差大。

237. 要点：（1）血流阻力小、血压低。

（2）肺血容量波动大。

（3）不存在组织液。

238. 要点：（1）血流量大、耗氧量多。

（2）血流量变化小。

（3）存在血－脑脊液屏障和血－脑屏障。

七、综合思考题

239. 期前收缩后不一定都出现代偿间歇。如期前收缩发生在舒张早期而心率又较慢时，可以没有代偿间歇。因为此时，紧接在期前收缩后的窦性兴奋传到心室时，可以落在期前兴奋的有效不应期之后，故心室仍可以在正常的窦房结兴奋节律下进行兴奋和收缩，故不会出现代偿间歇。

240. 由于期前收缩不是由窦房结的兴奋所引起，故期前兴奋的 QRS 波群前没有心房兴奋的 P 波，而且 QRS 波群形状发生畸变，并有代偿间歇。但在心率较慢时，室性期前兴奋出现于两次窦房结兴奋之间，则可不出现代偿间歇。

241. 可以用动物实验阻滞神经作用的方法来观察和比较。

如犬的实验，先取 3 次心率的平均数为 98 次/分作为对照值，然后用迷走神经受体阻滞剂阿托品以阻滞迷走神经的作用（也可用切断迷走神经的方法），再测定 3 次心率取平均值，则心率可增加达 180～220 次/分。此实验结果提示：

（1）正常整体内，存在迷走神经紧张性活动，迷走神经的作用使心率减慢，正常整体内迷走神经紧张性活动使心率在 98 次/分左右。

（2）其心率的增加值可看作迷走神经紧张的强度。

如用 β 肾上腺素能受体阻滞剂心得安阻滞心交感神经的作用（也可用切断两侧

心交感神经），则心率降至约 70 次/分，此时心率的减值就是心交感神经紧张的强度。

由以上实验证明在整体内，心脏在自主神经系统交感和副交感神经的紧张性双重作用下进行活动，比较两者的紧张性强度，迷走神经紧张性占优势。

交感缩血管神经的紧张性作用也可用类似的方法，如用兔进行实验，切断支配血管的交感神经，即可看到受支配的血管舒张（如可观察兔耳血管）。

242. 正常情况下心脏射血经主动脉弓、颈总动脉而到达颈动脉窦，使该处血管壁受牵张刺激，使传入冲动增加，通过降压反射使血压下降。当实验时夹闭一侧颈总动脉，即一侧颈动脉窦处无血液灌流，也即相当于从颈动脉窦传入的冲动减少，降压反射的作用减弱，故使血压升高。

243. 静脉注射肾上腺素或去甲肾上腺素都可引起血压升高，但其作用机理并不相同。两者作用既有共性，又有各自的特性。

肾上腺素或去甲肾上腺素都通过心肌和平滑肌细胞膜上的两种肾上腺素能受体，即 α、β 受体而发挥作用。与 α 受体结合可使血管收缩；β 受体可分为分布于心肌细胞膜上的 β_1 受体及分布于血管平滑肌细胞膜上的 β_2 受体，与 β_1 受体结合可使心率加快，心缩力加强，传导加快；与 β_2 受体结合则使血管舒张。在血管平滑肌细胞膜上受体分布的特点：

（1）α 受体数量占优势的有：皮肤、肾脏、胃肠道等器官的血管平滑肌细胞。

（2）β_2 受体数量占优势的有：骨骼肌、肝脏、冠状血管平滑肌细胞。因此对血管的作用就取决于该血管平滑肌细胞膜上哪一受体占优势。

肾上腺素可与 α、β 受体结合。在心脏，肾上腺素与 β_1 受体结合可使心率加快，心缩力加强，传导加快，故心输出量增加；

在血管，肾上腺素与皮肤、肾脏及胃肠道等的血管平滑肌细胞膜上 α 受体结合可使血管收缩；而与骨骼肌、肝脏和冠状血管平滑肌细胞膜上 β_2 受体结合则使血管舒张。故肾上腺素对外周血管的调节作用是使全身各器官的血液分配发生变化。由于它可使肌肉组织的血流量明显增加，故总外周阻力变化不大，甚至下降。因此，静脉注射肾上腺素常表现外周阻力下降。鉴于肾上腺素有明显的强心作用，表现为心率加快、心肌收缩力加强、心输出量增加，故临床上常作为强心急救药。

去甲肾上腺素主要能与 α、β_1 受体结合，与 β_2 受体结合能力较弱。静脉注射去甲肾上腺素，可使全身各器官的血管广泛收缩，动脉血压升高。去甲肾上腺素与心肌细胞膜上的 β_1 受体结合，可使心率加快，心脏活动加强。但在整体内，静脉注射去甲肾上腺素，使全身各器官的血管广泛收缩而使动脉血压明显升高，又通过压力感受器反射使心率减慢，从而掩盖了去甲肾上腺素对心脏的直接作用。故临床上将去甲肾上腺素常用作升压药。

第五章　呼　吸

一、选择题

（一）A 型题

1. 实现肺通气的组织器官是（　　）
　　A. 肺泡
　　B. 呼吸道
　　C. 胸廓
　　D. 呼吸道和肺泡
　　E. 胸廓、呼吸道和肺泡

2. 能引起呼吸道口径增大的是（　　）
　　A. 组织胺
　　B. 5 – 羟色胺
　　C. 缓激肽
　　D. 异丙肾上腺素
　　E. 慢反应物质

3. 平静呼吸时，肺内压低于大气压的时相是（　　）
　　A. 呼气初
　　B. 呼气末
　　C. 吸气初
　　D. 吸气末
　　E. 停止呼吸时

4. 肺内压等于大气压的时相是（　　）
　　A. 吸气初和呼气初
　　B. 吸气末和呼气初
　　C. 吸气初和呼气末
　　D. 呼气末和呼气初
　　E. 吸气末和呼气末

5. 维持胸膜腔负压的必要条件是（　　）
　　A. 呼吸道存在一定阻力
　　B. 胸膜腔密闭
　　C. 呼气肌收缩
　　D. 吸气肌收缩
　　E. 肺内压低于大气压

6. 肺泡表面活性物质（　　）
　　A. 能增加肺泡表面张力
　　B. 使肺顺应性增大
　　C. 由肺泡 I 型细胞分泌
　　D. 主要成分是二硬脂酰卵磷脂
　　E. 覆盖在肺泡内层液泡与肺泡上皮间

7. 对气体分压起缓冲作用的肺容量是（　　）
　　A. 补吸气量
　　B. 补呼气量
　　C. 深吸气量
　　D. 残气量
　　E. 功能残气量

8. 单位分压差下，每分钟气体通过呼吸膜扩散的总量称为（　　）
　　A. 肺泡通气量
　　B. 最大通气量
　　C. 时间肺活量
　　D. 通气/血流比值
　　E. 肺扩散容量

9. 呼吸频率从 12 次/分增加到 24 次/分，潮气量从 500ml 减少到 250ml，则（　　）
　　A. 肺通气量增加
　　B. 肺泡通气量增加
　　C. 肺泡通气量不变
　　D. 肺通气量减少
　　E. 肺泡通气量减少

10. 潮气量为 500ml，呼吸频率为 12 次/分，则肺泡通气量约为（　　）

A. 3600ml

B. 4200ml

C. 5000ml

D. 6000ml

E. 7200ml

11. 决定肺泡气体交换方向的主要因素是( )

A. 气体的溶解度

B. 呼吸膜的面积

C. 呼吸膜的通透性

D. 气体分子量的大小

E. 气体的分压差

12. 体内 CO_2 分压最高的是( )

A. 静脉血液

B. 毛细血管血液

C. 动脉血液

D. 组织液

E. 细胞内液

13. 关于通气/血流比值的叙述，正确的是( )

A. 比值减少，意味着无效腔增大

B. 比值增大，意味着功能性动静脉短路

C. 肺尖部比值可为 0.6

D. 肺底部比值可为 3.3

E. 安静时正常值为 0.84

14. 呼出气中 CO_2 含量低于肺泡气的原因是( )

A. 潮气量

B. 无效腔中的新鲜空气

C. 补吸气量中的新鲜空气

D. 肺泡腔中的新鲜空气

E. 残气量中的新鲜空气

15. O_2 与 CO_2 通过呼吸膜的扩散速度相比较( )

A. O_2 大于 CO_2 1 倍

B. O_2 等于 CO_2

C. O_2 小于 CO_2 1 倍

D. O_2 大于 CO_2 2 倍

E. O_2 小于 CO_2 2 倍

16. CO_2 扩散速度快于 O_2 的原因是( )

A. CO_2 溶解度大

B. CO_2 分子量大

C. CO_2 分压差大

D. CO_2 属主动运输

E. 以上都不是

17. 吸入气中容积百分比最高的是( )

A. O_2

B. CO_2

C. N_2

D. 水蒸汽

E. H_2S

18. 下列哪种情况使血液氧解离曲线右移( )

A. CO_2 张力升高

B. CO_2 张力降低

C. pH 值增高

D. 温度降低

E. N_2 张力增高

19. 呼吸基本节律产生于( )

A. 脊髓前角运动神经元

B. 延髓呼吸中枢

C. 脑桥呼吸中枢

D. 下丘脑

E. 大脑皮质

20. 对肺扩张反射的描述正确的是( )

A. 感受器位于肺泡壁

B. 接受肺泡极度缩小时的刺激

C. 反射中枢在下丘脑

D. 传出神经为迷走神经

E. 促使吸气及时转为呼气

（二）B 型题

A. 外呼吸

B. 肺通气

C. 肺换气

D. 血液气体运输

E. 内呼吸

21. 细胞与细胞外液之间的气体交换称为（　　）

22. 肺泡气与大气之间的气体交换称为（　　）

23. 肺泡气与血液之间的气体交换称为（　　）

A. 肋间内肌收缩和膈肌收缩

B. 肋间内肌收缩和膈肌舒张

C. 肋间外肌收缩和膈肌收缩

D. 肋间外肌舒张和膈肌收缩

E. 肋间外肌舒张和膈肌舒张

24. 平静吸气（　　）

25. 平静呼气（　　）

26. 用力吸气（　　）

27. 用力呼气（　　）

A. 功能残气量

B. 肺活量

C. 时间肺活量

D. 通气/血流比值

E. 肺扩散容量

28. 测定肺换气效率的较好指标是（　　）

29. 测定肺通气功能的较好指标是（　　）

30. 对肺泡气 P_{CO_2} 和 P_{O_2} 有缓冲作用的是（　　）

A. 补吸气量 + 潮气量

B. 肺总容量 – 肺活量

C. 深吸气量 – 潮气量

D. 深吸气量 – 补吸气量

E. 补呼气量 + 残气量

31. 功能残气量等于（　　）

32. 残气量等于（　　）

33. 深吸气量等于（　　）

34. 补吸气量等于（　　）

A. 肺泡气

B. 组织液

C. 动脉血

D. 静脉血

E. 组织细胞内

35. P_{O_2} 最高的是（　　）

36. P_{CO_2} 最高的是（　　）

37. P_{O_2} 最低的是（　　）

38. P_{CO_2} 最低的是（　　）

A. 脊髓

B. 延髓

C. 脑桥下部

D. 脑桥上部

E. 中脑

39. 呼吸的基本节律起源于（　　）

40. 呼吸调整中枢位于（　　）

41. 呼吸基本中枢位于（　　）

（三）C 型题

A. 肺内压等于大气压

B. 胸内压绝对值增大

C. 二者均是

D. 二者均非

42. 吸气末（　　）

43. 呼气初（　　）

A. 功能残气量增加

B. 时间肺活量减少

C. 二者均是

D. 二者均非

44. 肺气肿患者（　　）

45. 呼吸道狭窄患者（　　）

A. 肺泡Ⅰ型细胞

B. 肺泡Ⅱ型细胞

C. 二者均是

D. 二者均非

46. 构成肺泡壁的是(　　)

47. 分泌肺泡表面活性物质的是(　　)

   A. 肺泡与血液间的气体交换

   B. 肺泡与大气间的气体交换

   C. 二者均是

   D. 二者均非

48. 肺通气(　　)

49. 肺换气(　　)

50. 外呼吸(　　)

51. 内呼吸(　　)

   A. 肺组织的弹性回缩力

   B. 肺泡表面张力

   C. 二者均是

   D. 二者均非

52. 肺的弹性阻力来自(　　)

53. 肺的非弹性阻力来自(　　)

54. 胸廓的弹性阻力来自(　　)

   A. 非弹性阻力

   B. 弹性阻力

   C. 二者均是

   D. 二者均非

55. 肺泡表面张力属于(　　)

56. 气道阻力属于(　　)

   A. 通气/血流比值增大

   B. 通气/血流比值减少

   C. 二者均是

   D. 二者均非

57. 肺泡无效腔增大(　　)

58. 功能性动静脉短路(　　)

   A. 血氧容量降低

   B. 血氧含量降低

   C. 二者均是

   D. 二者均非

59. CO 中毒时出现(　　)

60. 无效腔增大时出现(　　)

61. 氧解离曲线右移时(　　)

   A. 与血红蛋白结合

   B. 生成碳酸氢盐

   C. 两者均是

   D. 两者均非

62. 氧在血液中运输的形式是(　　)

63. 二氧化碳在血液中运输的形式是(　　)

   A. 外周化学感受器

   B. 中枢化学感受器

   C. 两者均是

   D. 两者均非

64. 低氧引起呼吸兴奋,主要是通过直接刺激(　　)

65. 二氧化碳过多引起呼吸兴奋,主要是通过刺激(　　)

(四) X 型题

66. 用力吸气时参与收缩的肌肉有(　　)

   A. 膈肌

   B. 肋间内肌

   C. 肋间外肌

   D. 腹肌

   E. 背肌

67. 胸膜腔内压的生理作用有(　　)

   A. 有利于静脉血和淋巴液回流

   B. 降低气道阻力

   C. 使肺叶保持扩张状态

   D. 防止肺塌陷

   E. 减少呼吸时胸膜腔容积的变化

68. 吸气时(　　)

   A. 胸膜腔负压增大

   B. 肺内压增大

   C. 肺回缩力减小

   D. 静脉回流量减少

   E. 肺泡单位面积上的表面活性物质含量下降

69. 能引起支气管平滑肌强烈收缩的物质有(　　)

   A. 组织胺

   B. 5 - 羟色胺

C. 缓激肽

D. 异丙肾上腺素

E. 慢反应物质

70. 下列指标中含有残气量的是(　　)

A. 补吸气量

B. 补呼气量

C. 肺活量

D. 肺总容量

E. 功能残气量

71. 肺泡表面活性物质的作用有(　　)

A. 能降低肺泡表面张力

B. 使肺顺应性增大

C. 使肺顺应性减小

D. 减小吸气阻力

E. 减少肺通气量

72. 膈肌收缩时可出现(　　)

A. 肺内压升高

B. 胸廓隆起

C. 腹部下凹

D. 胸腔容积增大

E. 产生吸气动作

73. 下列因素中，能减慢气体扩散速率的有(　　)

A. 通气/血流比值减少

B. 肺水肿

C. 体温升高

D. 气体分压差增加

E. 肺不张

74. 肺通气的弹性阻力来自(　　)

A. 胸廓的弹性阻力

B. 肺泡表面张力

C. 肺弹性纤维的回缩力

D. 惯性阻力

E. 气道阻力

75. 潮气量从 500ml 减少到 250 ml，呼吸频率从 13 次/分增加到 26 次/分，则(　　)

A. 肺泡通气量不变

B. 每分通气量不变

C. 肺泡通气量减少

D. 每分通气量减少

E. 无效腔气量减少

76. 下列关于肺顺应性的描述，正确的是(　　)

A. 随呼吸变化而变化

B. 肺气肿时减小

C. 肺水肿时增大

D. 肺纤维化时减小

E. 与肺弹性阻力呈正变

77. 影响肺活量的因素有(　　)

A. 性别

B. 年龄

C. 体位

D. 身材

E. 呼吸肌的力量

78. 呼吸道的作用有(　　)

A. 调节非弹性阻力

B. 与血液进行气体交换

C. 加温加湿吸入气

D. 清洁吸入气

E. 通气

79. 有助于组织获得更多氧气的是(　　)

A. 组织 pH 降低

B. 组织 P_{CO_2} 降低

C. 组织 P_{O_2} 降低

D. 组织温度降低

E. 红细胞 2,3 – DPG 含量降低

80. 可导致氧解离曲线左移的是(　　)

A. 组织 pH 降低

B. 组织 P_{CO_2} 降低

C. CO 中毒

D. 组织温度降低

E. 红细胞 2,3 – DPG 含量降低

81. 吸入纯氧可导致(　　)

A. 血氧容量增大

B. 血氧含量升高

C. 氧解离曲线左移

D. 动脉血 P_{O_2} 升高

E. 呼吸运动轻度抑制

82. 呼吸肌本体感受性反射的生理意义是( )

A. 参与维持一定的呼吸深度

B. 参与正常呼吸节律的维持

C. 调节呼吸的强度，克服呼吸阻力

D. 兴奋吸气切断机制

E. 兴奋呼吸调整中枢

83. 肺扩张反射的生理作用有( )

A. 限制吸气

B. 减慢心率

C. 增快呼吸频率

D. 防止肺不张

E. 促进呼气

84. 血中 CO_2 对呼吸的调节是通过( )

A. 直接刺激呼吸中枢

B. 刺激颈动脉体和主动脉体化学感受器

C. 刺激颈动脉窦和主动脉弓压力感受器

D. 加强肺牵张反射

E. 刺激延髓化学敏感区

85. 低氧对呼吸的影响是( )

A. 主要通过外周化学感受器使呼吸加强

B. 主要通过中枢化学感受器使呼吸加强

C. 对呼吸中枢的直接作用是抑制作用

D. 对生活在海平面的正常人的呼吸调节不起重要作用

E. 当动脉血 P_{CO_2} 降低到 80mmHg 以下时，才使呼吸加强

二、判断说明题

86. 以膈肌舒缩为主的呼吸运动为胸式呼吸。

87. 动脉氧分压下降时，能反射性地使呼吸加强，完全是依靠外周化学感受器产生的作用。

88. 血中二氧化碳分压升高，主要是通过外周化学感受器反射性使呼吸加深加快。

89. 交感神经兴奋使支气管平滑肌收缩，副交感神经兴奋使支气管平滑肌舒张。

90. 肺泡表面活性物质的生理作用是降低肺泡表面张力。

91. 血液中二氧化碳与 H^+ 增加都能使氧解离曲线左移。

92. 气体扩散的动力是气体的分压差。

93. 肺泡表面活性物质的减少，将使肺泡表面张力也随之降低。

94. 脑桥呼吸调整中枢的作用可防止吸气过长过深。

95. 二氧化碳的运输主要是与血红蛋白结合。

96. 肺的弹性阻力主要来源于肺的胶原纤维和弹力纤维。

97. 平静呼吸时的呼气动作，是由于肋间内肌收缩，使肋骨下降、胸廓容积减小而完成的。

98. 肺的顺应性越大，其弹性阻力也越大，故顺应性可作为弹性阻力的指标。

99. CO 和血红蛋白的结合力大于 O_2 和血红蛋白的结合力。

100. O_2 和 CO_2 在血液中运输时，因都与血红蛋白结合，故存在竞争性抑制。

101. 温度升高促进 O_2 的溶解，因而使氧离曲线左移。

102. 呼吸中枢的神经元在缺氧时兴奋性升高，因而使呼吸增强。

103. Hb 的变构效应既有利于 O_2 的结

合，又有利于 O_2 的释放。

104. 肺活量和功能残气量之和等于肺总容量。

105. 中枢化学感受器不感受缺氧刺激，但它对 CO_2 的敏感性比外周化学感受器高。

三、填空题

106. 呼吸的三个环节是 _____、_____、_____。

107. 迷走神经节后纤维末梢释放 _____，与气管平滑肌上的 _____ 型胆碱能受体结合，使其 _____；交感神经节后纤维末梢释放 _____，与气管平滑肌上的 _____ 型肾上腺素能受体结合，使其 _____。

108. 肺泡上皮细胞分为 _____ 和 _____。

109. 肺泡表面活性物质是由 _____ 分泌的，作用是 _____。

110. 膈肌和肋间外肌是 _____ 肌。

111. 胸膜腔内压 = 肺内压（大气压）－ _____。

112. 当胸膜腔的密闭性遭到破坏时，空气立即进入胸膜腔，造成 _____。

113. 顺应性与弹性阻力成 _____ 关系。

114. 功能残气量 = _____ ＋残气量。

115. 每分通气量 = _____ × _____。

116. 肺泡通气量 = _____ × _____。

117. 真正有效的通气量是 _____。

118. 生理无效腔增大是由于通气/血流比值 _____。

119. O_2 在血液中的运输形式是与 _____ 结合形成 _____。

120. 温度升高时，氧解离曲线将发生 _____，pH 降低时，氧解离曲线将发生 _____。

121. CO_2 在血液中的运输形式是 _____

和 _____。

122. 呼吸基本中枢位于 _____。

123. 肺牵张反射的传入神经走行在 _____ 中。

124. 外周化学感受器的适宜刺激是 _____。

125. 维持呼吸的生理性刺激因素是 _____。

四、名词解释

126. 肺通气

127. 肺换气

128. 呼吸膜

129. 肺泡表面活性物质

130. 呼吸运动

131. 平静呼吸

132. 潮气量

133. 功能残气量

134. 肺活量

135. 时间肺活量

136. 每分通气量

137. 肺泡通气量

138. 无效腔

139. 通气/血流比值

140. 血氧容量

141. 血氧含量

142. 肺扩张反射

143. 陈－施呼吸（潮式呼吸）

144. 比奥呼吸

145. 血氧饱和度

五、简答题

146. 简述呼吸的过程。

147. 简述神经对呼吸道口径的调节。

148. 简述肺泡表面活性物质降低肺泡表面张力的生理意义。

149. 简述胸膜腔内压及其生理意义。

150. 简述二氧化碳的运输形式。

六、论述题

151. 试述影响肺泡气体交换的因素。

152. 试述氧解离曲线的特点、意义。

153. 试述影响氧解离曲线的因素。

七、综合思考题

154. 胸膜腔内压可以是正压吗?

155. 临床上肺的顺应性增大或者变小常见于哪些情况?

156. 为什么在一定范围内深而慢的呼吸比浅而快的呼吸更有效?

157. CO_2 解离曲线与 O_2 解离曲线有何区别?

158. 试比较 $P_{CO_2}\uparrow$、$P_{O_2}\downarrow$、$[H^+]\uparrow$ 对呼吸影响的异同点。

159. 电刺激迷走神经向中枢端,呼吸运动会发生什么变化?

参考答案

一、选择题

(一) A 型题

1. E 实现肺通气的结构主要是胸廓、呼吸道和肺泡。

2. D β_2 受体激动剂异丙肾上腺素使气管平滑肌舒张,管径增大。

3. C 吸气初,由于肺随着胸廓扩大而增大了容积,肺泡内原有气量未变,致使肺内压力下降而低于大气压。

4. E 呼气末或吸气末,肺与外界的压力差消失,肺内压等于大气压。

5. B 正常胸膜腔是一密闭的潜在腔隙,两层胸膜互相紧贴,由肺的弹性回缩力而形成胸膜腔内的负压,一旦胸膜腔的密闭性遭到破坏,与外界相通时,空气立即进入胸膜腔形成气胸,此时胸膜腔内负压消失。

6. B 肺泡表面活性物质能降低肺泡表面张力,使肺顺应性增大。

7. E 功能残气量有稀释吸入气的作用,使吸气时肺泡内 P_{O_2} 不致升得太高,P_{CO_2} 不致降得太低。

8. E 是肺扩散容量的概念。

9. E 因肺泡通气量与无效腔气量有关,故呼吸频率增加而同时潮气量减少时,肺泡通气量将减少。

10. B 肺泡通气量 = (500 - 150) × 12 = 4200ml。

11. E 气体的分压差决定肺泡气体交换的方向。

12. E 细胞内代谢产生 CO_2,故 CO_2 分压最高。

13. E 通气/血流比值安静时正常值为 (500 - 150) × 12/5000 = 0.84。

14. B 因呼出气中混有无效腔中的 CO_2 含量低的新鲜空气,故呼出气中 CO_2 含量低于肺泡气。

15. C CO_2 溶解度是 O_2 的 24 倍,CO_2 的扩散系数约为 O_2 的 21 倍,但在肺泡 CO_2 的分压差只是 O_2 的 1/10,折算后实际 O_2 的扩散速度仍小于 CO_2 约 1 倍。

16. A CO_2 溶解度是 O_2 的 24 倍。

17. C 吸入气中 N_2 的容积百分比是 79%。

18. A CO_2 张力即 CO_2 分压,升高时,使 Hb 对 O_2 的亲和力下降,氧解离曲线右移。

19. B 呼吸基本节律产生于延髓呼吸中枢。

20. E 肺扩张反射的感受器位于细支气管,传入神经为迷走神经,反射中枢在低位脑干,其作用是促使吸气及时转为呼气。

(二) B 型题

21. E 内呼吸是指细胞与细胞外液之间的气体交换。

22. B 肺泡气与大气之间的气体交换是通过呼吸道完成的通气过程。

23. C 肺泡气与血液之间的气体交换是肺换气。

24. C 肋间外肌和膈肌是吸气肌，平静吸气时两者收缩产生吸气。

25. E 平静呼气时无呼吸肌收缩，靠肋间外肌舒张和膈肌舒张，胸廓弹性回位产生呼气。

26. C 肋间外肌和膈肌是吸气肌，用力吸气时两者收缩幅度比平静吸气时增大。

27. B 肋间内肌是呼气肌，用力呼气是主动过程，肋间内肌收缩的同时膈肌舒张。

28. D 肺换气效率与心肺功能匹配有关。

29. C 时间肺活量限制呼气的时间，故是测定肺通气功能的较好指标。

30. A 功能残气量稀释吸入气，对肺泡气 P_{CO_2} 和 P_{O_2} 有缓冲作用，使吸气时肺泡内 P_{O_2} 不致升得太高，P_{CO_2} 不致降得太低。

31. E 功能残气量 = 补呼气量 + 残气量。

32. B 残气量 = 肺总容量 - 肺活量。

33. A 深吸气量 = 补吸气量 + 潮气量。

34. C 补吸气量是平静吸气末再尽力吸入的气量，等于深吸气量 - 潮气量。

35. A 每次呼吸时都有外界空气进入肺泡，故肺泡气 P_{O_2} 最高。

36. E 细胞内代谢产生 CO_2，故 CO_2 分压最高。

37. E 细胞内代谢消耗 O_2，故 O_2 分压最低。

38. A 每次呼吸时都将肺泡气中的一定量的 CO_2 呼出体外，故 P_{CO_2} 最低。

39. B 呼吸基本节律起源于延髓呼吸中枢。

40. D 呼吸调整中枢位于脑桥上部。

41. B 呼吸基本中枢位于延髓。

（三）C 型题

42. C 呼气末胸内压绝对值减小，吸气末胸内压绝对值增大。

43. D 呼气初肺内压高于大气压，胸内压绝对值减小，A 、B 皆不是，故选 D。

44. C 肺气肿患者呼气功能下降，故功能残气量增大，时间肺活量减少。

45. C 呼吸道狭窄患者的呼吸道阻力增大，导致呼气功能下降，也出现功能残气量增大，时间肺活量减少。

46. C 构成肺泡壁的主要是肺泡 I 型细胞，但也有肺泡 II 型细胞。

47. B 肺泡 II 型细胞分泌肺泡表面活性物质。

48. B 肺通气是肺泡与大气间的气体交换。

49. A 肺换气是肺泡气通过呼吸膜与血液间的气体交换过程。

50. C 外呼吸是血液与大气间的气体交换，包括肺泡与大气间的气体交换和肺泡与血液间的气体交换。

51. D 内呼吸是指血液与组织液之间的气体交换，与肺部气体交换无关。

52. C 肺的弹性阻力来自肺组织的弹性回缩力和肺泡表面张力。

53. D 肺的非弹性阻力包括惯性阻力、气道阻力等。

54. D 胸廓的弹性阻力来自于胸廓的弹性成分，与肺无关。

55. B 肺组织的弹性回缩力和肺泡表面张力共同构成肺的弹性阻力。

56. A 气道阻力是肺的非弹性阻力的主要成分。

57. A 肺泡无效腔增大时，说明进入肺泡的部分气体不能进行气体交换，故通气/血流比值增大。

58. B 功能性动静脉短路时说明进入

肺泡的部分血液不能进行气体交换,故通气/血流比值减小。

59. C　CO 中毒时,血红蛋白结合氧的能力下降,导致血氧容量和血氧含量均降低。

60. B　无效腔增大时,肺泡内 P_{O_2} 下降,故血氧含量降低。

61. B　氧解离曲线右移时,相同的 P_{O_2} 下,血红蛋白结合 O_2 的能力下降,故血氧含量降低。

62. A　氧在血液中运输的方式是与血红蛋白结合,以氧合血红蛋白的形式运输。

63. C　二氧化碳在血液中运输的形式是生成碳酸氢盐和氨基甲酸血红蛋白,但主要的形式是生成碳酸氢盐。

64. A　低氧只通过直接刺激外周化学感受器引起呼吸兴奋。

65. B　二氧化碳过多引起呼吸兴奋,主要是通过刺激中枢化学感受器。

(四) X 型题

66. A、C、D、E　肋间内肌是呼气肌,故不选 B。

67. A、B、C、D　胸膜腔内压的生理作用与呼吸时胸膜腔容积的变化无关,故不选 E。

68. A、E　吸气时肺内压是下降的;肺的回缩力随之增大,静脉回流量也增加,故不选 B、C、D。

69. A、B、C、E　只有异丙肾上腺素能引起支气管平滑肌舒张,故不选 D。

70. D、E　残气量是指最大呼气末留在肺内的气体量,肺总容量和功能残气量中都包含有残气量。

71. A、B、D　肺泡表面活性物质可降低肺泡表面张力,增大肺的顺应性,减小吸气阻力,故选 A、B、D,同时使肺通气量增加,故不选 E。

72. D、E　膈肌是吸气肌,收缩时使胸腔上下径增大,胸腔容积增大,产生吸气,故只能选 D、E。

73. A、B、E　通气/血流比值减少时,肺泡的氧分压下降,肺水肿使呼吸膜增厚,肺不张减少了呼吸膜的面积,故减慢气体扩散速率。

74. A、B、C　惯性阻力、气道阻力是非弹性阻力,故不选 D、E。

75. B、C　当潮气量减半,呼吸频率增加 1 倍时,两者乘积不变,故每分通气量不变,但肺泡通气量因每次呼吸都要减去无效腔气量的原因而明显减少,故选 B、C。

76. A、D　肺顺应性与肺弹性阻力呈反变关系,肺水肿、肺纤维化时肺弹性阻力增大,顺应性减小,故选 A、D。

77. A、B、C、D、E　影响肺活量的因素有年龄、性别、体位、身材及呼吸肌的力量。

78. A、C、D、E　能与血液进行气体交换的是肺泡,呼吸道没有气体交换功能,故不选 B。

79. A、C　组织 pH 降低和组织 P_{O_2} 降低有利于氧解离曲线右移,促进 Hb 释放更多的氧。

80. B、C、D、E　组织 pH 降低可导致氧解离曲线右移,故不选 A。组织 P_{CO_2} 降低、CO 中毒、组织温度降低、红细胞 2,3 - DPG 含量降低均可使氧解离曲线左移,Hb 释放氧的量减少。

81. B、C、D、E　血氧容量和氧分压无关,故不选 A。

82. A、C　呼吸肌本体感受性反射不参与正常呼吸节律的维持,主要调节呼吸的深度和呼吸肌的张力以克服呼吸阻力。

83. A、C、E　防止肺不张是肺萎缩反射的作用,故不选 D。

84. B、E　血液中 CO_2 对呼吸的调节作用,是通过刺激中枢化学感受器和刺激外周化学感受器实现的。

85. A、C、D、E　低氧只通过直接刺激外周化学感受器引起呼吸兴奋，中枢化学感受器不感受缺氧刺激，故不选 B。

二、判断说明题

86. 错误。在呼吸运动中，以膈肌运动为主的呼吸运动称为腹式呼吸，以肋骨和胸骨运动为主的呼吸运动称为胸式呼吸。

87. 正确。动脉氧分压下降即缺氧时，对中枢的直接作用是抑制，引起呼吸加强主要是通过作用于外周化学感受器，特别是颈动脉体化学感受器在反射中起重要作用。

88. 错误。血中二氧化碳分压升高引起呼吸加强是通过两条途径，一是作用于外周化学感受器，二是作用于中枢化学感受器，而且刺激中枢化学感受器使呼吸加强是主要途径。

89. 错误。正好相反，交感神经兴奋时其末梢释放的去甲肾上腺素作用于 β_2 受体使气管平滑肌舒张。副交感神经即支配气管的迷走神经末梢释放的乙酰胆碱作用于 M 受体使气管平滑肌收缩。

90. 正确。肺泡表面活性物质的生理作用是降低肺泡表面张力。

91. 错误。血中二氧化碳与 H^+ 增加都能使氧解离曲线右移而有利于 O_2 的释放。

92. 正确。气体扩散的动力是气体的分压差。

93. 错误。肺泡表面活性物质的作用是降低肺泡表面张力，当肺泡表面活性物质减少时，其作用减弱，将使肺泡表面张力增大。

94. 正确。脑桥呼吸调整中枢的作用为限制吸气，促使吸气向呼气转换，防止吸气过长过深。

95. 错误。二氧化碳与血红蛋白的氨基结合，以氨基甲酸血红蛋白的形式在血液中运输，只占总运输量的 7%。二氧化碳主要以碳酸氢盐的形式在血液中运输。

96. 错误。肺的弹性阻力主要来自肺泡表面液体层的表面张力，约占 2/3；其次来自肺内弹力纤维，约占 1/3。

97. 错误。平静呼吸时的呼气动作是膈肌与肋间外肌舒张，肋骨和胸骨借重力作用而恢复原位，膈肌也被腹腔脏器的推挤和胸膜腔负压吸引而恢复原位，胸腔随之缩小，产生呼气。

98. 错误。在静态情况下，外来压力克服弹性阻力所引起的肺容积变化称为顺应性。在同样压力作用下，弹性阻力小，肺容易扩张，表示顺应性大；弹性阻力大，肺不容易扩张，则表示顺应性小。顺应性是弹性阻力的倒数。

99. 正确。CO 和血红蛋白的结合力比 O_2 和血红蛋白的结合力要大得多，大约是 210 倍。

100. 错误。O_2 和 CO_2 在血液中运输时，虽都与血红蛋白结合，但结合的位点不同。O_2 的结合位点是血红蛋白分子中的亚铁血红素中的 Fe^{2+}，而 CO_2 的结合位点是血红蛋白分子中多肽链上的游离氨基，只有结合位点相同时才能发生竞争性抑制。

101. 错误。温度升高，H^+ 活度增加，降低了 Hb 和 O_2 的亲和力，氧离曲线右移，有利于 O_2 的释放。

102. 错误。缺氧对呼吸中枢神经元的直接作用是抑制，使呼吸减弱甚至使呼吸停止。

103. 正确。一个血红蛋白分子可结合 4 个 O_2，由于 Hb 的变构效应，在 4 个 Fe^{2+} 相继与 O_2 结合的过程中，Hb 对 O_2 的亲和力会逐步增加，即当 3 个 Fe^{2+} 与 O_2 结合后会大大加大第 4 个 Fe^{2+} 与 O_2 的亲和力；同样，由于变构效应，当 3 个 Fe^{2+} 释放出 O_2

就会促进第 4 个 Fe^{2+} 释放 O_2。可见这种相互作用，对结合或释放 O_2 都是有意义的。

104. 错误。肺所能容纳的最大气量，即为肺总容量，它等于肺活量与残气量之和。残气量是指最大呼气末存留于肺内的气量。

105. 正确。中枢化学感受器能感受脑脊液中 H^+ 的变化，不感受缺氧的刺激。血液中 CO_2 能迅速透过血 - 脑脊液屏障，与脑脊液中的 H_2O 结合成 H_2CO_3，解离出的 H^+ 对中枢化学感受器起刺激作用，而且中枢化学感受器对 CO_2 的敏感性比外周化学感受器高。

三、填空题

106. 外呼吸　气体在血液中的运输　内呼吸

107. 乙酰胆碱　M　收缩　去甲肾上腺素　β_2　舒张

108. Ⅰ型上皮细胞　Ⅱ型上皮细胞

109. Ⅱ型上皮细胞　降低肺泡表面张力

110. 吸气肌

111. 肺回缩力

112. 气胸

113. 反变

114. 补呼气量

115. 潮气量　呼吸频率

116. （潮气量 - 无效腔气量）　呼吸频率

117. 肺泡通气量

118. 增大

119. 血红蛋白　氧合血红蛋白

120. 右移　右移

121. 碳酸氢盐形式　氨基甲酸血红蛋白形式

122. 延髓

123. 迷走神经

124. 血液中的 P_{O_2}、P_{CO_2} 和 $[H^+]$

125. P_{CO_2}

四、名词解释

126. 外界空气与肺泡之间的气体交换称肺通气。

127. 肺泡与毛细血管血液之间的气体交换称肺换气。

128. 肺泡气体与肺毛细血管血液之间进行气体交换所通过的组织结构称呼吸膜。

129. 肺泡表面活性物质是由肺泡Ⅱ型细胞分泌的，其主要成分是二棕榈酰卵磷脂（DPPC），以单分子层分布在肺泡液 - 气界面上，主要作用是降低肺泡表面张力。

130. 呼吸运动是呼吸肌收缩和舒张引起的胸廓扩大和缩小过程。

131. 平静呼吸是指安静状态下的呼吸运动，频率在 12 ~ 18 次/分。吸气为主动过程，由膈肌和肋间外肌收缩引起；呼气为被动过程，是膈肌和肋间外肌的舒张。

132. 潮气量指平静呼吸时每次吸入或呼出的气量。

133. 功能残气量指平静呼气末肺内存留的气量，为补呼气量和残气量之和。

134. 肺活量是指最大吸气后，用力呼气所能呼出的气量。为补呼气量、潮气量和补呼气量之和。

135. 时间肺活量指最大吸气后，以最快速度尽力呼气所呼出的最大气量。计算方法是分别计算第 1s、2s、3s 末所呼出的气体量，以及所占肺活量的百分数。正常值为 83%、96%、99%。

136. 是指每分钟呼出或吸入的气体量。每分通气量 = 潮气量×呼吸频率（次/分）。

137. 是指每分钟进入肺泡或由肺泡呼出的气体量。肺泡通气量 = （潮气量 - 无效腔气量）×呼吸频率

138. 无效腔有解剖无效腔和肺泡无效腔的区分。前者指上呼吸道至呼吸性细支气

管之前的呼吸道的容积，该部分气体不参与气体交换过程。后者指进入肺泡内，因血流在肺内分布不均而未能与血液进行交换的气体量。

139. 通气/血流比值指每分钟肺泡通气量（VA）与每分肺血流量（Q）的比值。正常值为 0.84。

140. 100ml 血液中，血红蛋白结合 O_2 的最大量称血氧容量。

141. 100ml 血液中，血红蛋白实际结合 O_2 的量称血氧含量。

142. 肺扩张反射是肺充气或扩张时抑制吸气的反射。其感受器位于气管及细支气管的平滑肌中，当吸气达到一定程度时，引起肺扩张反射，促使吸气向呼气转化。

143. 呼吸逐渐增快增强，再逐渐减弱减慢，与呼吸暂停交替出现的周期性呼吸称陈－施呼吸（潮式呼吸），每个周期约 45 秒至 3 分钟。

144. 几次强呼吸后，继以长时间呼吸停止，之后再次出现数次强呼吸称比奥呼吸。每次呼吸深度基本相同，周期为 10 秒至 1 分钟。见于脑损伤、脑脊液压力升高、脑膜炎等疾病，为死亡前兆。

145. 血红蛋白氧含量占血红蛋白氧容量的百分比称为血氧饱和度。

五、简答题

146. 呼吸过程包括三个环节：

（1）外呼吸：包括肺通气和肺换气。前者是指外界空气与肺泡之间的气体交换，后者是指肺泡与毛细血管之间的气体交换。

（2）气体在血液中的运输：指氧和二氧化碳在血液中的运输过程。

（3）内呼吸：指细胞通过组织液与血液之间的气体交换。

147. 呼吸道的平滑肌受交感神经和迷走神经的双重支配。迷走神经兴奋时，节后纤维释放乙酰胆碱，与气管平滑肌上的 M 型胆碱能受体结合，使其收缩，细支气管口径缩小，气道阻力增加；交感神经的作用相反，交感神经兴奋时，节后纤维释放去甲肾上腺素，与气管平滑肌上的 β_2 肾上腺素能受体结合，使其舒张，细支气管口径扩大，气道阻力减小。

148. 肺泡表面活性物质降低肺泡表面张力的生理意义有三：①维持肺泡容积相对稳定。②防止液体在肺泡积聚。③降低吸气阻力，减少吸气作功。

149. 胸膜腔内压是指胸膜腔内的压力。胸膜腔是由脏胸膜和壁胸膜紧密相贴形成的密闭潜在腔隙，内含少量浆液。在平静呼吸时，胸膜腔内压低于大气压，称为负压。胸膜腔内压为负压的生理意义为：①使肺和小气道维持在扩张状态；②有助于静脉血和淋巴的回流。

150. 二氧化碳的运输形式包括物理溶解（5%）和化学结合两种（95%）。化学结合又分为碳酸氢盐和氨基甲酸血红蛋白两种形式。

六、论述题

151. 影响肺泡气体交换的因素有三点：一是呼吸膜的面积；二是呼吸膜的厚度；三是通气/血流比值。

（1）呼吸膜的面积：单位时间内气体扩散量与扩散面积成正比，扩散面积大则单位时间内扩散的气体量多。在肺部，扩散面积是指与毛细血管血液进行气体交换的呼吸膜面积。正常成人两肺约有 3 亿多个肺泡，总面积约 $60 \sim 100 m^2$。扩散面积可因肺的病变而减少，也可因肺毛细血管关闭或阻塞而减少。

（2）呼吸膜的厚度：呼吸膜的厚度即是气体的扩散距离，气体扩散速率与扩散距离即呼吸膜的厚度成反比，呼吸膜越厚，扩散速率就越慢，单位时间内的扩散气体量就越少。

（3）通气/血流比值：通气/血流比值是指每分肺泡通气量（V_A）与每分肺血流量（Q）的比值。肺泡气体交换也受通气/血流比值的影响，正常人的通气/血流比值为0.84，这一比值下的匹配最为合适，即流经肺部的混合静脉血能充分地进行气体交换，全部变成动脉血。通气/血流比值增大或减小都会使气体交换的效率或质量下降。

152. 氧解离曲线不是一条直线，而是呈S形的曲线。

（1）曲线的上段坡度比较平坦，氧分压虽有较大变化，但血氧饱和度变化不大，有利于氧的结合，使人对空气中 O_2 含量降低或呼吸性缺氧有很大的耐受性。

（2）曲线的中段坡度较陡，随着 P_{O_2} 下降，O_2 与 Hb 解离加速，以保证组织代谢的需要。

（3）曲线的下段坡度更陡，在这一范围内只要氧分压稍有下降，血氧饱和度就会大幅度下降，释放出大量的氧供组织利用，对组织活动增强、O_2 的需要量急剧增加有利。

153. 影响氧解离曲线的因素有三点：

（1）pH 和 P_{CO_2} 的影响：血液 pH 降低和 P_{CO_2} 升高，曲线右移；反之左移。

（2）温度的影响：温度升高，曲线右移；反之左移。

（3）2，3－二磷酸甘油酸（2，3－DPG）的影响：2，3－DPG 浓度升高，曲线右移，反之左移。

七、综合思考题

154. 胸廓处于自然状态时，胸膜腔内压总是低于大气压，表现为负压。但是，当关闭声门用力呼气时，胸膜腔内压可升高到 ＋100mmHg（＋14kPa）的正值，例如用力吹号时。

155. 肺顺应性变小多见于肺泡表面活性物质分泌减少，此时肺回缩力增大。成人患肺炎、肺栓塞时肺泡表面活性物质减少，早产儿的肺泡表面活性物质较足月产新生儿少。肺顺应性变小还可见于肺充血、肺纤维化等疾病患者。肺顺应性增大可见于某些肺气肿患者。

156. 从气体交换的角度看，真正有效的通气量是肺泡通气量。由于解剖无效腔无换气功能，每次呼吸能进行气体交换的新鲜气体量等于潮气量减去解剖无效腔气量。当潮气量减半而呼吸频率加倍或呼吸频率减半而潮气量加倍时，每分通气量不变，但浅快呼吸时肺泡通气量比深慢呼吸时明显减少，故从气体交换的效果看，浅快呼吸对机体不利，适当深而慢的呼吸，可使肺泡通气量增加，有利于气体交换。

157. O_2 解离曲线是表示血液 P_{O_2} 与 Hb 氧饱和度关系的曲线，CO_2 解离曲线是表示血液中 P_{CO_2} 和 CO_2 含量关系的曲线。由于血液 CO_2 含量随 P_{CO_2} 上升而增加，所以血液 CO_2 含量和 P_{CO_2} 几乎呈线性关系且没有饱和点。氧解离曲线则呈S形而且有饱和点，是它们的区别所在，因此 CO_2 解离曲线的纵坐标不用饱和度而用浓度来表示。

158. P_{CO_2}↑、P_{O_2}↓、[H^+]↑对呼吸的影响表现在：①三者变化对呼吸的影响效应是一致的。在一定范围内，P_{CO_2}↑，P_{O_2}↓，[H^+]↑都使呼吸加深、加快、肺通气量增加。②三者引起呼吸加强的途径都是通过外周化学感受器和/或中枢化学感受器而兴奋呼吸中枢，促使呼吸加强的。③三者作用途径的主次不同：低 O_2 主要通过外周化学感受器起作用，P_{CO_2} 升高主要通过中枢化学感受器起作用，[H^+]增加对外周化学感受器和中枢化学感受器都有刺激作用。④低 O_2 对外周化学感受器作用是引起呼吸中枢兴奋，而它对呼吸中枢的直接作用是抑制。⑤动脉血 P_{O_2} 对正常呼吸调节作用不大，仅在特殊情况下，才发挥其兴奋呼吸的作用。一定水平的 P_{CO_2} 对维持呼吸和呼吸中枢的兴奋性是必要的，但超过一定程度（超过7%以上）则有抑制呼吸和麻醉的作用。⑥CO_2 对中枢化学感受器的作用，实质上是 CO_2 透过血－脑屏障后通过水合作用产生 H^+ 实现的，故脑脊液和局部细胞外液 H^+ 才是真正刺激呼吸中枢的因素。

159. 电刺激迷走神经向中枢端，可见到呼吸运动暂停的现象。肺牵张反射包括肺扩张反射和肺缩小反射，前者是肺扩张后反射性地抑制吸气动作，后者是肺缩小后反射性地抑制呼气动作，两种反射的传入纤维都混在迷走神经中上行。当刺激迷走神经向中枢端时，冲动经传入纤维进入呼吸中枢，抑制呼吸运动，出现呼吸暂停。至于呼吸暂停在吸气相还是呼气相，则取决于刺激的强度和持续时间，以及刺激时呼吸运动的时相如何而定。

第六章 消化和吸收

一、选择题

(一) A 型题

1. 分泌盐酸的是( )
   A. 主细胞
   B. 壁细胞
   C. 黏液细胞
   D. 幽门部 G 细胞
   E. 小肠 S 细胞

2. 分泌促胃液素的是( )
   A. 主细胞
   B. 壁细胞
   C. 黏液细胞
   D. 幽门部 G 细胞
   E. 小肠 S 细胞

3. 胃蛋白酶原转变为胃蛋白酶的激活物是( )
   A. Cl^-
   B. Na^+
   C. K^+
   D. HCl
   E. 内因子

4. 与胃肠平滑肌静息电位形成有关的主要离子是( )
   A. K^+
   B. Na^+
   C. Cl^-
   D. Ca^{2+}
   E. Mg^{2+}

5. 与胃肠平滑肌动作电位形成有关的主要离子是( )
   A. K^+
   B. Na^+
   C. Cl^-
   D. Ca^{2+}
   E. Mg^{2+}

6. 消化道平滑肌动作电位去极相的形成主要是与哪种离子有关( )
   A. K^+
   B. Na^+
   C. Cl^-
   D. Ca^{2+}
   E. Mg^{2+}

7. 下列哪种 pH 值对唾液淀粉酶的消化活动最适宜( )
   A. 1.0
   B. 3.0
   C. 5.0
   D. 7.0
   E. 8.0

8. 使胰蛋白酶原活化最重要的物质是( )
   A. HCl
   B. 肠致活酶
   C. Na^+
   D. 胰蛋白酶
   E. 组织液

9. 胆汁中与消化有关的成分主要是( )
   A. 胆盐
   B. 胆固醇
   C. 胆色素
   D. 脂肪酸
   E. HCO_3^-

10. 引起胆囊收缩的重要体液因素是( )

A. 促胃液素

B. 缩胆囊素

C. 促胰液素

D. 胆盐

E. 盐酸

11. 胆汁的主要作用是（　　）

　　A. 促进脂肪的消化和吸收

　　B. 激活胃蛋白酶

　　C. 激活胰蛋白酶原

　　D. 分解蛋白质

　　E. 保护肠黏膜

12. 不含消化酶的消化液是（　　）

　　A. 唾液

　　B. 胃液

　　C. 胰液

　　D. 胆汁

　　E. 小肠液

13. 对脂肪和蛋白质的消化作用最强的消化液是（　　）

　　A. 唾液

　　B. 胃液

　　C. 胆汁

　　D. 胰液

　　E. 小肠液

14. 主动吸收胆盐和维生素 B_{12} 的部位是（　　）

　　A. 十二指肠

　　B. 空肠

　　C. 回肠

　　D. 结肠

　　E. 直肠

15. 内因子的生理作用是（　　）

　　A. 激活胃蛋白酶原

　　B. 促进蛋白质分解

　　C. 中和胃酸

　　D. 杀菌

　　E. 促进维生素 B_{12} 吸收

16. 引起促胰液素释放的因素由强至弱的顺序是（　　）

　　A. 蛋白质分解产物、脂肪酸、盐酸

　　B. 脂肪酸、蛋白质分解产物、盐酸

　　C. 盐酸、蛋白质分解产物、脂肪酸

　　D. 盐酸、脂肪酸、蛋白质分解产物

　　E. 蛋白质分解产物、盐酸、脂肪酸

17. 引起缩胆囊素释放的因素由强至弱的顺序是（　　）

　　A. 蛋白质分解产物、脂肪酸、盐酸

　　B. 脂肪酸、蛋白质分解产物、盐酸

　　C. 盐酸、蛋白质分解产物、脂肪酸

　　D. 盐酸、脂肪酸、蛋白质分解产物

　　E. 蛋白质分解产物、盐酸、脂肪酸

18. 迷走神经兴奋引起的胰液分泌的特点是（　　）

　　A. 水分和碳酸氢盐的含量少，酶的含量丰富

　　B. 水分少，碳酸氢盐和酶的含量丰富

　　C. 水分多，碳酸氢盐和酶的含量也丰富

　　D. 水分少，碳酸氢盐和酶的含量也少

　　E. 水分和碳酸氢盐的含量多，酶的含量少

19. 促胰液素引起的胰液分泌的特点是（　　）

　　A. 水分和碳酸氢盐的含量少，酶的含量丰富

　　B. 水分少，碳酸氢盐和酶的含量

丰富

    C. 水分多，碳酸氢盐和酶的含量
也丰富

    D. 水分少，碳酸氢盐和酶的含量
也少

    E. 水分和碳酸氢盐的含量多，酶
的含量少

20. 缩胆囊素引起的胰液分泌的特点是
( )

    A. 水分和碳酸氢盐的含量少，酶
的含量丰富

    B. 水分少，碳酸氢盐和酶的含量
丰富

    C. 水分多，碳酸氢盐和酶的含量
也丰富

    D. 水分少，碳酸氢盐和酶的含量
也少

    E. 水分和碳酸氢盐的含量多，酶
的含量少

（二）B 型题

    A. 唾液腺

    B. 胃腺

    C. 胰腺

    D. 肝脏

    E. 小肠腺

21. 最重要的消化腺是( )

22. 分泌酸性消化液的是( )

23. 分泌胆汁的是( )

24. 切断外来神经支配不影响其分泌的
是 ( )

    A. 主细胞

    B. 壁细胞

    C. 黏液细胞

    D. 胃幽门部 G 细胞

    E. 胃黏膜表面上皮细胞

25. 分泌胃蛋白酶原的是( )

26. 分泌盐酸的是( )

27. 分泌促胃液素的是( )

28. 分泌内因子的是( )

    A. 促胃液素

    B. 促胰液素

    C. 缩胆囊素

    D. 依赖性胰岛素释放肽

    E. 胰岛素

29. 促进胃液分泌的是( )

30. 主要由 HCl 促进分泌的是( )

31. 促进胰液中胰酶分泌的是( )

32. HCl 抑制其分泌的是( )

    A. 口腔

    B. 胃

    C. 十二指肠

    D. 空肠

    E. 回肠

33. 胰液和胆汁排入消化道的部位是
( )

34. 胆盐吸收的主要部位是( )

35. 维生素 B_{12} 吸收的主要部位是
( )

    A. 渗透和滤过

    B. 原发性主动转运

    C. 继发性主动转运

    D. 单纯扩散

    E. 易化扩散

36. 氨基酸在小肠的吸收机制是( )

37. 葡萄糖在小肠的吸收机制是( )

38. 水溶性维生素的吸收机制是( )

39. 酒精在小肠的吸收机制是( )

（三）C 型题

    A. 神经调节

    B. 体液调节

    C. 两者均是

    D. 两者均非

40. 进食引起的唾液分泌主要是( )

41. 头期胃液分泌的调节方式是( )

42. 进食时胰液分泌的调节是( )

43. 胆汁分泌的调节是( )

A. 蛋白质分解产物

B. 盐酸

C. 两者均是

D. 两者均非

44. 引起促胃液素分泌的是（　　）

45. 引起促胰液素分泌最主要的是（　　）

46. 抑制胃液分泌的是（　　）

A. 副交感神经

B. 交感神经

C. 两者均是

D. 两者均非

47. 支配胰腺的传出神经是（　　）

48. 假饲引起胃液分泌增多是通过（　　）

49. 进食引起胆汁分泌增多是通过（　　）

A. 抑制胃运动

B. 抑制胃酸分泌

C. 两者均是

D. 两者均非

50. 促胃液素（　　）

51. 促胰液素（　　）

A. 抑制

B. 兴奋

C. 两者均是

D. 两者均非

52. 迷走神经对胃运动的作用是（　　）

53. 交感神经对胃运动的作用是（　　）

A. 通过毛细血管吸收

B. 通过毛细淋巴管吸收

C. 两者均是

D. 两者均非

54. 葡萄糖的吸收途径是（　　）

55. 氨基酸的吸收途径是（　　）

56. 脂肪的吸收途径是（　　）

57. 维生素的吸收途径是（　　）

58. 无机盐的吸收途径是（　　）

（四）X 型题

59. 胃肠平滑肌的基本电节律（　　）

A. 提高动作电位产生的阈值

B. 起源于间质细胞

C. 起源于环行肌层

D. 不一定伴有肌肉收缩

E. 起源于纵行肌层

60. 正确地描述了肠神经系统（壁内神经丛）的是（　　）

A. 它由肌间神经丛组成

B. 它由黏膜下神经丛组成

C. 它与外周植物性神经支配无关

D. 它含有单胺能和肽能神经纤维

E. 它抑制肠蠕动

61. 唾液除了含有大量的水分和唾液淀粉酶以外，还含有（　　）

A. 溶菌酶

B. 黏蛋白

C. 无机盐

D. 尿素

E. 免疫球蛋白

62. 刺激胃酸分泌的因素有（　　）

A. 促胃液素

B. 组胺

C. 乙酰胆碱

D. 肾上腺素

E. 去甲肾上腺素

63. 在消化期，抑制胃液分泌的主要因素是（　　）

A. 十二指肠内的酸

B. 十二指肠内的脂肪

C. 十二指肠内的高渗状态

D. 组胺

E. 胃酸

64. 促胃液素的主要生理作用有（　　）

A. 促进胃蛋白酶原分泌

B. 促进胃酸分泌

C. 抑制胃窦收缩

D. 刺激消化道黏膜生长

E. 促进胆汁分泌

65. 胃运动的功能是( )

A. 使食团与胃液充分混合

B. 促进唾液淀粉酶对淀粉的消化

C. 加强化学消化

D. 将食团研磨成食糜

E. 将食糜排入小肠

66. 关于胃排空的描述，正确的是( )

A. 扩张胃可抑制胃排空

B. 胃内压是胃排空的动力

C. 胃排空的调节无激素参与

D. 胃排空受十二指肠内容物 pH 的控制

E. 扩张十二指肠可抑制胃排空

67. 小肠分节运动的作用在于( )

A. 使食糜与消化液充分混合，便于化学性消化

B. 使食糜与肠壁黏膜紧密接触，有利于吸收

C. 挤压肠壁，有助于血液和淋巴的回流

D. 使食糜较快地向下推进

E. 与肠鸣音亢进有关

68. 刺激小肠运动的化学物质有( )

A. 促胃液素

B. P 物质

C. 5－羟色胺

D. 胰高血糖素

E. 促胰液素

69. 与胃肠平滑肌动作电位去极化有关的离子是( )

A. K^+

B. Na^+

C. Cl^-

D. Ca^{2+}

E. Mg^{2+}

70. 与胃肠平滑肌动作电位有关的主要离子是( )

A. K^+

B. Na^+

C. Cl^-

D. Ca^{2+}

E. Mg^{2+}

二、判断说明题

71. 消化道平滑肌在每个慢波产生后都伴有一次肌肉收缩。

72. 胃酸进入小肠可抑制胰液、胆汁的分泌。

73. 消化道平滑肌对电刺激敏感性较高，而对化学性刺激敏感性较低。

74. 刺激交感神经可促进胃肠运动和消化液的分泌。

75. 高张溶液对胃液分泌有促进作用，蛋白质对胃液分泌有抑制作用。

76. 蛋白质食物具有强烈的刺激胃液分泌的作用。

77. 胃期分泌的胃液虽然酸度较低，但消化力却比头期分泌的胃液强。

78. 胃内容物排入十二指肠后，反过来会对胃运动和胃排空有抑制作用。

79. 在非消化期间，奥狄扩约肌收缩，胆囊舒张。

80. 唾液分泌的调节完全是神经反射性的。

81. 支配胃的迷走神经中既有兴奋性纤维又有抑制性纤维。

82. 胃的容受性舒张是通过迷走神经的传入和传出通路反射性地实现的。

83. 食物消化期间，在大量分泌胃酸的同时，血液和尿中会出现 pH 值升高。

84. 迷走神经兴奋引起的胰液分泌的特点是水、碳酸氢盐和酶的含量都很丰富。

85. 胃、小肠和全部结肠都受迷走神经

支配，其末梢释放的递质为乙酰胆碱。

86. 支配唾液腺的副交感神经兴奋能促进唾液分泌，支配唾液腺的交感神经兴奋则抑制唾液分泌。

87. 平滑肌的基本电节律不直接引起收缩活动，只是决定肌肉收缩频率、收缩传播速度和方向。

88. 糖类进入小肠后可以促进胆囊收缩素和促胰液素的释放。

89. 维生素 D_3 因为能促使肠黏膜细胞合成钙结合蛋白而促进 Ca^{2+} 的吸收。

三、填空题

90. 人的消化腺包括_____、_____、_____、_____、_____。

91. 消化道平滑肌一般特性有：_____、_____、_____、_____、_____。

92. 支配消化道平滑肌和消化道腺体的外来神经属于_____神经系统，包括_____和_____。

93. 一般来讲，当副交感神经兴奋时，消化道平滑肌运动_____，消化腺分泌_____。

94. 盐酸的生理作用有_____、_____、_____、_____、_____。

95. 头期胃液分泌的特点是_____、_____、_____。

96. 胃运动的形式有_____、_____、_____。

97. 最重要的消化吸收部位是_____，最重要的消化液是_____。

98. 迷走神经兴奋引起胰液分泌的特点是_____。

99. 小肠运动的形式有_____、_____、_____。

四、名词解释

100. 消化
101. 吸收
102. 机械消化
103. 化学消化
104. 内因子
105. 容受性舒张
106. 胃肠激素
107. 肠－胃反射
108. 胆盐的肠肝循环
109. 脑－肠肽

五、简答题

110. 简述小肠是主要的消化和吸收部位的理由。

111. 简述临床上用脂肪餐检查胆囊功能的原理。

112. 简述进行胃大部切除对消化的影响。

113. 简述胃肠道的神经支配及其作用。

114. 简述萎缩性胃炎常伴发巨幼红细胞性贫血的原因。

115. 简述生理情况下胃液不消化胃黏膜的原因。

116. 简述生理情况下胰液不消化胰腺本身的原因。

六、论述题

117. 试述消化道平滑肌的一般特性。
118. 试述胰液的性质、成分和作用。
119. 试述胃液的性质、成分和作用。
120. 试述消化期胃液分泌的调节。
121. 试述胃与小肠运动形式的区别。

七、综合思考题

122. 为什么说胰液是消化液中最重要的一种？

123. 胆汁中没有消化酶，它有消化食物的功能吗？

124. 为什么餐后不宜大量饮水？

125. 为什么外科医生不轻易切除小肠，尤其是十二指肠和空肠上段？

参考答案

一、选择题

（一）A 型题

1. B 壁细胞分泌盐酸。

2. D 幽门部 G 细胞分泌促胃液素。

3. D HCl 激活胃蛋白酶原转变为胃蛋白酶。

4. A 与胃肠平滑肌静息电位形成有关的主要离子是 K^+。

5. D 胃肠平滑肌细胞动作电位的去极化过程与 Ca^{2+} 内流有关。

6. D 同 5 题。

7. D 唾液淀粉酶的最适 pH 是 7.0。

8. B 肠致活酶使胰蛋白酶原活化，其活化能力大于胰蛋白酶。

9. A 胆盐能够促进脂肪的消化和吸收。

10. B 缩胆囊素有强烈的缩胆囊作用，故名。

11. A 胆汁的主要作用是乳化脂肪，促进脂肪的消化和吸收。

12. D 胆汁不含消化酶。

13. D 胰液含胰蛋白酶原和糜蛋白酶原以及胰脂肪酶等，是最重要的消化液。

14. C 回肠能主动吸收胆盐和维生素 B_{12}。

15. E 内因子的生理作用是与维生素 B_{12} 结合，促进维生素 B_{12} 的吸收。

16. C 引起促胰液素释放的因素由强至弱的顺序是盐酸、蛋白质分解产物、脂肪

17. A 引起缩胆囊素释放的因素由强至弱的顺序是蛋白质分解产物、脂肪酸、盐酸，注意和上题的区别。

18. A 迷走神经兴奋引起的胰液分泌的特点是水分和碳酸氢盐的含量少，酶的含量丰富。

19. E 促胰液素的作用主要是促进水和碳酸氢盐的分泌，使胰液的分泌量增多，但酶的含量却不高。

20. A 缩胆囊素也叫促胰酶素，主要作用是促进胆囊收缩和促进胰酶分泌。所以引起的胰液分泌的特点是水分和碳酸氢盐的含量少，酶的含量丰富。

（二）B 型题

21. C 胰腺分泌能消化三大营养物质的消化酶，所以是最重要的消化腺。

22. B 胃腺分泌含 HCl 的酸性消化液。

23. D 肝脏分泌胆汁。

24. E 小肠腺分泌主要受壁内神经丛控制。

25. A 主细胞分泌胃蛋白酶原。

26. B 壁细胞分泌 HCl。

27. D 胃幽门部 G 细胞分泌促胃液素。

28. B 壁细胞分泌内因子。

29. A 促胃液素有很强的促进胃液分泌的作用。

30. B 引起促胰液素分泌的因素由强至弱的顺序是盐酸、蛋白质分解产物、脂肪酸。盐酸对促胰液素分泌的促进作用最大。

31. C 缩胆囊素可促进胰酶分泌。

32. A HCl 抑制促胃液素分泌。

33. C 胰液和胆汁共同由十二指肠乳头排入消化道。

34. E 回肠能主动吸收胆盐。

35. E 回肠能主动吸收维生素 B_{12}。

36. C 氨基酸在小肠的吸收机制是继发性主动转运。

37. C 葡萄糖在小肠的吸收机制是继发性主动转运。

38. D 水溶性维生素的吸收机制是单纯扩散。

39. D 酒精在小肠可以通过单纯扩散的方式被吸收。

（三）C 型题

40. A 唾液分泌只有神经调节方式。

41. C 头期引起胃液分泌的调节与迷走神经和促胃液素有关。

42. C 进食时胰液分泌的调节与迷走神经和促胃液素有关。

43. C 胆汁分泌的调节与迷走神经和缩胆囊素、促胰液素、促胃液素有关。

44. A 蛋白质分解产物引起促胃液素分泌。

45. B 引起促胰液素分泌的因素由强至弱的顺序是盐酸、蛋白质分解产物、脂肪酸。

46. B HCl 抑制胃液分泌。

47. C 交感神经和副交感神经均支配胰腺。

48. A 假饲引起胃液分泌增多的传出神经是副交感性质的迷走神经。

49. A 进食引起胆汁分泌增多的传出神经也是副交感性质的迷走神经。

50. D 促胃液素促进胃运动和胃酸分泌。

51. C 促胰液素抑制胃运动和胃酸分泌。

52. C 迷走神经对胃体和胃窦部的作用是促进胃的运动（兴奋），对胃底部的作用是引起进食后的容受性舒张（抑制）。

53. A 交感神经的作用是抑制胃运动。

54. A 葡萄糖的吸收途径是通过毛细血管途径吸收。

55. A 氨基酸的吸收途径是通过毛细血管途径吸收。

56. C 长链脂肪酸通过毛细淋巴管吸收，短链脂肪酸可以通过毛细血管吸收。

57. C 脂溶性维生素通过毛细淋巴管吸收，水溶性维生素通过毛细血管吸收。

58. A 无机盐的吸收途径是通过毛细血管吸收。

（四）X 型题

59. B、D 起源于环行肌层、纵行肌层间的间质细胞，而不是起源于环行肌层和纵行肌层。其本身不引起肌肉收缩，但可使静息电位接近阈电位。

60. A、B、D 壁内神经丛加强胃蠕动。

61. A、B、C、E 唾液不含有尿素。

62. A、B、C 肾上腺素、去甲肾上腺素抑制胃液分泌。

63. A、B、C、E 组胺刺激胃液分泌。

64. A、B、D、E 促胃液素促进胃窦收缩，所以不选 C。

65. A、C、D、E 唾液淀粉酶随食物入胃后很快失去活性。

66. B、D、E 食糜进入十二指肠后扩张十二指肠，抑制胃排空。

67. A、B、C 蠕动使食糜较快地向下推进、与肠鸣音亢进有关，小肠分节运动无此作用，故不选 D、E。

68. A、B、C 胰高血糖素、促胰液素抑制小肠运动，故不选 D、E。

69. B、D K^+、Cl^- 和 Mg^{2+} 与胃肠平滑肌动作电位去极化过程无关。

70. A、B、D 胃肠平滑肌动作电位去极化的产生主要是 Ca^{2+} 内流，其次是 Na^+；动作电位复极化过程主要是 K^+ 外流。

二、判断说明题

71. 错误。消化道平滑肌在慢波产生后，其后不一定伴随动作电位和肌肉收缩，只有在慢波的基础上暴发了动作电位，其后才会有平滑肌的收缩。

72. 错误。小肠是碱性环境，胃酸进入小肠可促进胰液、胆汁和小肠液的分泌，以中和胃酸。

73. 错误。正好相反，消化道平滑肌对电刺激敏感性较低，而对化学性刺激敏感性较高。

74. 错误。刺激交感神经可抑制胃肠运动和消化液的分泌。

75. 错误。高张溶液对胃液分泌有抑制作用，可能通过两条途径：一是刺激小肠内渗透压感受器，通过肠－胃反射引起胃液分泌抑制。二是通过刺激小肠黏膜释放抑制性激素（如抑胃肽）而抑制胃液分泌。蛋白质对胃液分泌有刺激作用，蛋白质的消化产物肽类和氨基酸可刺激 G 细胞释放胃泌素，促进胃液分泌。

76. 正确。

77. 错误。胃期分泌的胃液酸度也很高，但消化力却比头期分泌的胃液为弱。

78. 正确。胃内容物排入十二指肠后，反过来会对胃运动和胃排空有抑制作用。十二指肠壁上存在有多种感受器，酸、脂肪、渗透压及机械扩张都可刺激这些感受器，反射性地抑制胃运动，引起胃排空减慢，这个反射称为肠－胃反射。

79. 正确。在胆汁排出过程中，胆囊和奥狄括约肌的活动通常表现出协调的相互关系，即在非消化期间，奥狄括约肌收缩，胆囊舒张，肝脏生成的胆汁进入胆囊。

80. 正确。唾液分泌的调节完全是神经反射性的，包括非条件反射和条件反射两种，没有体液因素参与。

81. 正确。支配胃的迷走神经中既有兴奋性纤维又有抑制性纤维，其兴奋性纤维末梢释放乙酰胆碱，促进胃的运动；其抑制性纤维末梢释放的可能是肽类递质，引起胃底和胃体前部肌肉的舒张，称为胃的容受性舒张。

82. 正确。当咀嚼和吞咽食物时，食物对咽、食管等处感受器的刺激，通过迷走神经的传入通路进入中枢，反射性地引起胃的容受性舒张，其传出纤维是迷走神经中的抑制性纤维。

83. 正确。由于 HCl 分泌的同时有 HCO_3^- 不断进入血液，这可能是食物消化期间，在大量胃酸分泌的同时，出现血和尿中 pH 升高的"餐后碱潮"的原因。

84. 错误。同 18 题。

85. 错误。胃、小肠、升结肠和横结肠受副交感神经的迷走神经支配，降结肠及直肠等则接受来自脊髓骶段盆神经的副交感神经支配。

86. 错误。支配唾液腺的副交感和交感神经兴奋时都引起唾液分泌，只是前者可引起量多而固体物较少的唾液分泌，后者可引起量少而含黏液蛋白较多的唾液分泌。

87. 正确。目前认为，基本电节律并不引起平滑肌的收缩活动，其意义在于通过细胞膜的周期性部分去极化，使细胞的膜电位更接近阈电位，为动作电位的产生创造有利条件。因此，平滑肌基本电节律的频率和传播速度，是决定平滑肌收缩频率、收缩传播速度和方向的重要因素。

88. 错误。糖类进入小肠后不会引起胆囊收缩素和促胰液素的释放，引起胆囊收缩素和促胰液素释放的刺激因素有蛋白质分解产物、盐酸、脂肪酸等，没有糖类。

89. 正确。小肠黏膜吸收 Ca^{2+} 需要一种与 Ca^{2+} 有高度亲和性的钙结合蛋白，一分子钙结合蛋白可与 4 个 Ca^{2+} 结合。维生素 D_3 因为能促使肠黏膜细胞合成钙结合蛋白而促进 Ca^{2+} 的吸收。

三、填空题

90. 唾液腺　胃腺　胰腺　肝脏　小肠腺

91. 自动节律性运动　伸展性　紧张性收缩　对化学、温度和机械牵张刺激较为敏感　兴奋性较低

92. 自主　副交感神经系统　交感神经系统

93. 增强　增加

94. 激活胃蛋白酶原为胃蛋白酶　提供胃蛋白酶所需的酸性环境　促使蛋白质变性　抑菌和杀菌作用　促进胰液、胆汁和小肠液的分泌　有助于 Fe^{2+} 和 Ca^{2+} 的吸收

95. 持续时间长　分泌量多　酸度高　胃蛋白酶含量丰富

96. 容受性舒张　紧张性收缩　蠕动

97. 小肠　胰液

98. 水和碳酸氢盐含量少而酶的含量丰富

99. 紧张性收缩　分节运动　蠕动

四、名词解释

100. 食物在消化道内被分解为可吸收的小分子物质的过程称消化。

101. 食物消化后的小分子物质通过消化道黏膜进入血液和淋巴的过程称吸收。

102. 机械消化是指通过消化道肌肉的运动，将食物磨碎，使之与消化液充分混合，并不断向消化道远端推送的过程。

103. 化学消化指通过消化液中消化酶的作用，将食物分解为小分子物质的过程。

104. 内因子是由壁细胞分泌，分子量约 6 万的一种糖蛋白。它具有保护维生素 B_{12} 并促进其吸收的作用。

105. 由进食刺激反射性引起胃底和胃体前部的平滑肌舒张，称容受性舒张。

106. 胃肠道内分泌细胞所分泌的激素，称为胃肠激素。

107. 食糜的充胀作用以及酸、脂肪、渗透压等因素刺激十二指肠壁上机械和化学感受器，反射性地抑制胃运动、延缓胃排空

的反射活动称为肠－胃反射。

108. 胆汁排入小肠后，绝大部分由回肠末端吸收，经门静脉回到肝脏，返回肝脏的胆盐又有很强的利胆作用，一方面促进肝细胞再分泌胆汁，一方面又提供合成胆汁的原料，这一过程称为胆盐的肠肝循环。

109. 有些肽类激素在消化道和中枢神经系统中同时存在，此类激素被称为脑－肠肽。

五、简答题

110. 一是分泌排入小肠中的消化液种类多、量大、消化酶的种类齐全，有胰液、胆汁和小肠液，并含有消化三大营养物质的酶，对食物可进行彻底的消化。二是食物在小肠中已被分解成适于吸收的小分子物质，食物在小肠内停留的时间又较长，加之小肠有巨大的吸收面积，可对食物进行充分的吸收。

111. 脂肪餐富含蛋白质和脂肪，蛋白质的分解产物和脂肪刺激小肠 I 细胞分泌缩胆囊素，缩胆囊素有强烈的收缩胆囊的作用。餐前和餐后的胆囊在造影剂作用下，形态和容积都有明显改变，因此临床上用脂肪餐刺激胆囊收缩以检查胆囊的功能。

112. 胃大部切除后使胃容量明显减少，胃的储存食物、消化食物的功能大为下降，宜少食多餐。但由于胃仅对食物中的蛋白质进行初步消化，对糖和脂肪无消化作用，因此对糖和脂肪的消化没有太大的影响。

113. 支配胃肠道的神经有自主神经系统和肠神经系统两部分。自主神经系统包括交感神经和副交感神经，除口腔、咽、食道上段和肛门外括约肌外，几乎整个消化道都受自主神经双重支配，其中以副交感神经的作用为主。副交感神经主要是起自延髓的迷走神经和骶髓起源的副交感纤维，其节后纤维释放的递质主要是 ACh，ACh 通过 M 型

受体促进胃肠平滑肌的运动和消化腺分泌。交感神经节前纤维起自脊髓胸腰段侧角，节后纤维释放 NE，通过 β_2 受体抑制胃肠平滑肌的运动和抑制消化腺的分泌。肠神经系统是存在于消化道壁内的内在神经丛，可接受食物的机械刺激和化学刺激产生局部反射，调节消化道的运动和分泌。

114. 萎缩性胃炎严重时，胃腺细胞分泌功能下降，除胃酸分泌减少外，内因子分泌也明显减少，从而使维生素 B_{12} 吸收出现障碍。维生素 B_{12}、叶酸是红细胞生成早期 DNA 合成所必需的物质，缺乏维生素 B_{12}，将导致 DNA 合成障碍，红细胞分裂增殖减慢，细胞体积大于正常，出现巨幼红细胞性贫血。

115. 因为胃黏液屏障（黏液 - 碳酸氢盐屏障）能有效地保护胃黏膜。正常情况下，胃黏膜表面覆盖有一层厚约 $500\mu m$ 的黏液层，其中含有 HCO_3^-，并形成一个跨黏膜层的 pH 梯度，HCO_3^- 能够中和 H^+，避免了 H^+ 对胃黏膜的直接消化作用，也使胃蛋白酶原在胃黏膜上皮细胞侧不能被激活，有效地防止了胃蛋白酶对胃黏膜的消化作用。

116. 刚分泌出来的胰蛋白酶原和糜蛋白酶原是没有活性的，进入十二指肠后，在肠激酶的作用下才激活成有活性的蛋白酶。胰腺还分泌胰蛋白酶抑制物，它可与胰蛋白酶结合，抵抗由于少量胰蛋白酶在胰腺内所发生的自身消化作用，从而保护胰腺。

六、论述题

117. 消化道平滑肌具有肌肉组织的共同特性，另外还有其自身的功能特点，表现为：

（1）对化学、机械牵张和温度刺激较为敏感。

（2）紧张性收缩。

（3）自动节律性运动。

（4）伸展性。

（5）兴奋性较低。

118. 胰液是无色透明、无味的碱性液体，pH 值 7.8 ~ 8.4，胰液中除含有大量水外，主要成分如下：

（1）HCO_3^-：其作用为中和进入十二指肠的胃酸和为小肠内提供最适 pH。

（2）胰淀粉酶：水解淀粉、糖原和大部分其他碳水化合物为双糖和少量的单糖。

（3）胰脂肪酶：在辅酶的帮助下，可分解甘油三酯为脂肪酸、甘油一酯和甘油。

（4）胰蛋白酶：主要是胰蛋白酶和糜蛋白酶，以无活性的酶原形式分泌，被激活后，能分别分解蛋白质为多种大小不等的多肽。当两种酶同时作用时，可消化蛋白质为小分子多肽和氨基酸。

119. 胃液是无色透明的酸性液体，pH 值 0.9 ~ 1.5，胃液中除含有大量水外，主要成分如下：

（1）盐酸：由壁细胞分泌。主要作用：①激活胃蛋白酶原；②提供最适 pH；③使食物中蛋白质变性；④抑菌和杀菌；⑤进入小肠后，引起促胰液素、缩胆囊素等激素释放，促进胰液、胆汁、小肠液分泌；⑥有助于钙和铁在小肠的吸收。

（2）胃蛋白酶原：主要由主细胞分泌。在胃酸及已经具有活性的胃蛋白酶的作用下被激活，水解食物中的蛋白质，形成胨及少量的氨基酸和多肽。

（3）黏液：上皮细胞、黏液颈细胞、贲门腺和幽门腺共同分泌。主要成分为糖蛋白，具有润滑、保护胃黏膜的作用。

（4）内因子：由壁细胞分泌。具有保护、促进维生素 B_{12} 吸收的作用。

120. 消化期胃液分泌分为头期、胃期和肠期。

（1）头期：受神经和体液因素的调节，

以神经调节为主。其分泌特点是：①持续时间长；②分泌量大，酸度高，胃蛋白酶含量高；③其分泌反应的强弱与情绪、食欲有很大关系。

（2）胃期：受神经和体液因素的调节，以体液调节为主。其分泌特点是：胃液酸度较高而胃蛋白酶含量较头期低，消化力比头期弱。

（3）肠期：仅接受体液因素的调节，其分泌特点是：分泌量少。

121. 胃的运动形式有：头区的容受性舒张和紧张性收缩，尾区的蠕动。容受性舒张是胃特有的运动形式。

小肠的运动形式有：紧张性收缩、分节运动和蠕动。分节运动是小肠特有的运动形式。

七、综合思考题

122. 从胰液的成分和功能中我们可以了解，胰液中含有水解三种主要食物的消化酶，因而是所有消化液中最重要的一种。临床和实验均证明，当胰液分泌障碍时，即使其他消化腺的分泌正常，仍可显著地影响三种主要食物的消化和吸收，除糖的消化和吸收一般不受影响外，食物中的脂肪和蛋白质不能完全消化，从而影响吸收。另外，因脂肪吸收不良，则脂溶性维生素 A、D、E、K 的吸收也会受到影响。所以胰液是所有消化液中最重要的一种。

123. 胆汁的成分中虽然没有消化酶，但是它对脂肪的消化和吸收却具有重要意义。它的作用主要体现在：①胆盐可激活胰脂肪酶，使其分解脂肪的作用大为加速；②胆盐以及胆固醇和卵磷脂可作为乳化剂乳化脂肪，降低脂肪的表面张力，将脂肪乳化成微滴，分散于水溶液中，这样便可使脂肪酶与脂肪的接触面积加大；③胆盐还可与脂肪酸结合，形成水溶性复合物，促进脂肪酸的

吸收，因而也能促进脂溶性维生素的吸收。若胆汁分泌减少，必然影响脂肪的消化，脂肪的吸收也不完全。所以胆汁中虽无消化酶，但在食物的消化中却具有重要的作用。

124. 进餐后，胃内的胃酸和胃蛋白酶分泌增加，共同完成对食物的初步消化。如果在餐后即大量饮水，会使胃内胃酸和胃蛋白酶的浓度被大大的稀释，结果是：①作为激活剂的胃酸，使胃蛋白酶原转变为胃蛋白酶的能力减弱，因而不能发挥胃蛋白酶对蛋白质的消化作用；②由于水对胃酸的稀释，使胃内酸性环境减弱，造成胃蛋白酶活性降低，对蛋白质消化不利；③由于胃酸被稀释，使其对蛋白质变性能力减低，不利于蛋白质消化分解；④被稀释的胃酸进入小肠后，刺激胰液、小肠液及胆汁的分泌和排出的能力减低，不利于食物在小肠内的消化；⑤由于胃酸被稀释，减弱了小肠对铁和钙的吸收；⑥由于胃酸被稀释，使其对进入胃内细菌的抑制和杀灭能力减低，容易使细菌乘机侵入，造成胃肠道感染。

总之，在餐后如立即大量饮水，对胃肠消化活动非常不利，会引起消化不良。

125. 因为小肠是食物消化和吸收的最重要部位。①从消化的作用看，在小肠内尤其是十二指肠和空肠上段，有多种消化液排入其内，如胰液、胆汁、小肠液，其中含有多种消化酶。各种食物成分主要在小肠内消化。②从吸收的功能上看，小肠最长（5～7m），小肠黏膜具有相当大的吸收面积。小肠黏膜除吸收营养成分外，唾液、胃液、胆汁、胰液、肠液以及摄入的大量水分、电解质与维生素，也在小肠内吸收进入血液循环。③小肠（尤其是十二指肠和空肠）具有重要的内分泌功能，能分泌促胃液素、缩胆囊素、促胰液素、胰高血糖素、胰岛素、胃动素等多种胃肠激素，对消化道的运动和分泌有重要的调节作用。

所以，如果切除了小肠，将对机体的消化和吸收机能造成严重的不良后果，会显著地影响体内营养供应、水分和电解质的平衡。故外科医生不轻易切除小肠，即使切除也不能超过 50%，否则将发生消化和吸收障碍，造成营养不良。

第七章 能量代谢与体温

一、选择题

（一）A型题

1. 人体唯一能利用的能量是（　　）
   A. 太阳能
   B. 机械能
   C. 电能
   D. 化学能
   E. 食物中蕴藏的化学能

2. 既是重要的贮能物质，又是直接供能物质的是（　　）
   A. 二磷酸腺苷
   B. 三磷酸腺苷
   C. 磷酸肌酸
   D. 葡萄糖
   E. 腺苷

3. 影响能量代谢最显著的因素是（　　）
   A. 肌肉活动
   B. 环境温度
   C. 精神活动
   D. 食物的特殊动力效应
   E. 睡眠

4. 食物特殊动力效应最显著的是（　　）
   A. 糖
   B. 脂肪
   C. 蛋白质
   D. 混合食物
   E. 无机盐

5. 测定基础代谢率要求的基础条件不包括下列哪一项（　　）
   A. 空腹
   B. 无体力活动
   C. 环境温度20℃～25℃
   D. 深睡状态
   E. 无精神紧张

6. 基础代谢率的正常范围是（　　）
   A. 30%～40%
   B. 40%～50%
   C. ±10%～±15%
   D. ±20%～±30%
   E. ±30%

7. 患下列哪种疾病时基础代谢率明显升高（　　）
   A. 糖尿病
   B. 甲状腺功能亢进
   C. 红细胞增多症
   D. 阿狄森综合征
   E. 垂体性肥胖症

8. 正常人的直肠温度、口腔温度和腋下温度的高低顺序是（　　）
   A. 口腔温度＞腋下温度＞直肠温度
   B. 腋下温度＞直肠温度＞口腔温度
   C. 口腔温度＞直肠温度＞腋下温度
   D. 直肠温度＞口腔温度＞腋下温度
   E. 腋下温度＞口腔温度＞直肠温度

9. 关于体温的正常波动下列错误的是（　　）
   A. 通常体温在清晨2～6时最低，午后1～6时最高
   B. 新生儿体温易波动
   C. 老年体温有下降倾向
   D. 运动时可暂时升高
   E. 女子体温略高于男子，以排卵日最高

10. 人体体温昼夜节律变化中，体温最低的时间是（   ）
  A. 上午 8～10 时
  B. 下午 3～4 时
  C. 清晨 2～6 时
  D. 夜间 10～12 时
  E. 午夜 1～2 时

11. 劳动或运动时，机体主要产热器官是（   ）
  A. 肝脏
  B. 脑
  C. 心脏
  D. 骨骼肌
  E. 消化道

12. 机体的主要散热器官是（   ）
  A. 呼吸道
  B. 皮肤
  C. 脑
  D. 肾脏
  E. 消化道

13. 当环境温度等于或超过体温时，机体的主要散热方式是（   ）
  A. 辐射
  B. 传导
  C. 蒸发散热
  D. 不显汗
  E. 对流

14. 体温调节的基本中枢位于（   ）
  A. 脑桥
  B. 中脑
  C. 小脑
  D. 下丘脑
  E. 大脑皮层

15. 人体感受外界环境温度降低刺激的主要感受器是（   ）
  A. 皮肤冷感受器
  B. 皮肤热感受器
  C. 中枢热敏神经元

  D. 中枢冷敏神经元
  E. 黏膜冷感受器

（二）B 型题
  A. 食物热价
  B. 食物氧热价
  C. 呼吸商
  D. 非蛋白呼吸商
  E. 尿氮

16. 1g 食物在体内氧化时所释放出来的热量称为（   ）

17. 某物质氧化时，每消耗 1L 氧所产生的热量称为（   ）

18. 一定时间内机体呼出的 CO_2 量与吸入的 O_2 量的比值称为（   ）
  A. 肾脏
  B. 脑
  C. 内脏
  D. 骨骼肌
  E. 心脏

19. 人体在安静时的主要产热器官是（   ）

20. 人体在情绪紧张时的主要产热器官是（   ）
  A. 辐射散热
  B. 传导散热
  C. 对流散热
  D. 蒸发散热
  E. 发汗散热

21. 常温下机体的主要散热方式是（   ）

22. 临床上使用冰袋、冰帽给高热患者降温是（   ）

23. 使用酒精擦浴降温是增加（   ）
  A. 糖
  B. 脂肪
  C. 蛋白质
  D. 无机盐
  E. 维生素

24. 提供人体所需能量的主要食物是（　　）

25. 不能在体内完全氧化的食物是（　　）

（三）C 型题

A. 外部环境中的热能、电能、机械能等

B. 食物中的化学能

C. 二者均是

D. 二者均非

26. 机体活动所需能量来源于（　　）

27. 机体唯一能利用的能量蕴藏于（　　）

A. 能量守恒定律

B. 定比定律

C. 二者均是

D. 二者均非

28. 直接测热法所依据的定律是（　　）

29. 间接测热法所依据的定律是（　　）

A. 产热增加

B. 散热增加

C. 二者均是

D. 二者均非

30. 病人体温开始升高时是由于（　　）

31. 体温升高后并持续在39℃时是由于（　　）

A. 产热中枢兴奋

B. 散热中枢兴奋

C. 二者均是

D. 二者均非

32. 中枢温度高于37℃时（　　）

33. 中枢温度低于37℃时（　　）

A. 手掌和足跖

B. 躯干

C. 二者均是

D. 二者均非

34. 温热性发汗的部位是（　　）

35. 精神性发汗的部位是（　　）

（四）X 型题

36. 女性月经周期中，体温的变化有（　　）

A. 排卵前较高

B. 排卵后降低

C. 排卵前较低

D. 排卵后升高

E. 行经期高

37. 当蒸发成了唯一散热途径时，是因为（　　）

A. 环境温度低于皮肤温度

B. 环境温度高于皮肤温度

C. 环境温度等于皮肤温度

D. 精神紧张时

E. 与环境温度无关

38. 病人受到致热原的作用体温升至39℃，在此情况下（　　）

A. 机体产热量一直大于散热量

B. 机体产热量小于散热量

C. 体温升高时，产热量大于散热量

D. 维持高热阶段时，产热量大致等于散热量

E. 产热量与散热量变化不明显

39. 体温发生生理性变动的因素有（　　）

A. 环境温度

B. 昼夜波动

C. 性别

D. 体重

E. 年龄

40. 影响能量代谢的因素有（　　）

A. 肌肉活动

B. 环境温度

C. 食物特殊动力效应

D. 精神活动

E. 体温

41. 在环境温度低于20℃时，人体散热

的方式有(　　)

    A. 辐射

    B. 传导

    C. 对流

    D. 不感蒸发

    E. 发汗

42. 刺激下丘脑的产热中枢,可引起(　　)

    A. 骨骼肌紧张性增强

    B. 战栗

    C. 交感神经兴奋

    D. 肾上腺素分泌增加

    E. 产热增加

43. 人在寒冷环境中的反应有(　　)

    A. 皮肤血流量减少

    B. 皮肤温度降低

    C. 代谢降低

    D. 甲状腺激素分泌减少

    E. 儿茶酚胺分泌增加

44. 引起出汗的因素有(　　)

    A. 环境温度升高

    B. 情绪激动

    C. 交感神经兴奋

    D. 精神紧张

    E. 注射乙酰胆碱

45. 使得汗液蒸发加快的因素有(　　)

    A. 环境温度高

    B. 环境温度低

    C. 空气湿度大

    D. 空气湿度小

    E. 空气对流速度快

46. 高等动物和人生理性体温调节反应主要表现有(　　)

    A. 温热性发汗

    B. 战栗

    C. 皮肤血流量增加或减少

    D. 寒冷时蜷曲身体

    E. 伸展肢体促进散热

二、判断说明题

47. 一定时间内,机体吸入的氧量与呼出二氧化碳量的比值称为呼吸商。

48. 能量代谢率通常以单位时间内的产热量为衡量单位。

49. 基础代谢是指基础状态下的能量代谢,即清醒、安静、室温保持在20℃~25℃时人体的状态。

50. 基础代谢率是指单位时间内的基础代谢。亦即单位时间内基础状态下的能量代谢。

51. 人体汗腺主要接受交感肾上腺素能神经纤维支配。

52. 在炎热的环境中,交感神经紧张性降低,皮肤血流量大大增加,散热作用增强。

三、填空题

53. 体温通常是指_____。

54. 在体温的常测部位中,以_____温最高,_____温最低。

55. 常温下,安静机体的主要散热方式是_____。当环境温度等于或高于皮肤温度时,机体的主要散热方式是_____。

56. 人体安静状态下的主要产热器官是_____。

57. 人体的主要散热器官是_____。

58. 蒸发散热可分为_____和_____两种。

59. 发汗可分为_____和_____两种。

60. 汗腺受_____神经支配,其节后纤维为_____纤维。

61. 致热原能使下丘脑的"调定点"水平_____。

62. 女子体温在排卵后期_____,这种变动可能与血中_____水平变化有关。

63. 体温调节的基本中枢在_____。

64. 测定基础代谢率最重要的意义是了解_____的功能。

四、名词解释

65. 能量代谢

66. 食物的热价

67. 食物的氧热价

68. 呼吸商

69. 食物的特殊动力作用

70. 基础代谢

71. 基础代谢率

72. 体温

73. 体温调定点

五、简答题

74. 简述临床上体温常测的部位及其正常值。

75. 简述根据散热原理给高热病人降温的方法。

76. 简述人体的散热器官和散热方式。

77. 简述食物特殊动力效应及正常情况下三种营养物质的特殊动力效应。

78. 简述发热病人常伴有战栗的机制。

六、论述题

79. 试述影响能量代谢的因素。

80. 试述人体体温维持恒定的机制。

七、综合思考题

81. 何谓能量代谢？能量代谢与物质代谢有何关系？

82. 大量排汗时，为何饮水中要加适量的盐？

83. 何谓不感蒸发？了解它有何临床意义？

84. 发热是如何发生的？为什么发热病人常伴有寒战反应？

85. 发热和中暑是一回事吗？

参考答案

一、选择题

（一）A型题

1. E 人体不能利用外部环境中的热能、电能、光能和机械能等，人体唯一能利用的能量是食物中蕴藏的化学能。

2. B 机体代谢产生的能量，一部分储存于三磷酸腺苷中的高能磷酸键，机体各种生理活动如腺体分泌、肌细胞收缩等时，均由三磷酸腺苷分解供能。

3. A 影响能量代谢的因素有肌肉活动、食物的特殊动力效应、精神活动、环境温度等，其中影响能量代谢最显著的因素是肌肉活动。

4. C 食物的特殊动力效应主要与蛋白质分解，氨基酸在肝脏氧化脱氨基有关。蛋白质食物的特殊动力效应最显著，可达30%；糖和脂肪约为4%～6%；混合食物为10%左右。

5. D 基础代谢是指基础状态下的能量代谢。即清醒、安静、空腹12小时以上、室温保持在20℃～25℃时人体的状态。

6. C 基础代谢率正常值为±10%～±15%，高于或低于此值均为异常。

7. B 甲状腺功能改变对基础代谢的影响最明显。

8. D 直肠温度正常值为36.9℃～37.9℃；口腔温度正常值为36.7℃～37.7℃；腋下温度正常值为36.0℃～37.4℃。

9. E 成年女子体温平均比男子高约3℃，而且随月经周期而发生波动，在月经前和月经后的前半期较低，排卵日最低，排卵后又升高。

10. C 人体体温存在昼夜节律变化，清晨2～6时体温最低，而下午体温较高。

11. D 劳动或运动时，骨骼肌代谢明显增加，其产热量可占机体总产热量的90%。

12. B 机体的散热器官如肾脏和消化道可通过其排泄物散热，呼吸道通过呼出气体及水蒸汽散热，皮肤可通过辐射传导、对流蒸发散热，是主要的散热器官。

13. C 在环境温度低于人的表层体温时，大部分体热可通过皮肤的辐射、传导、对流和不显汗等形式向外界发散。当环境温度等于或超过体温时，蒸发散热成为唯一有效的散热方式。

14. D 外界温度变化的信息，主要通过皮肤温度感受器及视前区－下丘脑前部的热敏神经元传递到下丘脑，下丘脑为体温调节基础中枢。

15. A 外周温度感受器分布于全身的皮肤、黏膜和内脏等处，皮肤的冷感受器数量较多，主要感受外界环境的冷刺激，防止体温降低。

（二）B 型题

16. A 同67题。

17. B 同68题。

18. C 同69题。

19. C 人体在安静时的主要产热器官是内脏，产热量为56%。

20. D 情绪紧张时，可由于肌紧张增强以及甲状腺、肾上腺髓质等分泌的激素增多，使机体代谢水平增高，产热量增加。

21. A 辐射散热是机体在常温和安静状态下的最主要散热方式，大约占总散热量的60%。

22. B 临床上用冰袋、冰帽给高热患者降温是因为水的导热性较好，增加传导散热。

23. D 临床上对体温过高的患者进行

酒精擦洗，是利用酒精蒸发散热而达降温的目的。

24. A 糖是人体主要供能物质，约占70%左右，其余由脂肪供给，并尽量节约蛋白质的消耗。在糖和脂肪供能不足，才依靠蛋白质分解供能，以维持必要的生理活动。

25. C 蛋白质在体内不能完全氧化。

（三）C 型题

26. B 同1题。

27. B 同1题。

28. A 直接测热法所依据的定律是能量守恒定律，即能量在由一种形式转化为另一种形式的过程中，能量既不能增加，也不能减少。

29. B 间接测热法所依据的定律是定比定律，在一般化学反应中，反应物的量与产物之间呈一定的比例关系。

30. A 致热原作用于机体使病人体温开始升高，主要由产热增加所致。

31. D 致热原使调定点上移，在新的水平维持产热、散热的平衡。

32. B 正常情况下，调定点温度设定为37℃。当中枢温度高于37℃时，散热中枢兴奋，散热过程加强，体温恢复正常。

33. A 正常情况下，调定点温度设定为37℃。当中枢温度低于37℃时，产热中枢兴奋，产热过程加强，体温恢复正常。

34. C 环境温度升高或剧烈运动时通过乙酰胆碱促进汗腺分泌的作用称为温热性发汗。温热性发汗见于全身。

35. A 情绪激动和精神紧张时引起的发汗称为精神性发汗。精神性发汗主要见于手掌、足跖和前额等部位。

（四）X 型题

36. C、D 女子月经周期体温的变化与体内孕激素水平的周期性变化有关。孕激素有产热作用，排卵后孕激素分泌增高。

37. B、C 当环境温度等于或高于皮肤温度时，唯一散热途径即为蒸发。

38. C、D 由于致热原的作用，PO/AH区热敏神经元的反应阈值升高，而冷敏神经元的阈值则下降，调定点因而上移。因此，先出现恶寒战栗等产热反应，直到体温升高到新的调定点水平以上时才出现散热反应。

39. A、B、C、E 环境温度、性别、年龄及昼夜均可影响体温使其发生生理性变动。

40. A、B、C、D、E 肌肉活动、环境温度、食物的特殊动力效应、精神活动均可影响能量代谢，而体温也可影响能量代谢，体温高时，机体能量代谢旺盛，反之则降低。

41. A、B、C、D 在环境温度低于人的表层温度时，人体散热的方式有辐射、传导和对流，同时也通过不被人们察觉的不感蒸发来散热。

42. A、B、C、D、E 刺激下丘脑的产热中枢，可使产热器官兴奋、骨骼肌紧张性增强、战栗、交感神经兴奋、肾上腺素分泌增加等从而使产热增加。

43. A、B、E 人在寒冷环境中，肌肉紧张性增高代谢增高，并出现战栗。甲状腺活动明显增强，并分泌大量甲状腺激素使代谢率增高 20% ~ 30%。

44. A、B、C、D、E 环境温度升高、情绪激动、交感神经兴奋、精神紧张均可引起出汗。小汗腺受交感神经支配，其节后纤维末梢释放乙酰胆碱。

45. A、D、E 发汗受环境温度、空气对流速度及空气湿度等因素的影响。环境温度高，发汗速度越快；空气对流速度快、空气湿度小，汗液越易蒸发。

46. A、B、C、D、E 高等动物和人通过行为性体温调节（D、E）和自主性体温调节（A、B、C）使机体体温得以在千变

万化的温度环境中维持相对恒定。

二、判断说明题

47. 错误。一定时间内，机体呼出二氧化碳量与吸入的氧量的比值称为呼吸商。

48. 错误。能量代谢率通常以单位时间内每平方米体表面积的产热量为衡量单位。

49. 错误。基础代谢是指基础状态下的能量代谢，即清醒、安静、空腹 12 小时以上、室温保持在 20℃ ~ 25℃时人体的状态。

50. 正确。

51. 错误。人体汗腺主要接受交感胆碱能神经纤维支配。

52. 正确。

三、填空题

53. 机体深部平均温度

54. 直肠 腋下

55. 辐射 蒸发

56. 肝脏

57. 皮肤

58. 显汗 不显汗

59. 温热性出汗 精神性出汗

60. 交感 胆碱能

61. 上移

62. 升高 孕激素

63. 下丘脑

64. 甲状腺

四、名词解释

65. 能量代谢是指伴随着物质代谢过程中所发生的能量的释放、转移、贮存和利用过程。

66. 食物热价是指将 1g 食物氧化（或在体外燃烧）时所释放出来的能量。

67. 通常将某种营养物质氧化时，消耗 1 升氧所产生的热量称为该物质的氧热价。

68. 呼吸商是指一定时间内机体的 CO_2

产生量与耗 O_2 量的比值。

69. 食物能使机体产生"额外"热量的现象称为食物的特殊动力作用。

70. 基础代谢是人体在基础状态下的能量代谢，即在清醒、安静、空腹 12 小时以上、室温保持在 20℃～25℃，即排除肌肉活动、食物和精神紧张等影响时的能量代谢。

71. 基础代谢率是指在单位时间内的基础代谢。即在基础状态下，单位时间内每平方米体表面积的能量代谢。

72. 体温是指机体深部的平均温度。

73. 由视前区－下丘脑前部（PO/AH）温度敏感神经元的活动所决定的体温恒定水平，称为体温调定点。

五、简答题

74. 腋下温度：36.0℃～37.4℃；口腔温度 36.7℃ ～ 37.7℃；直肠温度：36.9℃～37.9℃。

75. （1）利用冰袋或冰帽给高热的病人降温（传导散热）。

（2）注意通风，降低室温（对流散热）。

（3）用乙醇擦身（蒸发散热）。

（4）降低室温，增加辐射散热。

76. 散热器官主要是皮肤，另外还有其他排泄器官（如肾）借排泄活动散发少部分热量。散热方式有：辐射、传导、对流、蒸发（不显性蒸发和发汗）。环境温度低于皮肤温时，可通过辐射、传导、对流和不显性蒸发散热；环境温度等于或高于皮肤温度时，可通过发汗散热。

77. 进食后机体产热量比正常情况下额外有所增加，叫食物特殊动力效应。其中蛋白质为 30%，而糖和脂肪则为 4%～6%。

78. 某些疾病引起发热时，由于细菌生长和组织破坏所产生的致热原，可以使视前区－下丘脑前部与调定点有关的热敏神经元

的阈值升高，使调定点上移，而机体的温度通常需要一段时间才能达到调定点水平，在此期间体温低于调定点温度。由于调定点上移，下丘脑后部产热中枢兴奋加强，骨骼肌出现不随意收缩，并伴有寒冷感觉，发生战栗。战栗开始后，产热过程明显加强，体温逐渐上升，直到体温升高到新的调定点水平后，产热和散热出现新的平衡，战栗终止。

六、论述题

79. 要点：（1）肌肉活动：肌肉活动对能量代谢的影响最为显著。人体在劳动和运动时能量代谢增加同肌肉活动的强度成正比关系。

（2）环境温度：人体在安静时，在 20℃～30℃的环境中能量代谢比较稳定。当环境温度低于 20℃时，代谢率即开始增加，如低于 10℃时，代谢率增加更为显著。这主要是寒冷刺激反射性引起肌肉紧张度增加和战栗，甲状腺素分泌增加。当环境温度为 30℃～45℃时，代谢率增加，可能是因为体内化学反应速度有所增加。

（3）食物特殊动力效应：在进食后刺激机体产热增加的现象称为食物的特殊动力效应。三种营养物质中以蛋白质刺激产热的作用最强。

（4）精神活动：精神紧张状态如烦恼、恐惧或强烈的情绪激动时，机体的耗氧量与产热量显著增加，这可能是由于精神紧张时可出现无意识的肌肉紧张度升高或通过神经－体液调节影响体内代谢过程。

80. 要点：人的体温能在环境温度变化较大的情况下保持相对稳定。除人体根据冷热感觉进行有意识的行为调节外，尚具有自动控制和体温调节的机制。

外界温度变化的信息，主要通过机体皮肤温度感受器和视前区－下丘脑前部的热敏神经元传递到下丘脑体温调节中枢。下丘脑

体温调节中枢，包括调定点在内，属于控制系统，它的传出信息控制着产热器官和散热器官等受控系统的活动，使受控对象——机体体温维持一个稳定水平。来自视前区的温觉信号和外周感受器传入信号在视前区－下丘脑前部进行整合，最后发出冲动控制产热和散热。视前区－下丘脑前部温度感受器起着"调定点"的作用。正常情况下，"调定点"稳定在一定水平（37℃），当中枢温度超过37℃时，热敏神经元放电频率增加，通过相应的神经联系，一方面促进汗腺分泌；另一方面控制下丘脑后部交感神经的活动，交感神经紧张性减弱，皮肤血管扩张，促进体热散失，有利于体温降至正常水平。当体温低于37℃时，机体启动减少散热和增加产热机制，来增加体热，以保持体温恒定。减少散热是通过抑制汗腺分泌和使全身血管收缩来实现的。增加产热主要通过以下三条途径：①战栗产热；②交感神经兴奋产热；③甲状腺激素分泌增加使细胞代谢加强，产热增加。

七、综合思考题

81. 生物体内物质代谢过程中所伴随着的能量释放、转移、贮存和利用，称为能量代谢。能量代谢和物质代谢是新陈代谢的两个方面。新陈代谢又包括合成代谢和分解代谢。机体不断从外界环境中摄取营养物质，合成自身新的物质，同时储存能量，此为合成代谢。机体又不断分解自身旧的物质，将分解产物排出体外，同时释放出能量。因此，物质的变化与能量的转移总是密切联系着的，即能量代谢与物质代谢是相互联系、相互制约的。

82. 汗液为低渗溶液，约含0.2%～0.5%的氯化钠，也有少量尿素和乳酸等。刚由汗腺分泌出来的汗液与血浆等渗，但在流经汗腺管时，其中部分氯化钠被汗腺管重吸收而成为低渗汗液。发汗速度越慢，汗液中氯化钠的浓度越低；发汗速度太快，汗腺管来不及重吸收汗液中的氯化钠，使汗液中氯化钠浓度升高。在高温下大量排汗时，不但丢失大量水分，同时也丢失了大量氯化钠。如果只喝白开水而不适当补充氯化钠，就会使细胞外液钠浓度降低，引起水和电解质紊乱，影响神经系统和骨骼肌等组织的兴奋性，发生"热痉挛"。因此，大量排汗时，饮水中应适当加盐。

83. 人体蒸发散热分为不感蒸发和发汗两种形式。不感蒸发是指体内水分直接透出皮肤和黏膜表面，并在未形成明显的水滴之前就蒸发掉的一种散热方式。身体所有部位的体表都以相同的速率持续性地进行不感蒸发，且不受环境条件的影响，与汗腺活动无关。人体每日以此种方式散失的体液约为1000ml，其中透过皮肤蒸发的约为600～800ml，通过呼吸蒸发的约为200～400ml。临床上，给病人计算补液的总量中，就包括了由不感蒸发丢失的1000ml水分。

84. 发热可分为致热原性发热和非致热原性发热。非致热原性发热可由机体产热过多（如甲状腺机能亢进等）或散热减少（如先天性汗腺缺乏、皮肤大面积烧伤等）所引起。另外，中暑、脑溢血时，因中枢体温调节功能障碍均可引起发热。

大多数发热是由致热原引起的，通常所说的致热原，是指细菌性致热原。发热机制仍不十分清楚，目前多认为细菌所致的发热是由于致热原作于热敏神经元，使后者阈值升高，调定点上移。由于体温低于升高了的调定点，所以体温呈现了一系列正如在冷环境中发生调节体温的反应，产热过程增强，皮下血管收缩，散热减少。同时下丘脑后部寒战中枢兴奋，而引起寒战，结果引起体温升高。

85. 二者的原因和机制均不同。发热是

许多疾病所伴随的共同症状。通常所说的发热是细菌致热原引起的发热，是由于致热原的作用提高了热敏神经元的阈值而使调定点升高，结果产热增加、散热减少而导致体温升高。

中暑为非致热原性发热。它是由于人体在高温环境中劳动过久，体内产生的热量不能及时放散，引起体热过多蓄积。严重者可引起体温调节中枢功能障碍而造成高热。中暑是一种可能危及生命的严重病理状态，必须进行积极的预防和抢救。

第八章 肾脏的排泄功能

一、选择题

(一) A 型题

1. 皮质肾单位的特点是（　　　）
   - A. 入球小动脉口径较出球小动脉粗
   - B. 肾单位的球旁细胞几乎不分泌肾素
   - C. 肾单位数量少
   - D. 髓袢很长
   - E. 占总肾单位约 10% ~ 15%

2. 关于球旁器的叙述正确的是（　　　）
   - A. 是肾脏功能单位
   - B. 由球旁细胞和致密斑组成
   - C. 致密斑受交感神经调节
   - D. 致密斑可感受血液中 NaCl 的含量
   - E. 球旁细胞分泌肾素

3. 肾小球滤过的物质绝大部分的重吸收部位是（　　　）
   - A. 近曲小管
   - B. 髓袢升支
   - C. 髓袢降支
   - D. 远曲小管
   - E. 集合管

4. 血管升压素的主要作用（　　　）
   - A. 减少肾小球滤过率
   - B. 增加远曲小管和集合管对水的通透性
   - C. 促进肾血管收缩、减少肾血流量
   - D. 促进肾小管、集合管对 Na^+ 的重吸收
   - E. 促进远曲小管、集合管的 $Na^+ - H^+$ 交换

5. 肾小球滤过率是指单位时间内（　　　）
   - A. 每侧肾脏生成的滤液量
   - B. 每侧肾脏通过的血浆总量
   - C. 两肾生成的滤液的总量
   - D. 生成的尿总量
   - E. 两肾生成的滤液量与每分钟肾血浆流量的比值

6. 哪一种生物活性物质不是肾脏分泌的（　　　）
   - A. 肾素
   - B. 前列腺素
   - C. 促红细胞生成素
   - D. 醛固酮
   - E. 1，25 - 二羟维生素 D_3

7. 在一定的范围内肾脏的血流量保持恒定主要依靠（　　　）
   - A. 体液调节
   - B. 神经调节
   - C. 自身调节
   - D. 神经 - 体液调节
   - E. 局部体液调节

8. 关于醛固酮的叙述正确的是（　　　）
   - A. 主要是由球旁细胞产生的
   - B. 促进肾小管对 K^+ 的重吸收
   - C. 分泌增多时引起尿量减少
   - D. 其化学本质是一种多肽
   - E. 倾向于升高血液中 K^+ 浓度

9. 近髓肾单位的主要功能是（　　　）
   - A. 主要与尿液生成有关
   - B. 合成、释放肾素
   - C. 浓缩和稀释尿液
   - D. 释放血管升压素

E. 合成醛固酮

10. 促进原尿生成的直接动力是（　　）
    A. 血浆胶体渗透压
    B. 囊内压
    C. 肾小球毛细血管血压
    D. 血浆晶体渗透压
    E. 肾小囊胶体渗透压

11. 下列哪种情况下肾小球滤过率基本保持不变（　　）
    A. 动脉血压在 $6.7 \sim 10.0kPa$ 之间变动
    B. 动脉血压在 $20.7 \sim 27.0kPa$ 之间变动
    C. 动脉血压在 $10.0kPa$ 以下变动
    D. 动脉血压在 $24.0kPa$ 以上变动
    E. 动脉血压在 $10.7 \sim 24.0kPa$ 之间变动

12. 肾小管重吸收能力最强的部位是（　　）
    A. 近曲小管
    B. 远曲小管
    C. 集合管
    D. 髓袢升支
    E. 髓袢降支

13. 与大汗后尿量减少无关的因素是（　　）
    A. 肾血流量减少
    B. 肾小囊胶体渗透压下降
    C. 血管升压素分泌增多
    D. 醛固酮分泌增多
    E. 肾小球有效滤过压下降

14. 与肾小管重吸收葡萄糖有关的离子是（　　）
    A. K^+
    B. Na^+
    C. Cl^-
    D. H^+
    E. NH_3

15. 肾小管滤液的等渗重吸收部位发生在（　　）
    A. 远曲小管
    B. 集合管
    C. 髓袢升支
    D. 近曲小管后段
    E. 近曲小管前段

16. 肾小管进行 $K^+ - Na^+$ 交换的部位主要是（　　）
    A. 远曲小管和集合管
    B. 各段肾小管
    C. 髓袢升支
    D. 近曲小管
    E. 髓袢降支

17. 关于肾小管分泌 K^+ 的论述错误的是（　　）
    A. 主要由远曲小管和集合管分泌
    B. K^+ 的分泌与 Na^+ 的重吸收关系密切
    C. K^+ 的分泌是一种主动转运过程
    D. $K^+ - Na^+$ 交换与 $H^+ - Na^+$ 交换之间存在竞争性抑制
    E. K^+ 的分泌是一种被动转运过程

18. 生理条件下肾素释放的最重要刺激因素是（　　）
    A. 循环血量的变化
    B. 血钠升高
    C. 寒冷
    D. 血浆胶体渗透压
    E. 血浆晶体渗透压

19. 醛固酮的作用是（　　）
    A. 提高远曲小管和集合管对水的通透性
    B. 促进远曲小管和集合管重吸收 Na^+ 和排泄 K^+
    C. 促进近曲小管和集合管重吸收 Na^+ 和排泄 K^+
    D. 促进肾素的分泌

E. 促进远曲小管和集合管重吸收 Na^+ 和排泄 H^+

20. 肾外髓部的高渗梯度由哪种物质的主动重吸收形成( )
    A. NaCl
    B. KCl
    C. 尿素
    D. 肌酐
    E. 尿酸

21. 引起血管升压素释放的有效刺激是( )
    A. 血浆蛋白增多
    B. 血浆蛋白降低
    C. 血浆尿素浓度升高
    D. 血浆 NaCl 浓度升高
    E. 循环血量增多

22. 某物质在肾动脉中有一定浓度而肾静脉中为零，其清除率( )
    A. 等于零
    B. 等于肾小球滤过率
    C. 等于每分肾脏血浆流量
    D. 大于 125ml/min
    E. 小于 125ml/min

23. 能准确地测出肾小球滤过率的主要物质是( )
    A. 肌酐
    B. 菊粉
    C. 果糖
    D. 对氨基马尿酸
    E. 酚红

24. 破坏下丘脑视上核将出现的变化是( )
    A. 尿量增加而且稀释
    B. 尿量增加且浓缩
    C. 尿量减少而且稀释
    D. 尿量减少，且浓缩
    E. 尿量及浓度不变

25. 下列哪种情况尿量减少( )

    A. 尿崩症
    B. 糖尿病
    C. 交感神经兴奋
    D. 动脉血压升高
    E. 静脉注射甘露醇

26. 肾脏球旁器结构中致密斑属于( )
    A. 化学感受器
    B. 渗透压感受器
    C. 容量感受器
    D. 内分泌细胞
    E. 牵张感受器

27. 远曲小管和集合管对水的重吸收主要受哪种激素调节( )
    A. 血管紧张素
    B. 肾上腺素
    C. 糖皮质激素
    D. 醛固酮
    E. 血管升压素

28. 肾脏中尿素最容易通透的部位是( )
    A. 近曲小管
    B. 远曲小管
    C. 髓袢升支
    D. 内髓集合管
    E. 外髓集合管

29. 酸中毒时引起血 K^+ 升高的机制是( )
    A. 碳酸酐酶的活性降低
    B. $NH_3 - Na^+$ 交换过多
    C. $H^+ - Na^+$ 交换过多
    D. 肾小管细胞分泌 K^+ 能力下降
    E. 肾小管滤液中负电荷数目不足

30. 肾小管分泌 H^+ 是在以下哪种酶催化下进行的( )
    A. 转换酶
    B. 羟化酶
    C. 碳酸酐酶

D. 磷酸化酶

E. 过氧化酶

31. 与肾小球滤过率无关的因素是（　　）

A. 有效滤过压

B. 肾血浆流量

C. 滤过膜的面积

D. 滤过膜的通透性

E. 肾内髓部血流量

32. 肾小囊滤液中通常不应含有的成分是（　　）

A. 尿素

B. NaCl

C. KCl

D. 蛋白质

E. 葡萄糖

33. 对肾近曲小管重吸收 Na^+ 的论述错误的是（　　）

A. 主动转运

B. Na^+ 泵大多存在于管腔膜侧

C. 与体内缺 Na^+ 与否无关

D. 可促进葡萄糖重吸收

E. 可促进 Cl^- 的重吸收

34. 接受神经体液调节的部位是（　　）

A. 近曲小管

B. 远曲小管

C. 髓袢降支细段

D. 髓袢升支细段

E. 髓袢降支粗段

35. 水容易通过而 Na^+ 不容易通过的肾小管部位是（　　）

A. 近曲小管

B. 远曲小管

C. 髓袢降支细段

D. 髓袢升支细段

E. 髓袢降支粗段

（二）B 型题

A. 入球小动脉壁

B. 出球小动脉壁

C. 球旁细胞

D. 间质细胞

E. 致密斑

36. 具有分泌肾素功能的细胞是（　　）

37. 能够感受牵张刺激的部位是（　　）

38. 能够感受肾小管液内 Na^+ 浓度的部位是（　　）

39. 能够感受肾小管内滤液流量的部位是（　　）

A. 肾小球有效滤过压下降

B. 血浆胶体渗透压升高

C. 囊内压升高

D. 滤过膜通透性下降

E. 滤过膜总面积减小

40. 静脉注射去甲肾上腺素导致尿量减少的主要原因是（　　）

41. 急性大出血尿量减少的原因是（　　）

42. 尿路结石引起少尿的原因是（　　）

43. 肾小球肾炎引起少尿的主要原因是（　　）

A. 近端小管

B. 髓袢升支细段

C. 髓袢升支粗段

D. 外髓部集合管

E. 内髓部集合管

44. 肾小管滤液主要重吸收部位是（　　）

45. 葡萄糖重吸收的主要部位是（　　）

46. 对尿素通透性较高的部位是（　　）

47. 主动重吸收 Na^+ 和 Cl^- 部位是（　　）

A. 颈动脉窦与主动脉弓压力感受器

B. 左心房容量感受器

C. 下丘脑渗透压感受器

D. 延髓化学感受器

E. 致密斑感受器

48. 动脉血压升高调节血管升压素释放的感受器是(   )

49. 循环血量减少调节血管升压素释放的感受器是(   )

50. 大量饮水调节血管升压素释放的感受器是(   )

51. 大量出汗调节血管升压素释放的感受器是(   )

A. 100ml 以下

B. 100~400ml

C. 1500~2000ml

D. 2000~2500ml

E. 2500ml 以上

52. 正常成年人每昼夜排出的尿量为(   )

53. 多尿是指一昼夜排出尿量为(   )

54. 少尿是指一昼夜排出尿量为(   )

55. 无尿是指一昼夜排出尿量为(   )

（三）C 型题

A. 近曲小管

B. 远曲小管

C. 两者均是

D. 两者均非

56. 滤液重吸收的主要部位是(   )

57. 可调节排出尿量的部位是(   )

A. 水利尿

B. 渗透性利尿

C. 两者均是

D. 两者均非

58. 静脉注射大量生理盐水之后尿量增多(   )

59. 静脉注射大量葡萄糖之后尿量增多(   )

A. 血浆晶体渗透压改变

B. 血容量明显不足

C. 两者均是

D. 两者均非

60. 可调节醛固酮分泌的是(   )

61. 可调节血管升压素的是(   )

A. 主动转运

B. 被动转运

C. 两者均是

D. 两者均非

62. 肾小管对 Na^+ 的重吸收属(   )

63. 肾小管对水的重吸收属(   )

64. 肾小管对葡萄糖的重吸收属(   )

65. 集合管对尿素的重吸收属(   )

（四）X 型题

66. 皮质肾单位的主要特征有(   )

A. 绝大部分分布在肾脏皮质

B. 入球小动脉直径比出球小动脉细

C. 其球旁细胞具有分泌肾素的功能

D. 主要功能是生成尿液

E. 髓袢相对较短

67. 能引起肾素分泌的因素有(   )

A. 循环血量减少

B. 动脉血压降低

C. 肾小管滤液中钠增多

D. 肾小管滤液中钾减少

E. 肾小管滤液中钠减少

68. 肾脏浓缩尿的功能降低可能是(   )

A. 髓袢逆流倍增作用减弱

B. 集合管对水的通透性降低

C. 直小血管血流过快

D. 醛固酮分泌减少

E. 血管升压素分泌减少

69. 近端小管重吸收率降低可能是(   )

A. 有效滤过压减低

B. 肾小管内压升高

C. 囊内压升高

D. 肾小球滤过率减小

E. 有效滤过压升高

70. 与大量饮水引起尿量增多有关的因素是（　　）
    A. 循环血量减少
    B. 血浆胶体渗透压下降
    C. 血管升压素分泌减少
    D. 醛固酮分泌减少
    E. 肾小球有效滤过压增加

71. 下列因素中可使醛固酮分泌减少的是（　　）
    A. 循环血量增加
    B. 血浆中钾浓度下降
    C. 血浆中钠浓度升高
    D. 循环血量减少
    E. 肾小球滤过率增加

72. 促进血管升压素分泌和释放增多的因素有（　　）
    A. 血浆晶体渗透压升高
    B. 血浆胶体渗透压升高
    C. 动脉血压下降
    D. 疼痛刺激
    E. 血管紧张素浓度升高

73. 肾脏对葡萄糖重吸收是（　　）
    A. 继发性主动转运
    B. 原发性主动转运
    C. 与钠离子同向转运
    D. 与钠离子逆向转运
    E. 仅能在近端小管进行

74. 对心房钠尿肽论述正确的是（　　）
    A. 由心房肌细胞合成
    B. 使肾脏血管平滑肌舒张
    C. 增加肾小球滤过率
    D. 抑制血管升压素的分泌
    E. 抑制肾素－血管紧张素－醛固酮系统活动

75. 利用某种物质测定肾小球滤过率，该物质应该（　　）
    A. 在体内不被分解并完全由尿排出

B. 既不被肾小管分泌，又不被重吸收
    C. 能自由通过肾小球滤过膜
    D. 能与血浆蛋白质结合
    E. 既可被肾小管重吸收，又可被分泌

76. 肾脏分泌的生物活性物质包括（　　）
    A. 促红细胞生成素
    B. 肾素
    C. 前列腺素
    D. 肾上腺素
    E. 高活性维生素 D_3

77. 关于肾单位的叙述正确的是（　　）
    A. 肾单位是肾脏结构和功能的基本单位
    B. 由肾小体和肾小管组成
    C. 由肾小球和肾小囊组成
    D. 皮质肾单位数量多
    E. 近髓肾单位入球小动脉口径比出球小动脉粗

78. 肾小球滤过率取决于（　　）
    A. 滤过膜通透性
    B. 滤过面积
    C. 肾小球毛细血管血压
    D. 囊内压
    E. 肾血浆流量

79. 使肾小球滤过率降低的因素有（　　）
    A. 滤过膜增厚
    B. 动脉血压为 15kPa（100mmHg）
    C. 输尿管阻塞
    D. 血浆蛋白浓度明显降低
    E. 肾血浆流量增加

80. 远曲小管的主要功能是（　　）
    A. 约 50% 尿素在此被重吸收
    B. 有分泌 H^+ 的能力
    C. 主动重吸收 Na^+

D. 参与尿量调节

E. 主动重吸收 H^+

81. 下列属于近曲小管的功能特点是（　　）

A. 大部分 Na^+ 在此被重吸收

B. 能够分泌 H^+

C. 主动重吸收葡萄糖

D. 是血管升压素的主要作用部位

E. K^+ 大部分在此被重吸收

82. 有关 K^+ 代谢的叙述正确的是（　　）

A. K^+ 在近曲小管被重吸收

B. K^+ 在远曲小管中被分泌

C. $K^+ - Na^+$ 交换和 $H^+ - Na^+$ 交换呈竞争性抑制

D. 醛固酮分泌增加时，尿中排泄 K^+ 减少

E. 血 K^+ 浓度升高直接刺激醛固酮分泌

83. 集合管的功能特点是（　　）

A. 主动分泌 H_2O

B. 重吸收原尿中的大部分 H_2O

C. 在很大程度上决定尿的最终渗透压

D. 是血管升压素作用的主要部位

E. 醛固酮可促进其对 Na^+ 的主动重吸收

84. 对肾素的论述正确的是（　　）

A. 由球旁细胞分泌

B. 是肾脏分泌的一种激素

C. 使血液中血管紧张素 I 增加

D. 使血液中血管升压素分泌增加

E. 促进远曲小管对水的重吸收

85. 下列对血管升压素的论述正确的是（　　）

A. 由肾上腺皮质球状带分泌

B. 靶细胞是远曲小管和集合管的上皮细胞

C. 促进远曲小管和集合管对水的重吸收

D. 增加远曲小管对 Na^+ 的通透性

E. 促进肾对 Na^+ 的排泄

86. 机体保持水盐平衡主要通过调节（　　）

A. 肾小球滤过

B. 近曲小管重吸收

C. 髓袢重吸收

D. 远曲小管的重吸收和分泌

E. 集合管的重吸收和分泌

87. 与肾小球有效滤过压有关的因素是（　　）

A. 肾小球毛细血管血压

B. 滤液中的胶体渗透压

C. 肾小球囊内压

D. 血浆晶体渗透压

E. 血浆胶体渗透压

88. 肾素 - 血管紧张素 - 醛固酮系统激活时（　　）

A. 醛固酮释放增加

B. 体循环平均压降低

C. 血容量减少

D. 阻力血管紧张性降低

E. 肾脏排 Na^+ 减少

89. 肾小管重吸收的特点包括（　　）

A. 重吸收形式分为主动和被动两种

B. 葡萄糖的重吸收有一定限度

C. 重吸收有选择性

D. Na^+ 主要在近曲小管重吸收

E. K^+ 主要在远曲小管重吸收

90. 参与肾髓质高渗梯度形成和保持的因素有（　　）

A. 髓袢升支粗段对 NaCl 主动重吸收

B. 内髓集合管和髓袢升支细段之间的尿素循环

C. 髓袢升支细段的 NaCl 向周围组织液扩散

D. 近曲小管对 Na^+ 的主动重吸收

E. 肾髓质直小血管的逆流交换作用

91. 静脉注射大量生理盐水引起尿量增多是由于( )

A. 血浆胶体渗透压下降

B. 血浆晶体渗透压下降

C. 血管升压素分泌增多

D. 肾血浆流量增加

E. 血管升压素分泌减少

92. 同近髓肾单位比较皮质肾单位的特点有( )

A. 入球小动脉口径大于出球小动脉

B. 肾小管髓袢较短

C. 球旁细胞含有大量肾素颗粒

D. 肾小体体积较大

E. 其功能主要与尿生成有关

93. 远曲小管和集合管能够分泌的离子有( )

A. K^+

B. Na^+

C. HCO_3^-

D. NH_3

E. H^+

94. 下列不属于渗透性利尿的是( )

A. 饮水尿量多

B. 血浆胶体渗透压下降尿量多

C. 静脉注射葡萄糖尿量多

D. 静脉输入生理盐水尿量多

E. 尿崩症尿量多

95. 血管升压素与醛固酮的区别在于( )

A. 作用的部位不同

B. 分泌部位不同

C. 调节机制不同

D. 作用机制不同

E. 调节的形式不同

96. 增强肾脏尿浓缩功能的因素是( )

A. 蛋白质摄取增加

B. 肾素分泌增加

C. 直小血管血流速度增快

D. 血管升压素分泌增加

E. 醛固酮分泌增加

97. 肾脏血流供应的特点是( )

A. 肾小球血管血压较高

B. 肾小管周围血管血压较低

C. 髓质血流多于皮质

D. 两次毛细血管结构

E. 其血流波动较小

98. 下列属于肾脏功能的是( )

A. 排出大量的代谢终产物

B. 调节水的平衡

C. 调节电解质的平衡

D. 调节动脉血压的平衡

E. 调节醛固酮分泌

99. 肾小管滤液成分与血浆相同的是( )

A. 尿素的含量

B. 蛋白质的含量

C. 葡萄糖的含量

D. K^+ 的含量

E. Na^+ 的含量

100. 对排尿反射过程的论述正确的是( )

A. 其初级反射中枢在脊髓骶段

B. 腹下神经兴奋,尿道内括约肌松弛

C. 盆神经兴奋,膀胱逼尿肌松弛

D. 腹下神经兴奋,膀胱逼尿肌松弛

E. 阴部神经兴奋,尿道外括约肌松弛

二、判断说明题

101. 球旁器主要分布于髓质肾单位，由球旁细胞、间质细胞和致密斑三种特殊细胞群组成。

102. 皮质肾单位入球小动脉的口径比出球小动脉略粗1倍，因此肾小球内血压较高，有利于肾小球的滤过。

103. 血浆中的物质能否通过滤过膜，取决于物质的有效半径。

104. 动脉血压升高，肾小球毛细血管血压升高，肾小球滤过率增加。

105. 葡萄糖的重吸收部位仅限于近曲小管，其他各段均没有重吸收葡萄糖的能力。

106. 肾糖阈愈高，表明肾小管对葡萄糖重吸收能力愈小。

107. 在远曲小管和集合管处，存在着 $H^+ - Na^+$ 和 $K^+ - Na^+$ 交换，两者之间存在着协同作用。

108. 终尿中的 Na^+ 和 K^+，是没有完全重吸收而剩余部分。

109. 髓袢升支粗段主动重吸收 $NaCl$ 和尿素，形成外髓部渗透梯度。

110. 直小血管的逆流交换作用对保持肾髓质高渗状态具有重要作用。

111. 小管液中溶质浓度升高，渗透压增大，对水的重吸收增加，尿量增多。

112. 调节血管升压素合成和释放的有效刺激是血浆胶体渗透压和循环血量以及动脉血压的改变。

113. 血浆晶体渗透压升高和循环血量的降低，可反射性促进血管升压素合成和释放。它们作用的途径相同。

114. 醛固酮具有保 Na^+ 排 K^+ 的作用。

115. 当脊髓受损，初级中枢与大脑皮质失去功能联系时，可出现尿潴留。

三、填空题

116. 机体排泄的四个途径是_____、_____、_____、_____。

117. 肾脏分泌的生物活性物质有_____、_____、_____、_____。

118. 肾脏结构和功能的基本单位是_____。

119. 球旁细胞可分泌_____，它接受_____神经支配。

120. 肾小球滤过的动力是_____；其阻力是_____、_____。

121. 滤过膜由三层结构组成，内层是_____、中层是_____、外层是_____。

122. 影响肾小球滤过的因素有_____、_____、_____。

123. HCO_3^- 的重吸收是以_____形式进行的。

124. 肾小管重吸收的特点有_____、_____、_____。

125. 影响肾小管和集合管重吸收的因素有_____、_____、_____。

126. 血管升压素是由_____合成的，主要生理作用是_____，刺激 AVP 释放的因素是_____和_____。

127. 醛固酮是由_____所分泌的一种激素，主要作用是_____，醛固酮的分泌受_____和_____的调节。

128. 外髓部的高渗梯度主要是由_____所形成的，内髓部的高渗梯度主要是由_____和_____从小管内向组织间液扩散形成的。

129. 直小血管在保持肾髓质高渗状态中的作用是_____、_____。

130. 致密斑感受器存在于_____，其主要功能是_____。

131. 肾脏血流自身调节的范围为

_____。

132. 近端小管的重吸收率与肾小球滤过呈比例重吸收现象称为_____。

133. 排尿反射的初级中枢在_____。

134. 肾小管滤液中的葡萄糖重吸收的主要部位是_____。

135. 远曲小管和集合管主要分泌的物质有_____、_____、_____。

136. 大量饮水引起的血管升压素分泌减少主要通过的感受器是_____。

137. 醛固酮分泌、释放的部位在_____，血管升压素分泌、释放的部位在_____。

138. 肾小球滤过平衡移向出球小动脉侧，其滤液生成量会_____。

139. 机体中主要影响肾小管钠、钾重吸收的激素是_____，影响水的重吸收的激素是_____。

140. 大量出汗后尿量减少的主要原因是_____。尿崩症是由于_____分泌异常所致。

四、名词解释

141. 排泄

142. 肾小球滤过率

143. 滤过分数

144. 有效滤过压

145. 肾素

146. 球－管平衡

147. 渗透性利尿

148. 水利尿

149. 肾糖阈

150. 血浆清除率

151. 排尿反射

152. 滤过平衡

153. 管－球反馈

五、简答题

154. 简述血管升压素。

155. 简述血浆清除率及其意义。

156. 简述球旁器及其生理作用。

157. 简述皮质肾单位和近髓肾单位有何区别。

158. 简述尿生成的基本过程。

六、论述题

159. 试述影响尿生成的因素及其机制？

160. 试述血管升压素生理作用及其分泌调节。

161. 试述醛固酮的生理作用及分泌调节。

162. 试述机体失水后肾脏如何进行调节至正常。

七、综合思考题

163. 吸收与重吸收有什么不同？

164. 如何从物质的终尿浓度与血浆浓度的比率来判断物质的重吸收多少？

165. 何谓 H^+-Na^+ 交换和 K^+-Na^+ 交换？这两种交换竞争抑制在酸中毒和碱中毒时可导致什么后果？

166. 腰脊髓完全横断的人，有排尿活动吗？

167. 失血性休克为何尿量减少？

168. 电刺激家兔迷走神经外周段，尿量有何变化？为什么？

169. 大量出汗引起尿量减少，其原因何在？

参考答案

一、选择题

（一）A 型题

1. A 皮质肾单位的主要功能是生成尿液，尿液的生成需要较高的有效滤过压，而皮质肾单位的入球小动脉口径较出球小动脉粗，可产生较高的肾小球内血压，有利于肾小球的滤过。

2. E　球旁器由球旁细胞、间质细胞和致密斑三种特殊细胞群组成。球旁细胞分泌肾素。

3. A　肾小管各段均有重吸收的功能，其中近曲小管重吸收的量占全部重吸收量的70%左右，并且始终是恒定的，又称为球－管平衡。

4. B　血管升压素对肾小球的滤过基本没有影响，对无机盐的重吸收和对远曲小管、集合管的 $Na^+ － H^+$ 交换也没有明显的影响。其主要作用是增加远曲小管和集合管对水的通透性，促进水的重吸收。

5. C　肾小球滤过率是指单位时间内两肾生成的滤液总量，而不是一侧肾脏的滤液生成量，更不是生成尿液的总量。

6. D　醛固酮是由肾上腺皮质球状带所分泌的，与肾脏的内分泌功能没有直接关系。

7. C　在一定范围内肾脏的血流量保持恒定，主要是由于肾脏血管壁平滑肌内存在着牵张感受器，该感受器随着血压的变化其兴奋性也随着改变，进而调节着肾脏的血流量，在除掉肾脏的神经和将肾脏离体之后此种现象仍然存在，因此认为是一种肌源性的自身调节。

8. C　醛固酮有保 Na^+ 排 K^+ 作用。分泌增多时引起尿量减少。

9. C　近髓肾单位体积较大，入球小动脉和出球小动脉口径无明显差异甚至更细等特点，决定了其在尿的浓缩和稀释过程中起重要作用。

10. C　肾小球滤过的动力是有效滤过压。有效滤过压是由两方面、三种力量共同形成的，其中促进滤出的力量只有肾小球毛细血管血压。所以肾小球毛细血管血压就是滤过的直接动力。

11. E　动脉血压在 10.7 ~ 24.0kPa 之间

变动，自身调节发挥作用，保持肾血流量的相对恒定，肾小球滤过率基本不变。

12. A　近曲小管上皮细胞的管腔膜上有大量的微绒毛，所形成的刷状缘大大地增加了重吸收的面积。因此与其他部位的肾小管比较近曲小管重吸收的能力最强。

13. B　大汗后，主要丢失水分及无机盐，不影响胶体物质（蛋白质），所以肾小囊胶体渗透压下降与大汗后尿量减少无关。

14. B　葡萄糖的重吸收是借助于 Na^+ 的主动重吸收实现的，是继发性主动转运过程。小管细胞侧膜钠泵将细胞内的 Na^+ 转运到细胞外，首先造成细胞内 Na^+ 的浓度下降，小管腔内的 Na^+ 基于膜两侧的浓度差经易化扩散进入细胞，而葡萄糖伴随 Na^+ 协同转运进入细胞内。

15. D　因为近曲小管后段 Na^+ 重吸收主要与 Cl^- 一起进行，水则随着 NaCl 等溶质重吸收而被重吸收，因此，该段小管液与血浆渗透压相同，是等渗重吸收。

16. A　虽然 K^+ 在近端小管被大量重吸收，但是根据机体内环境的需要，在醛固酮的作用下 $K^+ － Na^+$ 交换主要在远曲小管和集合管进行。

17. C　K^+ 的分泌是一种被动分泌过程。一般认为 Na^+ 的主动重吸收建立管内外电位差，K^+ 依此电位差被动扩散入管腔内。

18. A　血压下降、致密斑兴奋以及交感神经兴奋等刺激时，由球旁细胞分泌和释放肾素。所以循环血量的改变是调节肾素释放的重要因素之一。

19. B　醛固酮的作用可概括为：保 Na^+ 排 K^+。即促进远曲小管和集合管重吸收 Na^+ 和排泄 K^+。

20. A　肾髓质高渗梯度外髓部主要由 NaCl 主动重吸收形成；内髓主要由 NaCl、尿素形成。

21. D　血管升压素释放的有效刺激因素众多，但是在正常状态下血浆晶体渗透压的变化作用最为明显，因为血浆晶体渗透压主要取决于 NaCl 量的多少，所以 NaCl 是主要的刺激因素。而尿素由于可易化扩散进入细胞则不影响晶体渗透压。

22. C　某物质在肾动脉中有一定浓度而肾静脉中为零，表明该物质在经过肾循环一次后通过滤过和分泌可以完全被清除掉，所以该物质的血浆清除率即为每分钟通过肾脏的血浆流量。

23. B　因为菊粉进入体内不被分解，完全从尿中排出。而且只从肾小球滤过，又不被肾小管重吸收和分泌，所以它的血浆清除率就是肾小球滤过率。

24. A　下丘脑视上核是血管升压素分泌、释放的部位，破坏该处后血管升压素释放量减少。血管升压素不但增强肾小管、集合管对水的通透，促进水的重吸收，而且能提高内髓部集合管对尿素的通透性，以加强内髓部高渗区的建立，有利于尿液浓缩。

25. C　交感神经在肾小球和肾小管均有分布，兴奋时入球小动脉收缩，进入肾小球的血流减少，有效滤过压下降而滤过率降低；同时还可以增加近端小管和髓袢上皮细胞对 Na^+、Cl^- 和水的重吸收；此外交感神经兴奋时肾素 - 血管紧张素 - 醛固酮系统活动增强，从而促进了肾小管对 Na^+、Cl^- 和水的重吸收，使尿量减少。

26. A　致密斑位于远曲小管起始部，由高柱状上皮细胞构成，贴近入球小动脉球旁细胞处呈斑状隆起，可感受远曲小管内 NaCl 含量及液体流量的变化，属化学感受器。

27. E　血管升压素与远曲小管和集合管上皮细胞膜受体结合后，通过 cAMP 激活蛋白激酶 A，进而使含水通道蛋白小泡向管腔膜上镶嵌，并使水通道开放，从而提高管腔膜对水的通透性。

28. D　血浆中血管升压素增多时可增强内髓部集合管对尿素的通透性，但是对肾小管其他部位该作用不明显。

29. C　肾小管和集合管所分泌的 H^+、K^+ 和 NH_3 均通过与 Na^+ 交换形式进行，在 $H^+ - Na^+$ 交换与 $K^+ - Na^+$ 交换之间存在着竞争性抑制的现象。酸中毒时因为机体内 H^+ 量增多，分泌到肾小管和集合管的 H^+ 量也增加，$H^+ - Na^+$ 交换过程增强而抑制了 $K^+ - Na^+$ 交换，使 K^+ 的排出减少，导致高血 K^+ 症的产生。

30. C　来自肾小管上皮细胞内的 CO_2 和 H_2O，在碳酸酐酶的催化下生成 H_2CO_3，随即在细胞内解离为 H^+ 和 HCO_3^-，H^+ 由细胞内被分泌到小管液中。

31. E　因为肾皮质的血流量约占肾全部血流量的 94%，仅有 5% ~ 6% 分布在外髓部，其余不到 1% 分布到内髓部，肾血流量多指肾皮质而言。所以内髓部血流量对肾小球滤过率无影响。

32. D　滤过膜是肾小球毛细血管内的血液与肾小囊中超滤液之间的隔膜，滤过膜存在机械屏障和电学屏障，分子大且带负电荷的物质不能滤入到肾小囊滤液中，如蛋白质。

33. B　目前对于近曲小管的重吸收 Na^+ 的机制仍以"泵 - 漏"学说加以说明。该学说认为 Na^+ 泵大多存在于小管细胞基底膜或侧膜，首先由基底膜和侧膜上的 Na^+ 泵将细胞内 Na^+ 主动转运到膜外，造成膜内外 Na^+ 的浓度差，而小管腔中的 Na^+ 易化扩散进入膜内。

34. B　由于近曲小管、髓袢降支与髓袢升支的重吸收均属于不可调性重吸收，只有远曲小管和集合管接受神经和体液的调节。

35. C　髓袢降支细段对水有良好的通透性，对 Na^+ 不易通透。

（二）B 型题

36. C　球旁细胞分泌肾素。球旁细胞位于入球小动脉中膜内。

37. A　入球小动脉处存在牵张感受器，能够感受牵张刺激。

38. E　能够感受肾小管滤液中 Na^+ 的刺激，进而引起肾素释放增加的化学感受器是球旁器的致密斑。

39. E　致密斑除了能够感受肾小管滤液中 Na^+ 的含量变化外，同时还可以感受小管内滤液流量的变化，并将其信息传递给球旁细胞，影响肾素的分泌。

40. A　去甲肾上腺素具有强烈的收缩小动脉的作用，由于肾小体血管球的收缩，使之血流量减少，肾小球有效滤过压明显降低，因此尿量减少。

41. A　急性失血引起肾血流量减少，肾毛细血管血压下降，有效滤过压明显降低而使滤过率减少。

42. C　尿路结石特别是输尿管以上的部位发生结石时，可阻塞输尿管而导致阻塞以上部位压力上升，最终其压力直抵肾小囊，使肾小囊内压升高致使有效滤过压下降。

43. E　肾小球肾炎时由于肿胀等病理改变使血管腔狭窄以至完全闭塞，肾小球血流减少或停止，肾小球的滤过总面积急剧减少，因此滤过率下降而尿少。

44. A　近端小管重吸收量始终是滤过率的 65% ~ 70%，重吸收的物质种类多，如多种离子、葡萄糖、氨基酸等，是肾小管滤液的主要重吸收部位。

45. A　葡萄糖的重吸收主要在近端小管，特别在近曲小管中进行。其他各段小管均没有重吸收葡萄糖的能力。因此，如果在近端小管以后的小管液中仍有葡萄糖，则终尿中可出现葡萄糖。

46. E　内髓部集合管对尿素的通透性良好。

47. C　肾小管对 Cl^- 主动重吸收的部位，仅限髓袢升支粗段处。在此部位 Cl^- 和 Na^+、K^+ 由同一个载体，以同向转运模式进行继发性主动重吸收。余部肾小管对 Cl^- 的重吸收均伴随着 Na^+ 的主动重吸收而被动重吸收。

48. A　动脉血压升高可刺激颈动脉窦与主动脉弓压力感受器，反射性地抑制血管升压素的释放，减少肾小管、集合管对水的重吸收，以排出更多的液体量，通过减少血容量以降压。

49. B　循环血量减少时，对心房和肺静脉处的容量感受器刺激减弱，降低了通过迷走神经对血管升压素分泌、释放的抑制，使血浆中血管升压素浓度升高，进而促进肾小管和集合管对水的重吸收，以恢复血容量，升高血压。

50. C　大量饮清水时，血浆被稀释使血浆晶体渗透压下降，下丘脑渗透压感受器的兴奋性降低，血管升压素分泌和释放减少，而引起多尿。

51. C　大量出汗后，机体失水多于盐的丢失，所以血浆晶体渗透压升高，刺激下丘脑渗透压感受器使其兴奋性增强，血管升压素分泌和释放增多，而引起尿量减少。

52. C　正常成人一昼夜排尿量为 1500 ~ 2000ml。

53. E　多尿指一昼夜排尿量在 2500ml 以上。

54. B　由于每天机体的代谢产生的终产物，特别是蛋白质代谢产生的非蛋白氮等必须经过肾脏排出。而且每天所产生的非蛋白氮等物质必须溶解于 500ml 以上容积的水中方可排净。因此每昼夜 100 ~ 400ml 的尿量难以满足将终产物完全排出的要求，所以称为少尿。

55. A　无尿指一昼夜尿量少于 100ml。

（三）C 型题

56. A　同 44 题。

57. B　远曲小管上的水通道可接受抗利尿激素的调节，从而调节排出尿量。

58. D　水利尿是指大量饮水之后，血浆晶体渗透压降低，抑制了下丘脑视上核与室旁核血管升压素的分泌、释放，导致肾小管和集合管对水的重吸收减少而引起的利尿现象；渗透性利尿则是指肾小管中某种溶质增多不能够被重吸收或不能够完全被吸收，在小管中形成高渗透压，对抗肾小管对水的重吸收。当该物质被排出体外时伴随着大量水分排出而引起利尿现象。生理盐水是等渗溶液，既不能升高晶体渗透压，也不能提高肾小管溶质浓度。所以引起的利尿作用均不属于上述的利尿作用。

59. B　肾小管对葡萄糖的重吸收是具有一定限度的，大量注射葡萄糖后肾小管液中的葡萄糖浓度升高，当超过肾小管重吸收的能力时，部分葡萄糖则被排出体外。由于葡萄糖是大分子物质，大量的水分将伴随其被排出，因此引起渗透性利尿。

60. B　各种原因引起血容量不足都将导致血压的下降，从而直接或可以间接刺激球旁细胞释放肾素，由于肾素释放增加使肾素 - 血管紧张素 - 醛固酮系统的活动增强，进而调节着醛固酮的分泌。

61. C　血管升压素合成和释放的有效刺激是血浆晶体渗透压的增高和循环血量的减少。

62. C　Na^+ 的重吸收依据部位不同既有主动转运又有被动转运过程。在近曲小管和远曲小管以及集合管对 Na^+ 的重吸收均属于主动转运过程。但在髓袢升支细段由于小管内 Na^+ 的浓度高于管外，小管内 Na^+ 被动扩散到管外；在近端小管的后半部分由于 Cl^- 顺浓度梯度经细胞旁路进入管周组织中，使细胞间隙的负电荷急剧增多，带有正电荷的

Na^+ 顺着电位梯度经细胞旁路而被动重吸收。

63. B　水完全是随着溶质的重吸收而被动重吸收。

64. A　萄萄糖的重吸收借助 Na^+ 主动重吸收而转运，属于继发性主动转运。

65. B　小管液进入内髓部集合管时尿素的浓度已经达到了较高的程度，并高于组织间隙，同时管壁对尿素通透性高，尿素在浓度差驱使下由管内向管外扩散，所以是被动性转运过程。

（四）X 型题

66. A、C、D、E　人体皮质肾单位的主要功能是生成尿液。其数目约占肾单位总数的 85% ~ 90%，肾小球体积较大，入球小动脉直径比出球小动脉粗，出球小动脉进一步分为毛细血管后几乎全部分布在皮质肾小管周围，其髓袢较短，球旁细胞含有大量肾素颗粒，某些刺激可以引起肾素的分泌、释放。

67. A、B、E　当循环血量减少、动脉血压降低时，对入球小动脉壁牵张感受器刺激减弱；或肾小管滤液中钠离子浓度和小管内滤液流量减少时，激活了致密斑感受器；以及交感神经兴奋均可以引起球旁细胞的肾素分泌和释放。

68. A、B、C、E　尿的浓缩条件，首先必须有肾髓质的高渗区的存在，而高渗区的形成是由髓袢的逆流倍增作用建立的。其中直小血管通过逆流系统不断地将多余的水分携带出高渗区，以维持着高渗区的高渗梯度。外髓部高渗梯度的建立主要是髓袢升支粗段 Na^+ 和 Cl^- 主动重吸收；而内髓部的高渗梯度则是在血管升压素的作用下，提高了内髓部集合管对尿素的通透性，由集合管内尿素和髓袢升支 Na^+、Cl^- 被动扩散共同建立的。此外，小管液在通过贯穿肾髓质高渗区集合管过程中，集合管对水的通透性直接

决定了重吸收的量。所以髓袢逆流倍增作用减弱、集合管对水的通透性降低、直小血管血流过快以及血管升压素分泌减少均使肾脏的尿浓缩功能降低。

69. A、B、C、D　近端肾小管重吸收率降低可分为肾小球滤过和肾小管重吸收功能的改变两方面原因。肾小管内压和囊内压升高直接使有效滤过压减低，肾小球滤过率减少，由于肾小球滤过率的减少进而使近端小管重吸收率下降。

70. B、C、D、E　因为大量饮水会使循环血量增多，血液被稀释，使血浆晶体渗透压和胶体渗透压均降低。血浆晶体渗透压降低是引起血管升压素分泌、释放减少的直接因素，而血管升压素释放减少则是尿量增多的直接原因。其次血浆胶体渗透压下降会引起有效滤过压的升高，滤液生成增多，也是尿量增多的一个因素。此外，循环血量的增多既可以通过心肺容量感受器抑制血管升压素的释放，也可以通过抑制肾素－血管紧张素－醛固酮系统活动，减少肾小管对水和 Na^+、Cl^- 重吸收，而使尿量增多。

71. A、B、C　影响醛固酮分泌的因素主要是循环血量和血浆中 Na^+ 和 K^+ 浓度的变化。当血容量增多血压升高时，可通过刺激入球小动脉牵张感受器和致密斑感受器以抑制球旁细胞肾素的分泌、释放，进而抑制醛固酮分泌。因为醛固酮具有保 Na^+ 排 K^+ 的作用，所以当血浆中 K^+ 浓度下降或 Na^+ 浓度升高时，则反馈性地抑制醛固酮分泌。

72. A、C、D　促进血管升压素分泌和释放增多的因素除了受血浆晶体渗透压升高、循环血容量下降以及动脉血压降低等因素影响外，手术、伤害性刺激等也引起其分泌、释放增多。

73. A、C、E　葡萄糖的重吸收仅限于近端小管处。首先是由肾小管细胞基膜或侧膜上的钠泵将细胞内的钠转运到间隙或基底膜侧，造成膜内外钠的浓度差。进而管腔内葡萄糖伴随着钠的易化扩散一起进入膜内。因此，葡萄糖的重吸收是继发性、同向主动转运。

74. A、B、C、D、E　心房钠尿肽是由心房肌细胞合成、释放的激素。与集合管上皮细胞相应受体结合激活鸟苷酸环化酶，通过 cGMP 含量增加抑制管腔膜上钠通道开放，减少钠的重吸收；使入球小动脉扩张，血流增加而使滤液生成增多；并具有抑制肾素－血管紧张素－醛固酮系统活动以及抑制血管升压素分泌的功能。因此具有强大的利水、利钠的作用。

75. A、B、C　测定肾小球滤过率利用的是肾血浆清除率的原理，即两侧肾脏在单位时间内能将多少毫升血浆中所含的某种物质完全清除掉。因此，该物质必须是完全自由地被肾小球滤过，而且该物质在肾小管内既不能被重吸收也不能被分泌。由于蛋白质不能通过滤过膜，所以该物质也不能与血浆蛋白质结合。

76. A、B、C、E　肾脏能够分泌多种生物活性物质，其中包括促红细胞生成素、肾素、前列腺素以及高活性维生素 D_3 等。当肾皮质小管管周细胞在缺氧时促红细胞生成素分泌增多；循环血量减少可经牵张感受器、肾小球滤过量和滤液中钠浓度下降可经致密斑促进球旁细胞肾素释放增多；肾脏的 1α-羟化酶可催化 $1,25-(OH)_2-D_3$ 变成高活性维生素 D_3；并且肾脏本身可以合成前列腺素，作为一种局部激素以调节肾脏的某些功能。

77. A、B、D、E　肾单位是肾脏结构和功能的基本单位，肾单位的结构是由肾小体和肾小管组成。肾小体又分为肾小球和肾小囊，肾小管由近曲小管、髓袢、远曲小管组成。肾单位根据其肾小体存在的部位可分为皮质肾单位和近髓肾单位，其中皮质肾单位具有数量多、入球小动脉口径比出球小动脉粗等特点，而近髓肾单位则不具有类似特点。

78. A、B、C、D、E 肾小球滤过率取决于滤过膜的状态、肾小球有效滤过压和肾血浆流量。滤过膜的状态包括滤过膜通透性、滤过膜面积；有效滤过压包括肾小球毛细血管血压、血浆胶体渗透压和囊内压。所以上述五项均与肾小球滤过率有关。

79. A、C 影响肾小球滤过率的主要因素是滤过膜的状态、肾小球有效滤过压和肾血浆流量。当滤过膜增厚则滤过膜通透性下降，输尿管阻塞最终导致囊内压升高而使有效滤过压降低，两者均使肾小球滤过率降低。

80. B、C、D 远曲小管的重吸收功能受神经和体液调节，因此该处重吸收量和排出量的多少是依据机体情况而定。由于该部上皮细胞间隙的紧密连接对 Na^+ 通透性低，回漏入小管腔的 Na^+ 较少，管内外电位差增大，因此在此 Na^+ 的重吸收是逆浓度差主动转运。因远曲小管对尿素缺乏通透性，尿素在此是不能被吸收的。并且小管管腔膜上有 H^+ 的泵存在，可将细胞内的 H^+ 泵入小管腔内，以完成 H^+ 的分泌。

81. A、B、C、E 近曲小管具有很强的重吸收能力，滤液中 65% ~70% 的 Na^+、Cl^-、K^+ 和 H_2O 等均在近曲小管被重吸收，并且不受神经体液因素的影响，即为定比重吸收。葡萄糖则 100% 在此主动被重吸收；部分 H^+ 在此通过肾小管 $H^+ - Na^+$ 交换分泌，促使 Na^+ 的重吸收。

82. A、B、C、E 肾小管滤液中的 K^+ 在近曲小管大部分被重吸收后，根据机体的需要在远曲小管和集合管以 $K^+ - Na^+$ 交换形式进行分泌，并且与 $H^+ - Na^+$ 交换之间呈现竞争性抑制现象。醛固酮具有保 Na^+ 排 K^+ 的作用，同时血浆中 K^+、Na^+ 的浓度变化又影响着醛固酮的分泌，其中高血 K^+ 比高血 Na^+ 的对醛固酮分泌刺激作用更明显。

83. C、D、E 远曲小管和集合管的功能直接接受神经体液的调节，因此该部位的功能状态直接影响着终尿的量和渗透压，血管升压素可使集合管对水的通透性增强，促进水的重吸收而影响终尿的渗透压；醛固酮可促进集合管中的 $H^+ - Na^+$ 和 $K^+ - Na^+$ 交换以促进 Na^+ 的主动重吸收。

84. A、B、C 肾素是由肾脏球旁细胞分泌的一种激素，具有激活血浆中血管紧张素原转变为血管紧张素 I 的作用，进而在转换酶的作用下，血管紧张素 I 转变为血管紧张素 II，后者具有促进醛固酮分泌的作用。

85. B、C 血管升压素是由下丘脑视上核和室旁核分泌，经血运与远曲小管和集合管上皮细胞管周膜的 V_2 受体结合，通过 cAMP 进一步激活蛋白激酶 A 后，促进含水通道蛋白小泡向管腔膜上镶嵌，并促进水通道开放，提高管腔膜对水的通透性，以促进远曲小管和集合管对水的重吸收。但对无机盐类的重吸收影响不大。

86. D、E 由于肾近曲小管属于定比重吸收，髓袢重吸收功能与近曲小管相似，基本上不受神经体液因素的影响，所以对体内水盐代谢的影响较小。远曲小管和集合管的重吸收和分泌直接受体液和神经因素的影响，因此是机体保持水盐平衡的主要调节部位。

87. A、C、E 肾小球有效滤过压主要由肾小球毛细血管血压、血浆胶体渗透压和囊内压构成。其中肾小球毛细血管血压是唯一的滤过动力，而血浆胶体渗透压和囊内压则是对抗滤过的力量。由于滤过膜不能透过蛋白质，故滤液中无构成胶体渗透压的基础；晶体物质则自由通过滤过膜，对有效滤过压不构成影响。

88. A、E 肾素 - 血管紧张素 - 醛固酮系统激活时，血中血管紧张素、醛固酮的浓度均上升。血管紧张素主要作用之一是使小动脉收缩，外周阻力增加而升高血压；醛固酮的作用是促进远曲小管和集合管的 H^+ - Na^+ 和 K^+ - Na^+ 交换，以促进 Na^+ 的重吸收，同时 Cl^- 和 H_2O 的重吸收增加，血容量及血压也将上升。

89. A、B、C、D 肾小管重吸收的形式虽然很多，但根据在物质转运过程中是否消耗能量可分为主动和被动转运两种。并且其重吸收物质的质与量是依据体内需要而进行选择性重吸收，特别在远曲小管和集合管更是如此。在重吸收的能力上以近曲小管为最，滤液中 70% 左右的水、Na^+ 和 K^+ 以及 100% 的糖均在此被重吸收。但是由于近曲小管管腔膜上葡萄糖的载体数目所限，因此对葡萄糖的重吸收有一定限度。

90. A、B、C、E 外髓部的高渗梯度主要通过髓袢升支粗段对 Na^+ 和 Cl^- 主动重吸收而建立；而内髓部的高渗梯度建立，则由髓袢升支细段内的 NaCl 向组织间液扩散，以及尿素再循环共同完成。其中直小血管通过逆流系统，以逆流交换形式不断地将多余的水分携带出高渗区，以维持着高渗区的高渗梯度。

91. A、D、E 静脉注射大量生理盐水时，一方面肾血浆流量增加、血浆胶体渗透压下降，使有效滤过压升高；另一方面由于血浆容量增加后刺激了心肺容量感受器，反射性抑制了血管升压素的分泌和释放，从而使肾小管对水的重吸收减少而引起多尿。

92. A、B、C、D、E 肾单位按肾小体所在的部位不同，分为皮质肾单位（肾小体分布于皮质外、中层）和近髓肾单位（肾小体分布于内皮质层）。皮质肾单位数量多，约占肾单位总数的 85% ~ 90%，具有 A、B、C、D、E 五项特点。

93. A、D、E 远曲小管和集合管可分泌 K^+、H^+、NH_3。

94. A、B、D、E 渗透性利尿是指小管液溶质浓度升高，渗透压增大对抗肾小管重吸收水分所引起尿量增多的现象。上述引起尿量增多的因素中除了葡萄糖引起的利尿之外均为影响肾小球有效滤过压和血管升压素分泌异常所致。

95. B、C、D 血管升压素和醛固酮两者的作用部位均在远曲小管和集合管。但是血管升压素是由下丘脑分泌，与靶细胞受体结合后主要影响水通道蛋白以改变对水的重吸收，其调节是以晶体渗透压、血容量和血压的改变为基础；醛固酮是由肾上腺皮质分泌，与靶细胞受体结合后主要是改变钠通道状态及钠泵的活动，增强钠的重吸收和钾的排出。其分泌调节是以肾素 - 血管紧张素 - 醛固酮系统和血浆中钠、钾的浓度为基础，但调节形式都属于神经 - 体液性调节。

96. A、D 尿的浓缩与稀释有赖于肾髓质高渗梯度状态。肾脏高渗梯度的建立是由外髓部髓袢升支粗段 Na^+、Cl^- 主动重吸收和内髓部的髓袢升支细段的 NaCl 向组织间液被动扩散，以及尿素再循环共同完成的。在此过程中血管升压素具有促进内髓部集合管对尿素通透性的作用，有利于尿素进入内髓部组织间液，提高间液高渗梯度。而尿素是蛋白质代谢的终末产物，蛋白质摄取量减少，血中尿素含量下降，影响内髓部高渗区的建立与维持。直小血管通过逆流系统，以逆流交换形式不断地将髓质组织间液多余的水分携带出去，直小血管血流加快将过多地带走内髓部组织间液中的溶质，不利于高渗梯度的维持。

97. A、B、D、E 肾动脉由腹主动脉垂直分出，血管较短，压力较其他部位高，并且肾脏血流绝大部分分布在皮质，进入髓质的血液仅是皮质的 1% ~ 5% 左右。入球小动脉进入肾小体后分为多支毛细血管网，后者汇集成出球小动脉离开肾小体。出球小动脉再次分成毛细血管网缠绕于肾小管和集合管周围。在肾小管和集合管周围的血管由于大量液体被滤出则内压较低，而胶体渗透压较高。由于肾脏血管壁有牵张感受器的自身调节机制存在，因此肾脏血流波动较小。

98. A、B、C 机体的排泄器官中肾脏排出的物种最多、量最大。并且可根据机体的需要有选择性地保留或排出某些电解质、水分等。因此肾脏在调节机体水盐、电解质及酸碱平衡中均起到重要作用。

99. A、C、D、E 上述除了蛋白质外，其余的血浆中物质均可透过滤过膜的电学、机械屏障，作为超滤液进入肾小囊。

100. A、D 排尿是一种反射活动。其初级反射中枢在脊髓骶段，并受高级中枢控制。支配膀胱逼尿肌的神经分别为盆神经和腹下神经。盆神经中含有副交感神经纤维，兴奋时使膀胱逼尿肌收缩，尿道内括约肌松弛，促进排尿；腹下神经属于交感神经，兴奋时使膀胱逼尿肌松弛，尿道内括约肌收缩，从而阻止排尿。另外，支配到外括约肌上的阴部神经属于躯体神经，兴奋时使尿道外括约肌收缩以阻止尿的排出。

二、判断说明题

101. 错误。球旁器主要分布于皮质肾单位，由球旁细胞、间质细胞和致密斑三种特殊细胞群组成。

102. 正确。

103. 错误。血浆中的物质通过滤过膜时，既受滤过膜机械屏障的影响，又受电学屏障状态的控制。

104. 错误。动脉血压变动于 $10.7 \sim 24.0$ kPa 范围时，入球小动脉的口径能随着血压的波动而发生相应的变化，肾小球毛细血管血压维持相对稳定，肾小球滤过率保持不变。

105. 正确。

106. 错误。肾糖阈愈高，表明肾小管对葡萄糖重吸收能力愈大。

107. 错误。在远曲小管和集合管处，存在着 $H^+ - Na^+$ 和 $K^+ - Na^+$ 交换，两者之间存在着竞争抑制作用。

108. 错误。终尿中的 Na^+ 是没有完全重吸收而剩余部分；终尿中的 K^+ 是由远曲小管和集合管所分泌的。

109. 错误。髓袢升支粗段主动重吸收 $NaCl$，而对水不易通透，形成外髓部渗透梯度。

110. 正确。

111. 错误。小管液中溶质浓度升高，渗透压增大，对水的重吸收减少，尿量增多。

112. 错误。调节血管升压素合成和释放的有效刺激是血浆晶体渗透压和循环血量以及动脉血压的改变。

113. 错误。血浆晶体渗透压升高和循环血量的降低，可反射性促进血管升压素合成和释放。它们作用的途径不同。

114. 正确。

115. 错误。当脊髓受损，初级中枢与大脑皮质失去功能联系时，可出现尿失禁。

三、填空题

116. 呼吸器官 消化道 皮肤 肾脏

117. 肾素 促红细胞生成素 前列腺素 羟化维生素 D_3

118. 肾单位

119. 肾素 交感

120. 肾小球毛细血管血压 血浆胶体渗透压 囊内压

121. 肾小球毛细血管内皮细胞层 基膜 肾小囊脏层上皮细胞

122. 滤过膜通透性和滤过面积 有效滤过压 肾血流量

123. CO_2

124. 重吸收的选择性　不同部位肾小管的重吸收功能不同　重吸收的有限性

125. 小管液中溶质的浓度　肾小球滤过率　肾小管上皮细胞的功能

126. 下丘脑视上核和室旁核　促进水的重吸收，使尿液浓缩，尿量减少　血浆晶体渗透压变化　循环血量

127. 肾上腺皮质球状带　促进远曲小管和集合管对 Na^+ 的主动重吸收和 K^+ 的分泌　肾素－血管紧张素－醛固酮系统　血 K^+、Na^+ 的浓度

128. 髓袢升支粗段的 NaCl 重吸收　尿素　NaCl

129. 使肾髓质的溶质（NaCl）或尿素不至被血流大量带走　可将重吸收进入髓质组织间液的水分送回体循环，不至于髓质内有过多的水

130. 远曲小管管壁　感受滤液中钠的含量与滤液的流量

131. $10.7 \sim 24.0kPa$

132. 球－管平衡

133. 脊髓骶段

134. 近端小管

135. K^+　H^+　NH_3

136. 渗透压感受器

137. 肾上腺皮质球状带　下丘脑视上核和室旁核

138. 增多

139. 醛固酮　血管升压素

140. 血管升压素分泌释放增多　血管升压素

四、名词解释

141. 排泄指机体把新陈代谢过程中所产生的代谢终产物，以及摄入体内过量的有用物质和药物、异物等，经由血液循环的运输，从不同途径排出体外的生理过程。

142. 单位时间内两肾生成的超滤液量称为肾小球滤过率，体表面积为 $1.73m^2$ 的正常成人平均为125ml/min。是测定肾小球滤过功能的一项重要指标。

143. 肾小球滤过率与每分钟肾血浆流量的比值称为滤过分数。正常人滤过分数为19%。是测定肾小球滤过功能重要指标之一。

144. 是肾小球滤过作用的动力，即实际有效的推动力量。有效滤过压的高低取决于：肾小球毛细血管血压与血浆胶体渗透压和囊内压之差。有效滤过压＝肾小球毛细血管血压－（血浆胶体渗透压＋囊内压）

145. 肾素是球旁细胞所分泌的一种蛋白水解酶，能水解血浆中存在的血管紧张素原，生成血管紧张素I，启动肾素－血管紧张素－醛固酮系统。当入球小动脉牵张感受器、致密斑感受器兴奋和交感神经兴奋时释放增多。

146. 近端小管的重吸收率与肾小球滤过率之间存在着平衡关系，不论肾小球滤过率增多或减少，重吸收率始终是占滤过率的65%～70%，这种现象称为球－管平衡。其生理意义是使终尿量不致因肾小球滤过率的增减而出现大幅度的变动。

147. 当肾小管液中溶质的浓度升高时，由于小管液渗透压升高妨碍了水的重吸收，使排出尿量增多的现象，称为渗透性利尿。

148. 大量饮清水后由于血管升压素分泌减少、血浆胶体渗透压下降、肾血浆流量增多等，引起的尿量增加现象，称为水利尿。

149. 当肾小管液中糖的浓度超过一定水平时，有一部分肾小管对葡萄糖的重吸收已达到极限，尿中刚开始出现葡萄糖，此时的血糖浓度称为肾糖阈。

150. 是指肾脏在单位时间内能将多少毫升血浆中所含某种物质完全清除出去，这

个被完全清除了的某物质血浆毫升数称为该物质的血浆清除率（ml/min）。

151. 当膀胱内尿量不断增多达到一定压力时，膀胱壁内牵张感受器因此受到牵拉而兴奋，其冲动经传入神经到达中枢而引起排尿活动的过程，称为排尿反射。

152. 肾小球入球动脉端和出球动脉端的有效滤过压是一个递降过程，当毛细血管由入球端移行到出球端某一阶段时，由于有效滤过压已下降为零，滤液生成则停止，称此为滤过平衡。

153. 当肾小球滤过率及小管液中 NaCl 含量增加或减少时，由致密斑发出信息，使肾血流量和肾小球滤过率调节至正常水平，称此现象为管－球反馈。

五、简答题

154. 血管升压素是由下丘脑的视上核和室旁核的神经元合成，沿轴突运送到神经垂体贮存、释放的神经激素。其主要生理作用是通过 cAMP 激活蛋白激酶 A，促进含水通道蛋白小泡向管腔膜上镶嵌，并使水通道开放，从而提高远曲小管和集合管上皮细胞对水的通透性，促进水的重吸收，使尿量减少。血管升压素的合成和释放主要受血浆晶体渗透压和循环血量及血压变化的调节。

155. 肾脏在单位时间内（每分钟），能把多少毫升血浆中所含的某种物质完全清除出去，这个被完全清除了某种物质的血浆毫升数，称为该物质的血浆清除率。血浆清除率的意义是：用以表示肾脏从血浆中清除某种物质的能力，从而测定肾小球滤过率以及测定肾血流量、推测肾小管功能等。因此，血浆清除率能够反映肾脏对不同物质的清除能力，也可以了解肾脏对各种物质的排泄功能，所以它是一个较好的肾功能测量方法。

156. 球旁器由入球小动脉管壁球旁细胞、远曲小管壁的致密斑和间质细胞三组特殊的细胞群所组成。球旁细胞能够分泌肾素。致密斑可感受远曲小管液中钠离子含量及滤液流量的变化，并将信息传递至邻近的球旁细胞，调节肾素的释放。间质细胞位于出球、入球小动脉和远曲小管致密斑三者构成的三角区内，其生理功能目前尚不清楚。

157. 根据肾小体所在的位置不同，肾单位分为皮质肾单位和近髓肾单位。

皮质肾单位：分布在肾脏皮质，数量多，髓袢短，肾小球体积较小，入球小动脉口径比出球小动脉粗，出球小动脉的毛细血管网几乎全部包绕在皮质肾单位，球旁细胞含有大量肾素。与尿液生成和肾素的合成、释放有关。

近髓肾单位：分布在近髓皮质，数量少，髓袢长，肾小球体积较大，入球小动脉口径和出球小动脉口径近似，出球小动脉分为网状小血管和 U 形直小血管，球旁细胞肾素含量少。主要功能是在尿的浓缩、稀释过程中起作用。

158. 尿生成包括以下三个过程：

（1）肾小球的滤过作用：血液流过肾小球时，血浆中的水、无机盐和小分子有机物，在有效滤过压的推动下进入肾小囊，形成原尿，这一过程称为肾小球的滤过作用。滤过的结构基础是滤过膜，动力是有效滤过压。

（2）肾小管和集合管的重吸收作用：滤液进入肾小管后称为小管液。小管液中的葡萄糖、氨基酸等可全部被肾小管吸收进入小管周围的毛细血管；H_2O、Na^+、K^+、Cl^- 等绝大部分被肾小管和集合管重吸收，尿素只吸收小部分，肌酐不被吸收。这一过程称为肾小管的选择性重吸收作用。

（3）肾小管和集合管的分泌：是小管上皮细胞将血液中的某些物质或小管细胞新陈代谢所产生的物质排到小管腔中去的过程。分泌的主要物质有 K^+、H^+ 和 NH_3 等。

通过肾小管和集合管的上述重吸收和分泌作用，从而使小管液的量和质发生了显著变化，形成终尿。

六、论述题

159. 要点：①影响肾小球滤过的因素；②肾小管和集合管的重吸收作用；③肾小管和集合管的分泌。

尿的生成过程包括肾小球滤过、肾小管和集合管的重吸收和分泌。因此，凡能影响上述过程的因素，均可影响尿的质和量。

（1）影响肾小球滤过的因素：①滤过膜通透性和滤过面积的变化：正常情况下，肾小球滤过膜有一定的通透性，且较稳定。疾病状态下，肾小球滤过膜的通透性改变，肾小球滤过率增加或减少。滤过面积指肾小球滤过膜的总面积，它与肾小球滤过率密切相关。正常情况下，滤过面积保持稳定。在急性肾小球肾炎时，肾小球毛细血管管腔变窄或完全阻塞，有效滤过面积减少，肾小球滤过率减少。②有效滤过压的改变：凡能影响肾小球毛细血管血压、血浆胶体渗透压或囊内压的因素，都可以使有效滤过压发生变化，从而影响肾小球滤过率。全身血压下降使肾小球毛细血管血压降低；输尿管受阻使囊内压升高，均可使肾小球有效滤过压降低而致尿少。静脉注射大量生理盐水或大量饮水时，由于血浆胶液渗透压降低使肾小球有效滤过压升高，尿量增加。③肾小球血浆流量的改变：当血浆流过肾小球毛细血管时，由于水分和小分子物质不断滤出，血浆胶体渗透压逐渐升高，有效滤过压逐渐下降，滤过量逐渐减少，甚至停止。血浆胶体渗透压升高的速度与肾小球血浆流量有很大关系。肾血浆流量大时，血浆胶体渗透压上升的速度减慢，滤过平衡靠近出球小动脉一端，毛细血管有很长的一段有滤液生成；相反，肾小球血浆流量减少时，血浆胶体渗透压的上升速度加快，滤过平衡靠近入球小动脉一端，从而使具有滤过作用的毛细血管段缩短，肾小球滤过率减少。

（2）影响肾小管和集合管重吸收和分泌的因素：①小管液溶质的浓度：小管液内溶质所造成的渗透压，是对抗肾小管重吸收水分的力量。如果小管液中某些溶质的浓度很高，渗透压很大，就会阻碍水的重吸收，引起渗透性利尿。②血管升压素：血管升压素能提高远曲小管和集合管上皮细胞对水的通透性，促进水的重吸收，使尿液浓缩，尿量减少。当下丘脑病变使血管升压素分泌不足时，水的重吸收减少，形成大量低渗尿——尿崩症。③醛固酮：醛固酮促进远曲小管和集合管对 Na^+ 的主动重吸收和 K^+ 的分泌，同时由于 Cl^- 和水的重吸收也增加，使排出尿量减少。

160. 要点：①血管升压素的分泌部位；②血管升压素的作用机制；③血管升压素的作用部位；④血管升压素的分泌调节机制。

血管升压素是由下丘脑视上核、室旁核的神经细胞合成的，经下丘脑－垂体束贮存到神经垂体。神经垂体血管升压素经常少量释放入血。

血管升压素的主要生理作用是通过 cAMP 激活蛋白激酶 A，促进含水通道蛋白小泡向管腔膜上镶嵌，并使水通道开放，从而提高远曲小管和集合管上皮细胞对水的通透性，促进水的重吸收，使尿液浓缩、尿量减少。

引起血管升压素释放的有效刺激是晶体渗透压升高、循环血量减少和动脉血压下降。某种原因引起血浆晶体渗透压升高，对下丘脑视上核及其附近的渗透压感受器的刺激作用增强，血管升压素的合成和分泌大量增加。这样，远曲小管和集合管对水的重吸收作用增强，于是尿量减少，从而保留了体内的水分。反之亦然。

当循环血量减少以及血压下降时，位于心房和胸腔大静脉的容量感受器和压力感受器受刺激减弱，沿迷走神经上传至中枢的冲动减少，进而对下丘脑－神经垂体分泌和释放血管升压素的抑制作用减弱，使其分泌、释放血管升压素增多，尿量随之减少。相反，血浆晶体渗透压下降和循环血量增加，通过相同的反射途径，可导致血管升压素的合成、释放减少，因而尿量增多。

161. 要点：①醛固酮的分泌部位；②醛固酮的作用机制；③醛固酮的作用部位；④醛固酮的分泌调节机制。

醛固酮由肾上腺皮质球状带分泌，经血液运输进入远曲小管和集合管的上皮细胞后，促进了细胞核 mRNA 的合成，导致醛固酮诱导蛋白合成增多。通过：①改变管腔膜的 Na^+ 通道蛋白构型，从而增加管腔膜的 Na^+ 通道数量；②增加线粒体中合成 ATP 的酶，为上皮细胞 Na^+ 泵活动提供更多的能量；③增加基侧膜的 Na^+ 泵的活性，促进细胞内的 Na^+ 泵回血液和 K^+ 进入细胞，提高细胞内 K^+ 浓度，有利于 K^+ 分泌。由于 Na^+ 重吸收增加，造成了小管腔内的负电位，促进 K^+ 的分泌和 Cl^- 的重吸收。结果，在醛固酮的作用下，远曲小管和集合管保 Na^+ 排 K^+ 作用增强的同时，Cl^- 和水的重吸收也增加，导致细胞外液量增多。

醛固酮分泌受肾素－血管紧张素－醛固酮系统和血浆中 K^+、Na^+ 浓度的调节。

（1）肾素－血管紧张素－醛固酮系统：当机体内循环血量减少，动脉血压下降时，肾入球小动脉牵张感受器兴奋、远曲小管内液 Na^+ 含量及原尿流量减少时，致密斑感受器兴奋，以及交感神经兴奋时，球旁细胞分泌肾素增多，肾素激活血浆中血管紧张素原转变为血管紧张素Ⅰ（AⅠ），AⅠ在转换酶作用下转变为血管紧张素Ⅱ（AⅡ）。AⅡ一方面直接收缩小动脉升高血压，另一方

面刺激肾上腺皮质球状带分泌醛固酮，AⅡ在酶作用下转变为血管紧张素Ⅲ，进而被酶分解灭活。

（2）血 K^+ 浓度升高和血 Na^+ 浓度降低，均可直接刺激肾上腺皮质球状带分泌醛固酮。当血 K^+ 浓度降低和血 Na^+ 浓度升高时其作用则相反。不过血 K^+ 浓度升高比血 Na^+ 浓度降低有更强的刺激醛固酮分泌的作用。

162. 要点：①渗透压感受器的调节机制；②容量感受器与压力感受器的调节机制；③球旁器感受器的调节机制；④有效滤过压影响机制。

机体失水后，往往引起机体内血浆晶体渗透压升高和循环血量减少等变化，从而引起一系列调节机制启动，使肾小管、集合管对水的重吸收增加、排出尿量减少，以恢复血浆晶体渗透压和循环血量。

（1）渗透压感受器的调节：失水后，血浆晶体渗透压升高，刺激下丘脑渗透压感受器，使视上核及室旁核的血管升压素分泌、释放增多，促进远曲小管和集合管对水的重吸收增多、尿量减少，以保留体内水分。

（2）容量感受器与压力感受器的调节：失水后，循环血量减少，对左心房和胸腔内大静脉处的容量感受器刺激减弱，同时动脉血压降低，刺激了颈动脉窦、主动脉弓的压力感受器，经传入神经向中枢传入的冲动减少，反射性地促进了下丘脑－神经垂体的血管升压素分泌、释放，进而肾小管和集合管对水的重吸收增多，尿量减少。

（3）球旁器感受器的调节：循环血量减少压力下降，使入球小动脉牵张感受器兴奋；肾小球滤过率下降、滤液中 Na^+ 的含量减少，使致密斑感受器兴奋；以及交感神经兴奋，均可作用于球旁细胞促使其肾素分泌增加，使肾素－血管紧张素－醛固酮系统活动增强，促进肾小管和集合管对钠及水的重

吸收，尿量减少。

（4）有效滤过压改变：循环血量减少则肾血浆流量减少，同时血浆胶体渗透压上升，使肾小球有效滤过率下降，滤液生成减少，从而维持血容量及血压。

七、综合思考题

163. 吸收是指各种食物的消化产物、水和无机盐通过消化道上皮细胞进入血液循环和淋巴的过程。重吸收是指原尿流经肾小管和集合管时，其中某些成分被小管上皮细胞重新吸收进入周围血液的过程。

164. 水的重吸收量达99%左右，"浓缩"了100倍。所以，一种物质既不被重吸收又不被排泄时，在原尿与终尿中浓度的比率应为100。所以，从几种物质的终尿浓度与血浆浓度的比率来看，比率小于100倍的，如钠、尿素等，表明它们不同程度地被重吸收；而比率大于100的，如肌酐等，则提示其还被肾小管排泄和分泌。终尿中葡萄糖含量极微，这提示葡萄糖被全部重吸收回血。

165. $H^+ - Na^+$交换指肾小管细胞主动分泌H^+入管腔液，小管液中Na^+被动扩散进入细胞的交换过程。因此H^+与Na^+转运的方向相反，故称之逆向转运。

$K^+ - Na^+$交换指远球小管和集合管重吸收Na^+的同时，有K^+分泌的过程，称$K^+ - Na^+$交换。它们也属逆向转运。

$H^+ - Na^+$交换和$K^+ - Na^+$交换两者是相互竞争的。即$H^+ - Na^+$交换增多时，$K^+ - Na^+$交换将减少，反之亦然。在酸中毒时，小管细胞内的碳酸酐酶活性增高，H^+生成增多，$H^+ - Na^+$交换活动加强，从而抑制了$K^+ - Na^+$交换，使血K^+不易通过分泌进入小管液。所以酸中毒时，常有血K^+增高的现象；碱中毒时，H^+生成减少，$H^+ - Na^+$交换减少，$K^+ - Na^+$交换增加，从而导致尿排K^+量增加，故血K^+降低。

166. 有排尿活动。因排尿活动是一种反射活动，腰骶脊髓是排尿的初级中枢。当腰脊髓完全横断后，初级排尿中枢与大脑皮层失去功能联系，排尿活动失去了意识控制，只呈现低位中枢的反射活动。因此，膀胱内稍有尿液充盈就产生反射性排尿，而出现尿失禁的症状。

167. 动物实验中，股动脉放血使循环血量减少，造成失血性休克时，尿量减少。其可能的原因有：①循环血量减少，容量感受器刺激减弱，经迷走神经的传入冲动减少，使下丘脑－垂体后叶分泌和释放抗利尿激素增多，促使水分重吸收增加，尿量减少。②循环血量减少，肾血流量也减少，入球小动脉牵张感受器受刺激减少，近球细胞分泌肾素增多，通过肾素－血管紧张素－醛固酮系统的活动，使水、钠潴留，尿量减少。③循环血量减少，肾血流量也减少，有效滤过压降低。当血压降到45mmHg（6kPa）以下时，有效滤过压降低甚至可达零值，此时，基本上没有滤过，因而尿量减少甚至无尿。④循环血量减少，血压下降，引起交感－肾上腺系统兴奋，肾素及肾上腺素等激素分泌增加，通过肾素－血管紧张素－醛固酮系统和有效滤过压的变化使尿量减少。

168. 电刺激迷走神经外周端，其末梢释放的递质是乙酰胆碱，与心肌细胞膜上的M型受体结合，可导致心率减慢、心房肌收缩力减弱、房室传导速度减慢甚至阻滞等负性变化，使心输出量减少，动脉血压下降。由此，肾小球毛细血管血压也下降，以致有效滤过压减少，尿生成减少。

169. 大量出汗使体内水分损失较多，血浆晶体渗透压升高，刺激下丘脑视上核及其附近的渗透压感受器，使抗利尿激素合成和释放增加。抗利尿激素作用于远曲小管和集合管上皮细胞，使其对水分的重吸收增加，引起尿量减少。

第九章　内分泌

一、选择题

（一）A 型题

1. 维持机体内环境相对稳定的两大信息传递系统是（　　）
   - A. 脑和脊髓
   - B. 第一信使和第二信使
   - C. 第一信号系统和第二信号系统
   - D. 中枢神经系统和外周神经系统
   - E. 神经系统和内分泌系统

2. 属于类固醇激素的是（　　）
   - A. 催乳素
   - B. 催产素
   - C. 雌激素
   - D. 促卵泡激素
   - E. 黄体生成素

3. cAMP 作为第二信使，它的作用是激活（　　）
   - A. 腺苷酸环化酶
   - B. 磷酸二酯酶
   - C. DNA 酶
   - D. 蛋白激酶
   - E. 磷酸化酶

4. 不是腺垂体分泌的激素是（　　）
   - A. 促甲状腺激素
   - B. 促肾上腺皮质激素
   - C. 生长素
   - D. 促黑激素
   - E. 催产素

5. 神经垂体贮存和释放的激素是（　　）
   - A. 催乳素与生长素
   - B. 催乳素与催产素
   - C. 血管升压素与催乳素
   - D. 血管升压素与催产素
   - E. 血管升压素与醛固酮

6. 下述有关生长素生理作用的叙述，错误的是（　　）
   - A. 促进脂肪分解
   - B. 促进蛋白质合成
   - C. 促进脑的发育
   - D. 促进软骨的生成发育
   - E. 增强钙、磷的摄取和利用

7. 在促进女性青春期乳腺发育中起主要作用的是（　　）
   - A. 生长素
   - B. 甲状腺激素
   - C. 糖皮质激素
   - D. 雌激素
   - E. 孕激素

8. 幼年时期缺乏生长素可患（　　）
   - A. 侏儒症
   - B. 呆小症
   - C. 夜盲症
   - D. 色盲
   - E. 巨人症

9. 成年人生长素分泌过多将导致（　　）
   - A. 肥胖症
   - B. 黏液性水肿
   - C. 巨人症
   - D. 肢端肥大症
   - E. 侏儒症

10. 促进妊娠期乳腺发育的激素是（　　）
   - A. 生长素、雌激素、孕激素

B. 催乳素、生长素、甲状腺激素

C. 催产素、催乳素、孕激素

D. 雌激素、孕激素、催乳素

E. 孕激素、雌激素、甲状腺激素

11. 婴幼儿时期甲状腺激素缺乏可导致（ ）

A. 夜盲症

B. 色盲

C. 呆小症

D. 侏儒症

E. 肢端肥大症

12. 下列有关甲状旁腺激素生理作用的叙述，错误的是（ ）

A. 提高骨细胞膜对 Ca^{2+} 通透性

B. 增强骨细胞膜上钙泵活性

C. 抑制破骨细胞活动

D. 抑制近球小管对磷酸盐的重吸收

E. 促进远球小管和集合管对 Ca^{2+} 的重吸收

13. 婴幼儿时期对促进中枢神经系统发育成熟极为重要的激素是（ ）

A. 生长素

B. 胰岛素

C. 甲状腺激素

D. 肾上腺髓质激素

E. 肾上腺皮质激素

14. 治疗呆小症必须在出生何时开始补充甲状腺激素才能奏效（ ）

A. 3 个月以前

B. 4 个月以前

C. 5 个月以前

D. 6 个月以前

E. 7 个月以前

15. 地方性甲状腺肿的主要发病原因是（ ）

A. 促甲状腺激素分泌过少

B. 甲状腺激素过多

C. 食物中缺少蛋白质和钙

D. 食物中缺少氨基酸

E. 食物中缺碘

16. 关于 ACTH 分泌的调节，下列哪项是错误的（ ）

A. 受下丘脑促肾上腺皮质激素释放激素的调节

B. 受肾上腺糖皮质激素的负反馈调节

C. 受醛固酮的反馈调节

D. 觉醒起床前达分泌高峰

E. 睡眠时分泌减少

17. 肾上腺皮质功能低下（阿狄森病）时，常伴有（ ）

A. 高血糖

B. 低血糖

C. 蛋白质合成增加，分解减少

D. 血 Na^+ 浓度升高

E. 血 K^+ 浓度降低

18. 下列属于 $1, 25 - (OH)_2 - D_3$ 生理作用的是（ ）

A. 血钙、血磷均升高

B. 血钙、血磷均降低

C. 血钙升高，血磷降低

D. 血钙降低，血磷升高

E. 血钙升高，血磷不变

19. 使血糖水平降低的激素是（ ）

A. 肾上腺素

B. 去甲肾上腺素

C. 胰岛素

D. 胰高血糖素

E. 糖皮质激素

20. 下列关于胰岛素作用的叙述，错误的是（ ）

A. 促进组织对葡萄糖的摄取和利用

B. 促进葡萄糖转变为糖原

C. 促进糖原异生

D. 促进蛋白质的合成与贮存

E. 促进脂肪的合成与贮存

21. 可抑制胰岛素分泌的是（　　）

A. 生长素

B. 胰高血糖素

C. 皮质醇

D. 去甲肾上腺素

E. 甲状腺激素

22. 既可促进，又可抑制胰高血糖素分泌的激素是（　　）

A. 促胃液素

B. 缩胆囊素

C. 生长抑素

D. 胰岛素

E. 肾上腺素

23. 下列与水盐代谢无关的是（　　）

A. 皮质醇

B. 醛固酮

C. 雌二醇

D. 胰岛素

E. ADH

24. 下述糖皮质激素对血细胞影响的叙述，错误的是（　　）

A. 使红细胞数量增加

B. 使中性粒细胞数量增加

C. 使淋巴细胞数量减少

D. 使嗜酸粒细胞数量减少

E. 使血小板数量减少

25. 可促进蛋白质分解的是（　　）

A. 生长素

B. 胰岛素

C. 糖皮质激素

D. 睾酮

E. 雌二醇

26. 醛固酮对远曲小管和集合管的作用是促进（　　）

A. Na$^+$和K$^+$重吸收

B. Na$^+$和Cl$^-$重吸收

C. Na$^+$和HCO3$^-$重吸收

D. Na$^+$重吸收和H$^+$分泌

E. Na$^+$重吸收和K$^+$分泌

27. 妊娠时维持黄体功能的主要激素是（　　）

A. 雌激素

B. 孕酮

C. 促卵泡激素

D. 黄体生成素

E. 人绒毛膜促性腺激素

28. 下列有关雌二醇作用的叙述，错误的是（　　）

A. 促进脂肪的分解

B. 促进胆固醇的降解与排泄

C. 促进肌肉蛋白质合成

D. 促进骨骼生长

E. 促进钙盐沉积

29. 下列有关孕酮生理作用的叙述，错误的是（　　）

A. 促使子宫内膜产生增殖期改变

B. 降低子宫平滑肌的兴奋性

C. 降低子宫平滑肌对催产素的敏感性

D. 抑制母体对胚胎的免疫排斥作用

E. 促使女性排卵后基础体温升高

30. 下列激素中不是胎盘分泌的是（　　）

A. 雌激素

B. 孕激素

C. 催产素

D. 人胎盘催乳素

E. 人绒毛膜促性腺激素

（二）B 型题

A. 生长素

B. 生长抑素

C. 催乳素

D. 催产素

E. 血管升压素

31. 下丘脑视上核主要分泌( )
32. 下丘脑室旁核主要分泌( )
    A. 催产素的作用
    B. 雌激素与生长素的作用
    C. 孕激素与生长素的作用
    D. 雌激素、孕激素与催乳素的作用
    E. 催乳素与催产素的作用

33. 婴儿吸吮乳头引起射乳反射主要是由于( )
34. 分娩后乳腺泌乳主要是由于( )
    A. MIT（一碘酪氨酸残基）
    B. BIT（二碘酪氨酸残基）
    C. T_3
    D. T_4
    E. γT_3

35. 血中甲状腺激素含量最高的是( )
36. 甲状腺激素中生物活性最强的是( )
    A. 血糖浓度
    B. 血 K^+ 浓度
    C. 血 Na^+ 浓度
    D. 血 Ca^{2+} 浓度
    E. 血 H^+ 浓度

37. 调节甲状旁腺激素分泌的主要因素是( )
38. 调节胰岛素分泌的主要因素是( )
    A. A 细胞
    B. B 细胞
    C. D 细胞
    D. D_1 细胞
    E. PP 细胞

39. 分泌胰高糖素的是胰岛中的( )
40. 分泌胰岛素的是胰岛中的( )

    A. 甲状旁腺激素
    B. 降钙素
    C. $1，25-（OH）_2-D_3$
    D. 醛固酮
    E. 皮质醇

41. 能使血钙升高、血磷降低的是( )
42. 抑制肾小管对钙、磷重吸收的是( )
    A. 肾素
    B. 肾上腺素
    C. 去甲肾上腺素
    D. 醛固酮
    E. 皮质醇

43. 肾脏球旁细胞分泌( )
44. 肾上腺皮质球状带主要分泌( )
    A. 促进蛋白质分解，促使血糖升高
    B. 促进蛋白质分解，促进脂肪分解
    C. 促进蛋白质分解，促进脂肪合成
    D. 促进蛋白质合成，促进脂肪分解
    E. 促进蛋白质合成，促进脂肪合成

45. 生长素的作用是( )
46. 胰岛素的作用是( )
    A. 促进蛋白质分解，促使血糖升高
    B. 促进蛋白质分解，促使血糖降低
    C. 促进蛋白质合成，促使血糖升高
    D. 促进蛋白质合成，促进水钠潴留
    E. 促进蛋白质合成

47. 雌激素的作用是( )
48. 糖皮质激素的作用是( )
    A. E 和 NE

B. 糖皮质激素和 ACTH

C. T_3 和 T_4

D. 雌激素和孕激素

E. ADH 和催产素

49. 参与应激反应的主要激素是( )

50. 参与应急反应的主要激素是( )

A. 促肾上腺皮质激素释放激素

B. 促肾上腺皮质激素

C. 促甲状腺激素

D. 促卵泡激素

E. 黄体生成素

51. 促进睾丸精曲细管生精作用的是( )

52. 促进睾丸间质细胞分泌睾酮的是( )

A. 雌激素

B. 孕激素

C. 人绒毛膜促性腺激素

D. 绒毛膜生长素

E. 黄体生成素

53. 使用放免试验方法，诊断早期妊娠可测定血中的( )

54. 判断胎儿是否存活，可检测母体血中的( )

（三）C 型题

A. 下丘脑－垂体束

B. 垂体门脉系统

C. 二者均是

D. 二者均非

55. 下丘脑调节腺垂体的活动是通过( )

56. 下丘脑调节神经垂体的活动是通过( )

A. 生长激素

B. 胰岛素

C. 二者均是

D. 二者均非

57. 有促进蛋白质合成作用的激素是( )

58. 有促使血糖水平降低作用的激素是( )

A. 催乳素

B. 催产素

C. 二者均是

D. 二者均非

59. 促进乳腺发育，并引起和维持泌乳的激素是( )

60. 婴儿吸吮乳头可反射引起分泌的激素是( )

A. 生长素

B. 甲状腺激素

C. 二者均是

D. 二者均非

61. 幼儿时期影响骨骼发育的激素是( )

62. 幼儿时期影响脑发育的激素是( )

A. 甲状旁腺激素

B. 降钙素

C. 二者均是

D. 二者均非

63. 主要受血钙水平调节分泌的是( )

64. 对血钙浓度发挥长期调节作用的是( )

A. 糖皮质激素

B. 盐皮质激素

C. 二者均是

D. 二者均非

65. "水中毒"时应补充( )

66. 能增强血管平滑肌对儿茶酚胺敏感性的是( )

A. 胰岛素分泌

B. 胰高血糖素分泌

C. 二者均是

D. 二者均非

67. 交感神经兴奋可促进（　　）

68. 迷走神经兴奋可促进（　　）

    A. 肾上腺素

    B. 去甲肾上腺素

    C. 二者均是

    D. 二者均非

69. 肾上腺髓质分泌的激素是（　　）

70. 交感神经节后纤维释放的递质是
（　　）

    A. 雌激素

    B. 孕激素

    C. 二者均是

    D. 二者均非

71. 子宫内膜增殖期改变主要依赖于
（　　）

72. 子宫内膜分泌期改变依赖于（　　）

    A. 雄激素

    B. 雌激素

    C. 二者均是

    D. 二者均非

73. 促进生殖器官发育及第二性征出现
的是（　　）

74. 促进肌肉中蛋白质分解的是（　　）

（四）X 型题

75. 下列不属于类固醇类激素的是
（　　）

    A. 肾上腺素

    B. 糖皮质激素

    C. 醛固酮

    D. 生长素

    E. 甲状腺激素

76. 作为第二信使发挥作用的物质有
（　　）

    A. 环磷酸腺苷

    B. 环磷酸鸟苷

    C. 三磷酸肌醇

    D. 三磷酸腺苷

    E. Ca^{2+}

77. 激素传递方式有（　　）

    A. 远距分泌

    B. 神经分泌

    C. 外分泌

    D. 自分泌

    E. 旁分泌

78. 属于下丘脑调节肽的是（　　）

    A. 催乳素

    B. 生长抑素

    C. 促甲状腺激素释放激素

    D. 促甲状腺激素

    E. 生长素

79. 生长素的生理作用是（　　）

    A. 促进蛋白质合成

    B. 促进神经系统发育

    C. 促进长骨生长

    D. 促进外周组织对糖的利用

    E. 促进脂肪合成

80. 以下关于生长素的叙述，正确的是
（　　）

    A. 幼年时缺乏将患侏儒症

    B. 幼年时分泌过多将患巨人症

    C. 幼年时缺乏将患呆小症

    D. 成年后分泌过多将患肢端肥大
       症

    E. 缺乏将患糖尿病

81. 催乳素的生理作用是（　　）

    A. 促进乳腺发育

    B. 引起并维持泌乳

    C. 与 LH 配合，促进黄体形成并维
       持孕激素分泌

    D. 对睾酮的合成无作用

    E. 在应激情况下分泌增加

82. 甲状腺激素的生理作用包括（　　）

    A. 抑制小肠黏膜对糖的吸收

    B. 促进骨骼的生长发育

    C. 促进肌肉蛋白质合成

    D. 促进脑的生长发育

E. 促进组织细胞的能量代谢

83. 1, 25 - (OH)$_2$ - D$_3$ 对钙磷代谢的作用是(　　)

    A. 动员骨钙入血

    B. 促进骨钙沉积

    C. 促进肠对钙的吸收

    D. 抑制肠对磷的吸收

    E. 可增强甲状旁腺激素对骨的作用

84. 应激状态下，血中 ACTH 浓度增加，往往与下列哪种激素浓度变化一致(　　)

    A. 糖皮质激素

    B. 生长素

    C. 催乳素

    D. 儿茶酚胺

    E. 胰高血糖素

85. 糖皮质激素可使血中(　　)

    A. RBC 增加

    B. PBC 增加

    C. 中性粒细胞增加

    D. 淋巴细胞增加

    E. 嗜酸粒细胞增加

86. 糖皮质激素与胰岛素作用的比较(　　)

    A. 对血糖的影响两者相反

    B. 对糖异生的影响两者相同

    C. 对组织利用糖的作用两者相反

    D. 对蛋白质的分解作用两者相同

    E. 对脂肪的分解作用两者相同

87. 关于胰岛素分泌调节，正确的是(　　)

    A. 血糖浓度升高时，胰岛素分泌增加

    B. 血中氨基酸、脂肪酸和酮体浓度增高时，也可刺激胰岛素分泌

    C. 注入胰高血糖素后可使胰岛素分泌减少

    D. 胃肠道激素如促胃液素、促胰液素等也可刺激胰岛素分泌

    E. 迷走神经兴奋也可刺激胰岛素分泌

88. 具有促使血糖水平升高作用的激素包括(　　)

    A. 糖皮质激素

    B. 甲状腺激素

    C. 胰高血糖素

    D. 胰岛素

    E. 生长素

89. 睾酮的生理作用是(　　)

    A. 促进水钠潴留

    B. 刺激男性生殖器官发育

    C. 促进蛋白质合成

    D. 促进骨质钙盐沉积

    E. 促进男性副性征出现

90. 具有分泌雄激素功能的腺体和组织器官有(　　)

    A. 睾丸

    B. 卵巢

    C. 肾上腺髓质

    D. 肾上腺皮质

    E. 腺垂体

91. 具有分泌雌激素功能的腺体和组织器官有(　　)

    A. 卵巢

    B. 肾上腺髓质

    C. 肾上腺皮质

    D. 胎盘

    E. 腺垂体

92. 胎盘分泌的激素有(　　)

    A. 雌激素

    B. 孕激素

    C. 人胎盘催乳素

    D. 人绒毛膜促性腺激素

    E. 黄体生成素

93. 雌二醇的生理作用是(　　)

A. 促进女性副性器官发育

B. 增加阴道抵抗细菌的能力

C. 促进女性青春期的生长发育

D. 促使体内水钠潴留

E. 促进女性副性征出现

94. 孕酮的生理作用是（　　　）

A. 促进子宫内膜呈增生期改变

B. 降低子宫平滑肌兴奋性

C. 抑制母体对胚胎的免疫排斥作用

D. 促使女性分泌期体温升高

E. 促进乳腺腺泡发育

二、判断说明题

95. 激素的传递方式有：远距分泌、旁分泌和自分泌。

96. 激素将其携带的"生物信息"传递给靶细胞，调节细胞内原有的生理生化过程，也产生新的功能或反应。

97. 激素为第一信使，cAMP、cGMP、PKA 及 Ca^{2+} 等均可作为第二信使。

98. 含氮激素主要通过第二信使传递机制、类固醇激素则主要通过调控基因表达而发挥作用。

99. 下丘脑通过释放促甲状腺激素、促性腺激素、促肾上腺皮质激素等调节腺垂体的活动。

100. 生长素能促进外周组织对葡萄糖的利用，增加葡萄糖的消耗，使血糖水平降低。

101. 由于妊娠期血中催乳素浓度较低，乳腺不泌乳。

102. 催乳素、促肾上腺皮质激素和生长素是应激反应的三种激素。

103. 正常饮水情况下，血管升压素有升高血压的作用。

104. 在射乳反射中，催产素和催乳素均升高。

105. 甲状腺过氧化酶促进碘的活化、酪氨酸碘化以及碘化酪氨酸的耦联。

106. 甲状腺激素储存于腺泡腔外（细胞内），储存量大，可供机体利用 50～120 天。

107. 甲状腺功能亢进患者血中胆固醇含量低于正常。

108. 甲状旁腺激素具有升高血钙和降低血磷的作用，其作用途径为肾和肠。

109. 糖皮质激素可使附着在小血管壁边缘的红细胞进入血液循环而使血中红细胞增多。

110. 胰岛素缺乏时，血糖浓度升高，如超过肾糖阈，尿中将出现糖，引起糖尿病。

111. 女性的主性器官为卵巢，它既是生殖细胞产生、发育和成熟的场所，又是分泌性激素的腺体。

112. 雄激素可促进蛋白质合成，从而使尿氮减少，呈正氮平衡。

113. 孕激素可增强阴道抵抗细菌的能力。

114. 雌激素可使子宫不易兴奋，故有"安胎"作用。

115. 排卵后期，血中雌激素和孕激素浓度明显下降，子宫内膜剥脱、出血，形成月经。

三、填空题

116. 激素按其化学结构不同，可分为_____、_____两大类。

117. 含氮激素的作用机制是_____，而类固醇激素的作用机制是_____。

118. 含氮激素的作用中，以_____为第一信使，_____等为第二信使。

119. ADH 主要是在下丘脑_____的神经元胞体合成，经由_____束的神经纤维轴浆输送到_____内贮存、释放。

120. 一般能引起_____和_____分泌增加的刺激称应激刺激。

121. 腺垂体分泌的三种促激素是_____、_____和_____。

122. 甲状旁腺激素的主要作用是_____和_____。

123. 血钙浓度升高时_____分泌减少，而_____分泌增加。

124. 甲状腺功能亢进时，患者基础代谢率_____，食物摄入量和食欲_____，体重_____。

125. 甲状腺激素的储存形式有两个特点：_____、_____。

126. ACTH 的靶腺是_____，其主要作用是刺激_____的分泌。

127. 肾上腺髓质直接受交感神经_____纤维支配，分泌_____和_____。

128. 糖皮质激素的四抗作用是抗_____、抗_____、抗_____、抗_____。

129. 血糖浓度升高可引起胰岛素分泌_____，胰高血糖素分泌_____。

130. 男性性腺是_____，分泌的性激素主要是_____。

131. 女性性腺是_____，分泌的性激素主要是_____和_____。

132. 胎盘分泌大量的_____、_____和_____，对维持正常妊娠极为重要。

四、名词解释

133. 激素

134. 远距分泌

135. 旁分泌

136. 自分泌

137. 神经分泌

138. 神经激素

139. 允许作用

140. 第一信使

141. 第二信使

142. 下丘脑调节肽

143. 靶细胞

144. 糖皮质激素

145. 应激

146. 应急反应

147. 月经周期

五、简答题

148. 简述激素的传递方式。

149. 简述激素的生理作用。

150. 简述激素作用的特点。

151. 简述下丘脑与垂体功能单位。

152. 简述射乳反射。

153. 简述黏液性水肿。

154. 简述缺碘引起甲状腺肿大的原因。

155. 简述甲状腺激素对腺垂体的反馈调节。

156. 简述糖皮质激素对代谢的影响。

157. 简述胰岛素促进蛋白质合成的环节。

158. 简述胰岛素分泌的调节。

159. 简述孕激素的"安胎"作用。

160. 简述人绒毛膜促性腺激素（HCG）在早孕诊断中的作用。

六、论述题

161. 试述生长素的促生长作用及其分泌异常的相关疾病。

162. 寒冷刺激时，机体代谢加强、产热量增加，试述这一反应的神经－体液机制。

163. 你所学过的激素中，调节血糖水平的激素有哪些？试述它们是如何影响血糖水平的。

164. 举例说明下丘脑－腺垂体－靶腺轴在维持激素正常水平中的调节机制。

165. 试述卵巢内分泌与月经周期。

七、综合思考题

166. 什么叫胰岛？胰岛与胰腺有什么关系？

167. 血糖是如何维持相对稳定的？

168. 为什么不能滥用糖皮质激素？服用糖皮质激素在什么时间为好？机制如何？

参考答案

一、选择题

（一）A 型题

1. E 神经系统和内分泌系统相互联系、紧密配合，共同调节全身各系统的功能，维持机体内环境的相对恒定。

2. C 激素的种类繁多，来源复杂，按其化学结构可分为含氮激素和类固醇激素两大类。类固醇激素主要是肾上腺皮质和性腺分泌的激素，如雌激素、孕激素及雄激素等。

3. D cAMP 为第二信使，激活依赖 cAMP 的蛋白激酶，进而催化细胞内各种底物的磷酸化反应，引起细胞各种生物效应。

4. E 腺垂体分泌促甲状腺激素、促肾上腺皮质激素、促卵泡激素、黄体生成素、生长素、促黑激素和催乳素。注意区分催产素和催乳素。催产素是由下丘脑分泌，由神经垂体释放入血。

5. D 神经垂体激素在下丘脑视上核、室旁核神经元产生，经下丘脑－垂体束转运而储存于神经垂体，共有两种，为血管升压素与催产素。

6. C 生长素的生理作用是促进物质代谢与生长发育。能促进蛋白质合成、促进脂肪分解、促进软骨的生成发育并可增强钙、磷的摄取和利用。

7. D 生长素、甲状腺激素、雌激素、孕激素在女性青春期乳腺发育中都有作用，但雌激素能刺激乳腺导管和结缔组织增生、乳房和皮下的脂肪增多，在女性青春期乳腺发育中起主要作用。

8. A 注意区分生长素和甲状腺激素的促生长作用。生长素的生理作用是促进物质代谢与生长发育，幼年时期缺乏生长素可患侏儒症。甲状腺激素也是维持正常生长发育不可缺少的激素，特别是对骨和脑的发育尤为重要，缺乏时将患呆小症。

9. D 注意不同年龄段生长素分泌异常所致疾病不同。幼年时期缺乏生长素可患侏儒症；成年人生长素分泌过多将导致肢端肥大症。

10. D 在妊娠期间，雌激素、孕激素与催乳素分泌增多，使乳腺发育，具备泌乳能力。

11. C 甲状腺激素对脑的发育尤为重要，婴幼儿时期甲状腺激素缺乏可患呆小症。

12. C 甲状旁腺激素是调节血钙和血磷水平最重要的激素，它能促进远球小管和集合管对 Ca^{2+} 的重吸收、抑制近球小管对磷酸盐的重吸收、提高骨细胞膜对 Ca^{2+} 通透性，进而增强骨细胞膜上钙泵活性，刺激破骨细胞使其活动增强。

13. C 甲状腺激素是维持正常生长发育不可缺少的激素，特别是婴幼儿时期对促进中枢神经系统发育成熟极为重要。

14. A 在胚胎期缺乏甲状腺激素，脑的发育会出现明显障碍，出生后数周或 3～4 月即表现出明显的智力迟钝和长骨生长停滞。所以，预防呆小症的发生，应在妊娠期注意补充碘；而治疗呆小症应在出生后 3 个月前及时补给甲状腺激素。

15. E 食物中缺碘，甲状腺激素合成减少，对腺垂体反馈抑制减弱，TSH 分泌增多，作用于甲状腺，使甲状腺肿大。

16. C　ACTH 受糖皮质激素的负反馈调节，醛固酮无反馈调节作用。

17. B　糖皮质激素可使血糖升高，肾上腺皮质功能低下（阿狄森病）时，可出现低血糖。

18. A　1，25－（OH）$_2$－D$_3$ 生理作用的有：促进小肠黏膜对钙的吸收；调节骨钙的沉积；促进肾小管对钙、磷的重吸收而使血钙、血磷均升高。

19. C　胰岛素是调节血糖浓度的主要激素。胰岛素可促进糖的摄取和利用、加速糖原合成、抑制糖异生而使血糖水平降低。

20. C　胰岛素可促进组织对葡萄糖的摄取和利用、促进葡萄糖转变为糖原、促进蛋白质的合成与贮存、促进脂肪的合成与贮存、抑制糖异生。

21. D　生长激素、胰高血糖素、皮质醇、甲状腺激素可使血糖升高而间接刺激胰岛素分泌；去甲肾上腺素可作用于 α 受体，抑制胰岛素的分泌。

22. D　胰岛素既可通过降低血糖间接刺激胰高血糖素的分泌，又可直接作用于临近的 A 细胞，抑制胰高血糖素的分泌。

23. D　胰岛素是促进物质合成代谢的激素，与水盐代谢无关。

24. E　糖皮质激素可使血中红细胞、血小板、中性粒细胞数量增加，而使淋巴细胞和嗜酸粒细胞数量减少。

25. C　生长激素、胰岛素、睾酮和雌二醇均可以促进蛋白质合成，而糖皮质激素可促进蛋白质分解。

26. E　醛固酮对远曲小管和集合管的作用是促进 Na$^+$ 重吸收同时促进 K$^+$ 分泌。

27. E　人绒毛膜促性腺激素的生理作用与腺垂体的黄体生成素相似，在妊娠早期维持母体黄体继续发育形成妊娠黄体，并使雌激素、孕激素由黄体合成顺利地过渡到由胎盘合成。

28. A　雌二醇可促进胆固醇的降解与排泄、促进肌肉蛋白质合成、促进骨骼生长、促进钙盐沉积、使皮下脂肪增多致臀部肥厚。

29. A　孕酮的生理作用是促使子宫内膜产生分泌期而非增殖期改变、降低子宫平滑肌的兴奋性、降低子宫平滑肌对催产素的敏感性、抑制母体对胚胎的免疫排斥作用、促使女性排卵后基础体温升高。

30. C　胎盘是妊娠期重要的内分泌器官，它能分泌大量的雌激素、孕激素、人胎盘催乳素、人绒毛膜促性腺激素。而催产素是由神经垂体分泌的。

（二）B 型题

31. E　下丘脑视上核主要分泌血管升压素。

32. D　下丘脑室旁核主要分泌催产素。

33. A　射乳是一种典型的神经内分泌反射。吸吮乳头的感觉信息传入下丘脑，通过下丘脑－垂体束使储存于神经垂体的催产素释放入血，引起射乳反射。

34. E　催乳素可引起并维持泌乳，催产素促进乳汁排出，两者共同配合维持分娩后的乳腺泌乳。

35. D　甲状腺分泌的激素主要是 T$_4$，约占总量的 90% 以上。

36. C　甲状腺分泌的激素中，T$_3$ 的分泌量较少，但 T$_3$ 的生物活性比 T$_4$ 大 5 倍。

37. D　甲状旁腺激素的分泌主要受血 Ca^{2+} 浓度的调节。

38. A　胰岛素的分泌主要受血糖浓度的调节。

39. A　胰岛中的 A 细胞分泌胰高血糖素。

40. B　胰岛中的 B 细胞分泌胰岛素。

41. A　甲状旁腺激素是调节血钙与血磷水平最重要的激素，它有升高血钙、降低血磷的作用。

42. B 降钙素的主要靶器官是骨，对肾也有一定的作用，抑制肾小管对钙、磷重吸收。其主要作用是降低血钙和血磷。

43. A 肾脏球旁细胞位于入球小动脉中膜内，胞质内含有肾素的分泌颗粒。

44. D 肾上腺皮质球状带分泌盐皮质激素，主要是醛固酮；肾上腺皮质束状带分泌糖皮质激素，主要是皮质醇；肾上腺皮质网状带分泌性激素，如雌激素、孕激素等。

45. D 生长素可促进蛋白质合成、促进脂肪分解、抑制糖的利用，使血糖升高。

46. E 胰岛素是促进合成代谢的激素、可促进蛋白质合成、促进脂肪合成、降低血糖。

47. D 雌激素可促进蛋白质合成，促进水钠潴留。

48. A 糖皮质激素可促进蛋白质分解，促使血糖升高。

49. B 注意区分应急、应激反应。应激反应主要是垂体 – 肾上腺皮质系统兴奋，血中糖皮质激素和 ACTH 分泌增加。

50. A 应急反应主要是交感 – 肾上腺髓质系统兴奋，E 和 NE 分泌增加。

51. D 促卵泡激素作用于睾丸精曲细管，促进生精。

52. E 黄体生成素作用于睾丸间质细胞，促进睾酮的分泌。

53. C 在受精后 8~10 天的母血中人绒毛膜促性腺激素就存在，使用放免试验方法，直接测定血中的人绒毛膜促性腺激素，即可诊断早期妊娠。

54. A 妊娠期雌激素是由胎儿和胎盘共同参与合成的。因此，可检测母体血中的雌激素含量的多少来判断胎儿是否存活。

（三）C 型题

55. B 下丘脑通过垂体门脉系统调节腺垂体的活动。

56. A 下丘脑通过下丘脑 – 垂体束调节神经垂体的活动。

57. C 生长激素和胰岛素都可促进蛋白质合成。

58. B 胰岛素可使血糖水平降低；而生长激素有使血糖趋于升高的作用。

59. A 催乳素可促进乳腺发育，并引起和维持泌乳。

60. B 婴儿吸吮乳头可反射性地引起催产素的分泌。

61. C 生长素和甲状腺激素都促进骨骼的生长发育。

62. B 甲状腺激素对脑的发育尤为重要。

63. C 甲状旁腺激素和降钙素的分泌均受血钙浓度的调节。

64. A 甲状旁腺激素对血钙浓度发挥长期调节作用。

65. A 糖皮质激素对水负荷时水的快速排出有一定的作用，"水中毒"时应补充糖皮质激素。

66. C 糖皮质激素、盐皮质激素均能增强血管平滑肌对儿茶酚胺敏感性，盐皮质激素的作用比糖皮质激素更强。

67. B 胰岛受自主神经的调节，交感神经兴奋可使胰高血糖素分泌增多。

68. A 胰岛受自主神经的调节，迷走神经兴奋可使胰岛素分泌增多。

69. C 肾上腺髓质分泌两种激素，即肾上腺素和去甲肾上腺素。

70. B 交感神经节后纤维末梢释放去甲肾上腺素。

71. A 子宫内膜增殖期改变主要依赖于雌激素的作用。

72. C 子宫内膜分泌期的改变在雌激素作用的基础上，孕激素发挥作用。

73. C 雄激素和雌激素为性激素，二者均可促进生殖器官发育及第二性征的出现。

74. D　性激素可促进肌肉中蛋白质合成。

（四）X 型题

75. A、D、E　肾上腺激素与甲状腺激素属肽类激素，生长素属蛋白质类激素。糖皮质激素和醛固酮属于类固醇类激素。

76. A、B、C、E　作为第二信使发挥作用的物质除了环磷酸腺苷外，还有环磷酸鸟苷、三磷酸肌醇及 Ca^{2+} 等。

77. A、B、D、E　激素传递方式有：远距分泌、旁分泌、自分泌及神经分泌。

78. B、C　生长激素释放抑制激素即生长抑素与促甲状腺激素释放激素为下丘脑调节肽。催乳素、促甲状腺激素和生长素为腺垂体分泌的激素。

79. A、C　生长素的生理作用有：促进蛋白质合成、促进长骨生长发育、抑制外周组织对糖的利用、促进脂肪分解。

80. A、B、D　幼年时缺乏生长素将患侏儒症，分泌过多将患巨人症；成年后分泌过多将患肢端肥大症。甲状腺功能低下的儿童患呆小症，胰岛素缺乏患糖尿病。

81. A、B、C、E　催乳素具有促进乳腺发育、引起并维持泌乳、与 LH 配合促进黄体形成并维持孕激素分泌的作用，在应激情况下分泌增加，可促进睾酮的合成。

82. B、C、D、E　甲状腺激素可促进小肠黏膜对糖的吸收、促进骨骼的生长发育、促进肌肉蛋白质合成、促进脑的生长发育、促进组织细胞的能量代谢。

83. A、B、C、E　$1,25-(OH)_2-D_3$ 可动员骨钙入血、促进骨钙沉积、促进肠对钙和磷的吸收，并可增强甲状旁腺激素对骨的作用。

84. A、B、C、D、E　应激状态下，垂体 - 肾上腺皮质系统及交感 - 肾上腺髓质系统均兴奋，血中 ACTH、糖皮质激素、生长素、胰高血糖素和儿茶酚胺均增高。

85. A、B、C　糖皮质激素对血细胞的作用是使 RBC、PBC、中性粒细胞增加，而使淋巴细胞、嗜酸粒细胞减少。

86. A、C　糖皮质激素使血糖升高，胰岛素使血糖降低，二者对血糖的作用相反。糖皮质激素抑制组织利用糖，胰岛素促进组织利用糖，二者对组织利用糖的作用相反。

87. A、B、D、E　血糖浓度升高、血中氨基酸、脂肪酸和酮体浓度增高、胃肠道激素分泌增多及迷走神经兴奋时，均使胰岛素分泌增多；胰高血糖素可间接使胰岛素分泌增多。

88. A、B、C、E　糖皮质激素、甲状腺激素、胰高血糖素和生长素均可使血糖水平升高。

89. B、C、D、E　睾酮可促进蛋白质合成、促进骨质钙盐沉积、促进男性副性征出现、刺激男性生殖器官发育。

90. A、B、D　睾丸分泌雄激素；卵巢可分泌少量的雄激素，肾上腺皮质可分泌性激素（包括雌激素和雄激素）。

91. A、C、D　卵巢分泌雌激素；肾上腺皮质可分泌性激素（包括雌激素和雄激素）；胎盘也可分泌雌激素。

92. A、B、C、D　胎盘是妊娠期重要的内分泌器官，它能分泌大量的雌激素、孕激素、人胎盘催乳素和人绒毛膜促性腺激素。黄体生成素由腺垂体分泌。

93. A、B、C、D、E　雌二醇的生理作用有：促进女性副性器官发育、促进女性青春期的生长发育、促进女性副性征出现、增加阴道抵抗细菌的能力、促使体内水钠潴留。

94. B、C、D、E　孕酮促进子宫内膜呈分泌期改变、降低子宫平滑肌兴奋性、抑制母体对胚胎的免疫排斥作用、促进乳腺腺泡发育，并使女性分泌期体温升高约 0.5℃。

二、判断说明题

95. 错误。激素的传递方式有：远距分泌、旁分泌、自分泌和神经分泌。

96. 错误。激素将其携带的"生物信息"传递给靶细胞，调节细胞内原有的生理生化过程，不产生新的功能或反应。

97. 错误。激素为第一信使，cAMP、cGMP 及 Ca^{2+} 等均可作为第二信使。PKA 为蛋白激酶。

98. 正确。

99. 错误。下丘脑通过释放促甲状腺激素释放激素、促性腺激素释放激素、促肾上腺皮质激素释放激素等调节腺垂体的活动。

100. 错误。生长素能抑制外周组织对葡萄糖的利用，减少葡萄糖的消耗，使血糖水平升高。

101. 错误。由于妊娠期血中雌激素和孕激素浓度非常高，抑制了催乳素对乳腺的作用而不泌乳。

102. 正确。

103. 错误。正常饮水情况下，血管升压素几乎没有升高血压的作用。

104. 正确。

105. 正确。

106. 错误。甲状腺激素储存于腺泡腔内（细胞外），储存量大，可供机体利用 50～120 天。

107. 正确。

108. 错误。甲状旁腺激素具有升高血钙和降低血磷的作用，其作用途径为骨、肾和肠。

109. 错误。糖皮质激素可使骨髓造血功能增强而使血中红细胞增多。

110. 正确。

111. 正确。

112. 正确。

113. 错误。雌激素可增强阴道抵抗细

菌的能力。

114. 错误。孕激素可使子宫不易兴奋，故有"安胎"作用。

115. 正确。

三、填空题

116. 含氮激素　类固醇激素

117. 第二信使学说　基因表达学说

118. 含氮激素　cAMP

119. 视上核　下丘脑－垂体　神经垂体

120. ACTH　糖皮质激素

121. 促甲状腺激素　促肾上腺皮质激素（ACTH）　促性腺激素（促卵泡生成素和黄体生成素）

122. 升高血钙浓度　降低血磷浓度

123. 甲状旁腺激素　降钙素

124. 升高　增加　减轻

125. 储存于腺泡腔中　储存量大

126. 肾上腺皮质　糖皮质激素

127. 胆碱能节前　肾上腺素　去甲肾上腺素

128. 炎　过敏　中毒　休克

129. 增加　减少

130. 睾丸　睾酮

131. 卵巢　雌二醇（或雌激素）　孕酮（或孕激素）

132. 雌激素　孕激素　人绒毛膜促性腺激素

四、名词解释

133. 由内分泌腺或内分泌细胞所分泌的、高效的、经血液运输或在组织液中扩散而作用于靶细胞（或靶组织、靶器官）发挥调节作用的生物活性物质称激素。

134. 大多数激素经血液运输至远距离的靶组织发挥作用，称远距分泌。

135. 激素不经血液运输，仅由组织液

扩散至临近的靶细胞发挥作用，称旁分泌。

136. 内分泌细胞所分泌的激素在局部扩散，又返回作用于该内分泌细胞发挥作用，称自分泌。

137. 神经内分泌细胞分泌的神经激素沿神经细胞轴突借轴浆流动运送至末梢发挥作用，称神经分泌。

138. 神经内分泌细胞分泌的激素称神经激素。

139. 某一激素本身不能直接对某些组织细胞产生生物效应，但它的存在可使另一激素的作用明显增强，即对另一激素的调节起支持作用，称激素的允许作用。

140. 细胞与细胞之间传递信息的激素，称为第一信使。

141. 激素作为第一信使与细胞膜受体结合后，使膜内产生某些物质并在细胞内传递信息，如 cAMP、Ca^{2+} 等，这些物质称为第二信使。

142. 由下丘脑促垂体区肽能神经元细胞所分泌、主要调节腺垂体活动的多肽类物质称下丘脑调节肽。

143. 激素特异性作用的效应器细胞，称为该激素的靶细胞。

144. 由肾上腺皮质束状带所产生的，对糖代谢有明显影响的类固醇激素称糖皮质激素，如皮质醇（氢化可的松）。

145. 当机体受到各种有害刺激，如低氧、创伤、手术、疼痛等，血中 ACTH、糖皮质激素浓度迅速增加而产生的相应反应，称应激。

146. 机体遭遇特殊情况时，如畏惧、焦虑、剧痛、失血等，通过交感－肾上腺髓质系统产生的适应性反应，称应急反应。

147. 月经周期是指成年妇女平均 28 天发生一次周期性的子宫内膜脱落和流血现象。

五、简答题

148. 激素是在细胞间传递信息的物质，其传递方式有：①远距分泌；②旁分泌；③自分泌；④神经分泌。

149. 激素的生理作用广泛而复杂，一般可归纳为：①调节新陈代谢；②促进细胞的增殖和分化；③影响神经系统的发育和功能；④调节生殖活动，维持性功能；⑤其他：调节心血管活动，影响机体的排泄功能等。

150. 激素在对靶细胞发挥作用的过程中，具有以下特点：①信息传递作用；②特异性；③高效放大作用；④相互作用；⑤节律性分泌；⑥不断地代谢失活。

151. 下丘脑的一些神经元既能分泌神经激素，有内分泌细胞的作用，又具有神经细胞的功能。它们将大脑或中枢神经系统其他部位传来的神经信息，转变为激素的化学信息，从而以下丘脑为枢纽，把神经调节与体液调节密切联系起来，组成下丘脑－垂体功能单位。

152. 射乳是一典型的神经内分泌反射，乳头含有丰富的感觉神经末梢，婴儿吸吮乳头的感觉信息沿传入神经传至下丘脑，使分泌催产素的神经元发生兴奋，神经冲动经下丘脑－垂体束传送到神经垂体，使储存的催产素释放入血，催产素使腺泡周围具有收缩性的肌上皮细胞收缩，腺泡压力增高，使乳汁从腺泡经输乳管由乳头射出，称为射乳反射。

153. T_3、T_4 分泌不足时，蛋白质合成减少，肌肉无力，但组织间的黏蛋白增多，可结合大量的正离子和水分子，发生黏液性水肿。

154. 缺碘时甲状腺激素的合成、分泌减少，对腺垂体的反馈抑制作用减弱，从而促甲状腺激素分泌增加，对甲状腺的刺激作用增强，使之增生肿大。

155. 血中游离的 T_3、T_4 浓度的升降，对腺垂体 TSH 的分泌起着经常性反馈调节作用。甲状腺激素刺激腺垂体促甲状腺激素细胞产生一种抑制性蛋白，它使 TSH 的合成与释放减少，并降低腺垂体对 TRH 的反应性。由于这种抑制作用需要抑制性蛋白的合成增加，所以需几小时后方能出现效果，而且可被放线菌 D 和放线菌酮所阻断。T_3 与 T_4 比较，T_3 对腺垂体 TSH 分泌的抑制作用比 T_4 更强。

156. 糖皮质激素对糖、蛋白质和脂肪代谢均有影响。

（1）糖代谢：糖皮质激素对糖代谢的作用可归纳为"开源节流"。开源即促进糖异生，升高血糖；节流即使外周组织对糖的利用减少，亦会使血糖升高。

（2）蛋白质代谢：促进蛋白质分解，抑制蛋白质合成。

（3）脂肪代谢：促进脂肪分解。且肾上腺皮质功能亢进时，糖皮质激素对身体的不同部位的脂肪作用不同，四肢脂肪组织分解增强，而腹、面、肩及背部的脂肪合成有所增加，以致呈现出面圆、背厚、躯干部发胖而四肢消瘦的特殊体型。

157. 胰岛素促进蛋白质的合成过程，其作用体现在蛋白质合成的以下环节上：①促进氨基酸通过膜的转运进入细胞；②加快细胞核的复制和转录过程，增加 DNA 和 RNA 的生成；③作用于核糖体，加速翻译过程，促进蛋白质合成。

158. 胰岛素的分泌主要受以下因素调节：

（1）血糖：血糖浓度是调节胰岛素分泌的最重要因素。血糖升高，胰岛素分泌增加；血糖降低，胰岛素分泌减少。

（2）氨基酸和脂肪酸：氨基酸和脂肪酸都有刺激胰岛素分泌的作用，其中以精氨酸和赖氨酸作用最强。

（3）激素：胃肠激素、生长素、皮质醇等可刺激胰岛素分泌，生长抑素可抑制胰岛素分泌。

（4）神经：交感神经抑制胰岛素分泌，迷走神经促进胰岛素分泌。

159. 孕激素可使子宫内膜出现分泌期变化，为受精卵着床准备条件。孕激素还可使子宫抑制，保证胚胎有较"安静"的环境，并降低母体对胎儿的免疫排斥反应，故有"安胎"的作用。如果缺乏孕激素则有早期流产的危险。

160. HCG 的化学本质是一种糖蛋白，由胎盘绒毛组织的合体滋养层细胞分泌。它的主要作用是在妊娠早期维持母亲黄体继续发育形成妊娠黄体，并使雌激素和孕激素由黄体合成顺利地过渡到由胎盘合成。

HCG 可进入母血，并由尿中排出，在受精后 8~10 天的母血中就有 HCG 存在，在妊娠第 60 天左右达到高峰，然后逐渐下降，于妊娠后 160 天左右降到最低水平，妊娠后期略有增加，在分娩前才停止分泌。

由于 HCG 经尿排出，临床上很早就利用孕妇尿作为早期妊娠的诊断。一般以早期孕妇尿注射给未交配过的雌兔，可以引起兔的排卵；注射给雄性蟾蜍可以引起排放精子。目前则采用放射免疫试验法，能直接测定孕妇血中 HCG，可在妊娠第 6 天就能获得肯定结果。

六、论述题

161. 要点：①生长素促生长作用；②生长素分泌异常所致疾病。

机体生长是受多种因素影响的过程，生长素能促进机体生长发育，特别是骨骼和肌肉组织的生长。

人幼年时期如缺乏生长素，则生长发育停滞，患身材矮小但智力一般不受影响的侏儒症；如果生长素分泌过多，则可引起全身各组织、骨骼、内脏增生肥大，过度生长，身高达 2 米以上，体重明显重于同龄儿童的巨人症；成年后生长素分泌过多，长骨不再生长，而刺激肢端短骨、下颌骨及其软组织增生，以致出现手足粗大、下颌突出、内脏器官如肝和肾等也增大（呈内脏巨大现象）的肢端肥大症。

162. 要点：①交感神经系统兴奋；②体温调节系统活动加强。

寒冷刺激可作用于外周温度感受器和下丘脑中枢温度敏感神经元，进而引起下丘脑体温调节中枢的活动。而由此中枢发出的传出信息是多方面的，其中与内分泌有关的是：

（1）交感神经兴奋，肾上腺髓质分泌增加，肾上腺素和去甲肾上腺素可使脂肪的分解代谢加强，增加产热量。

（2）体温调节中枢作用于邻近的下丘脑视上核，使之分泌 TRH 和 CRH，二者分别作用于腺垂体，使之分泌 TSH 和 ACTH。TSH 促使甲状腺激素分泌，从而使机体的分解代谢加强，产热增加；ACTH 促进肾上腺皮质束状带分泌皮质醇，使机体的物质代谢以糖代谢为中心，并对肾上腺素的效应产生允许作用，从而使整个机体的代谢活动增强，产热量增加，以适应寒冷的刺激。

另外，腺垂体分泌的生长素、催乳素也参与上述反应。

163. 调节血糖水平的激素主要有胰岛素、肾上腺素、糖皮质激素和胰高血糖素。此外，甲状腺激素、生长素等对血糖水平也有一定的调节作用。现分述如下：

（1）胰岛素促进组织细胞对葡萄糖的摄取和利用，加强葡萄糖合成为糖原，并抑制糖异生，因而使血糖水平下降。

（2）肾上腺素使糖原分解加强，它还能抑制胰岛素分泌，使血糖水平升高。

（3）糖皮质激素可促进糖异生，抑制

外周组织对葡萄糖的利用，对糖代谢起"开源节流"的作用，从而使血糖升高。

（4）胰高血糖素具有很强的促进糖原分解和促进糖异生的作用，使血糖明显升高。

（5）甲状腺激素大剂量时可促进小肠黏膜对糖的吸收，增强肝糖原分解，抑制糖原合成，引起血糖升高；但它也能加速外周组织对糖的利用，降低血糖，故血糖耐量试验可在正常范围内。

（6）生长素对糖代谢的影响较复杂，可因剂量不同、使用时间长短不同而结果不同。生理水平的生长素可刺激胰岛素分泌，加强糖的利用，使血糖水平趋于下降；过量生长素则抑制糖的利用，使血糖趋于升高。

164. 要点：①下丘脑的调节；②腺垂体的调节；③反馈调节。

腺垂体的内分泌功能直接受到下丘脑分泌的调节性多肽（包括释放激素因子和释放抑制激素因子）的控制，而靶腺（甲状腺、肾上腺皮质、性腺）激素的分泌既受腺垂体分泌的促激素（促甲状腺激素、促肾上腺皮质激素、促性腺激素）的直接控制，还受下丘脑调节性多肽的间接控制，这样"三位一体"形成所谓"下丘脑－腺垂体－靶腺轴"。靶腺激素分泌过多时又可分别反馈影响下丘脑和腺垂体分泌调节性多肽和促激素（此谓长反馈），腺垂体促激素也可反馈控制下丘脑调节性多肽的分泌（此谓短反馈）。此外，下丘脑各种调节性多肽还可能对下丘脑本身有关的神经细胞有反馈性调节（此谓超短反馈）。由于下丘脑可接受中枢神经系统各部分传来冲动的影响，因此，下丘脑调节性多肽的释放可间接接受体内外环境因素的影响。通过以上调节，使机体靶腺激素水平能维持相对稳定，并能适应体内外环境的变化。如"下丘脑－腺垂体－肾上腺皮质轴"，下丘脑分泌 CRH 控制腺垂体分泌 ACTH，而后者又控制肾上腺皮质分泌糖皮质激素（皮质醇）；皮质醇分泌过多又可分别作用于下丘脑和腺垂体，抑制 CRH 和 ACTH 的分泌；腺垂体分泌 ACTH 也可反馈控制 CRH 的分泌，CRH 还可作用于下丘脑本身控制 CRH 的分泌。

165. 要点：①月经周期的概念；②月经周期与卵巢内分泌的关系。

月经周期是指成年妇女平均 28 天发生一次周期性的子宫内膜脱落和流血现象。月经周期是女性的生殖周期，是女性从青春期至绝经期生命活动中具有生殖能力的一段时期。月经周期的形成过程非常复杂，子宫内膜的周期性变化由卵巢功能的周期性变化所决定，而后者则受下丘脑和腺垂体的调控，并与血液中卵泡刺激素、黄体生成素、雌激素、孕激素的浓度变化有密切关系。一般将月经期分为卵泡期（排卵前期，相当于子宫内膜的增殖期）和黄体期（相当于子宫内膜的分泌期）。

（1）卵泡期（排卵前期）：卵泡期开始时，血液中雌激素和孕激素均处于低水平，对卵泡刺激素（FSH）和黄体生成素（LH）分泌的反馈抑制解除，使血液中 FSH 和 LH 先后升高，在此两种激素的作用下卵泡生成雌激素并分泌入血；在卵泡期中段，即排卵约前 1 周，血中雌激素浓度明显升高，FSH 则因雌激素反馈抑制而减少，而 LH 仍稳步上升。这一时期，虽然 FSH 处于低水平，但由于雌激素可加强 FSH 对卵泡的刺激作用，可继续使卵泡增长，粒膜细胞素增多，雌激素合成和分泌进一步增加。由于雌激素的这种局部正反馈作用，使雌激素在血液中浓度不断提高；在排卵前 1 天左右，雌激素的分泌达到高峰，在雌激素作用下，下丘脑分泌促性腺激素释放素（GnRH），GnRH 刺激腺垂体分泌 FSH 和 LH，其中以 LH 分泌增加最为明显，形成血中 LH 高峰。雌激素促进 LH 大量分泌的这种作用，称为雌激素

的正反馈效应。

在大量 LH 作用下（可能 FSH 也参与），成熟的卵泡排出卵子。卵泡期的雌激素引起子宫内膜增生、腺体增多、变长，成为增殖期。

（2）黄体期（排卵后期）：卵泡排出卵子后，形成黄体，进入黄体期。在 LH 生成素的作用下，黄体细胞分泌大量的雌激素和孕激素，使血液中雌激素和孕激素浓度明显升高。这是雌激素的第二次升高，它能使黄体细胞上的 LH 受体增多，促进孕激素的合成，使孕激素维持于较高水平。雌激素和孕激素在血液中浓度增加，将使下丘脑和腺垂体受抑制，GnRH 释放减少，进而 FSH 和 LH 明显减少，若不受孕，由于 FSH 和 LH 的明显减少，黄体功能即停止，孕激素和雌激素血中浓度明显下降，致使子宫内膜剥脱，发生流血，成为月经。孕激素和雌激素明显减少后，使腺垂体的 FSH 和 LH 的分泌又增加，重复另一周期。如若受孕，则由胎盘分泌绒毛膜促性腺激素，去代替腺垂体的 LH 和 FSH，以维持黄体的分泌功能，继续不断地分泌孕激素和雌激素，使妊娠顺利进行。

七、综合思考题

166. 胰腺位于胃的后方，分为头、颈、体和尾四部。它具有外分泌和内分泌两种完全不同的功能。外分泌部占腺体的绝大部分，属于消化腺，所分泌的胰液通过总导管排泄进入十二指肠，消化食物。

胰岛是胰腺的内分泌部分。胰岛组织散居于外分泌腺之间，由大小不等和形状不定的细胞集团所组成，其数量以胰腺尾部较多，头部和体部较少，因而在胰腺中颇似一个个小岛，故称胰岛。成人的胰岛约有 170 万个。胰岛内细胞之间有丰富的毛细血管，由细胞所分泌出来的激素（胰岛素和胰高血

糖素）通过这些毛细血管而进入血液循环。

人体胰岛的细胞，在组织切片经过特殊方法染色后，主要可看到两种细胞，一种为A细胞，另一种为B细胞。

（1）A细胞：A细胞数目较B细胞少，约占整个胰岛细胞的20%。A细胞产生胰高血糖素，有升高血糖的作用。

（2）B细胞：B细胞数目最多，约占整个胰岛细胞的80%。B细胞能产生胰岛素，有降低血糖的作用。

167. 人体血液内含有的糖类，几乎全部是葡萄糖，故通常所说的血糖，就是指血内葡萄糖而言。

正常人空腹血糖含量为4.4～6.7mmol/L，即每100ml血内含80～120mg的葡萄糖。当饱餐或一次食入大量糖之后，血糖浓度可以暂时升高。故临床测定血糖时，应抽取清晨空腹静脉血标本，才能获得比较准确的结果。

血糖浓度所以能维持一个较恒定的范围，主要原因是由于血糖的来源和去路经常处于动态平衡的结果。也就是说，血糖是不断更新的，血糖不断地进入各组织细胞而被利用或转化成其他物质，同时又不断地得到补充。由于来源和去路经常保持着相对平衡，从面保持了血糖浓度的相对恒定。

血糖的来源的主要有：

（1）食物中的糖：食品中含有大量多糖（淀粉），进入消化道分解成葡萄糖后被吸收入血，首先进入肝，葡萄糖在肝内进行各种代谢变化，而后进入血液循环补充血糖。

（2）肝糖原的分解：正常人的肝内约存有100g左右的肝糖原（动物淀粉）。肝糖原也是不断更新的，即不断由进入肝内的葡萄糖合成；也不断分解成葡萄糖进入血液。当血糖浓度下降时，肝糖原分解作用加强以纠正血糖的降低。

（3）糖异生：体内许多非糖物质，如甘油、氨基酸等（脂肪或蛋白质的代谢产物）可在肝内转变成糖原，生成的肝糖原又可分解成葡萄糖进入血液。这一由非糖物质转化为糖的过程叫糖异生。

血糖的去路主要有：

（1）氧化分解：血糖不断地进入组织细胞，在细胞内被氧化为二氧化碳和水并释放出能量供机体利用。

（2）合成肝糖原或肌糖原：血糖进入肝和肌肉后，可以合成肝糖原和肌糖原。当血糖浓度升高时，这种合成过程加强。

（3）转变为其他物质：血糖进入组织细胞后，也可转变成脂肪和某些氨基酸等非糖物质。

血糖的来源和去路保持相对平衡，有赖于神经和体液的调节。交感神经兴奋时，糖原分解加强，血糖升高；胰岛B细胞所分泌的胰岛素能加速糖的氧化利用，促进糖原的合成，抑制糖异生作用，故可使血糖降低；胰高血糖素、肾上腺素、肾上腺糖皮质激素等则可分别使血糖升高。在神经和体液因素的调节下，血糖浓度升高与降低两方面维持对立的统一，就能保持血糖的动态平衡，使血糖浓度维持在一个相对稳定的水平。

168. 糖皮质激素虽然在抗炎、抗毒、抗过敏、抗休克中有较好的疗效，但由于其本身没有抗细菌作用、能抑制机体的免疫反应、对机体各系统有着广泛的作用，所以长期使用会导致很多不良反应，如感染扩散、继发感染、消化道溃疡、高血压及类似肾上腺皮质功能亢进的症状，并有停药反应。故使用时要注意其禁忌症及适应症，切忌滥用。

服用糖皮质激素应模拟体内激素变化的规律，晨起剂量大些，午后小些，晚间一般不服。或隔日早晨一次顿服。因为早上下丘脑－垂体－肾上腺系统对外源性激素的负反馈敏感性最低，故此时服药对肾上腺皮质功能抑制最小，不易引起停药后反应。

第十章　神经系统

一、选择题

（一）A 型题

1. 神经细胞兴奋阈值最低，最易产生动作电位的部位是(　　)
   A. 树突始段
   B. 树突末梢
   C. 胞体
   D. 轴丘
   E. 轴突末梢

2. 用普鲁卡因局麻药镇痛，是影响了神经纤维兴奋传导的(　　)
   A. 结构完整性
   B. 功能完整性
   C. 绝缘性
   D. 双向传导性
   E. 相对不疲劳性

3. 下列哪项是神经纤维传导兴奋的特征(　　)
   A. 单相传导
   B. 中枢延搁
   C. 易疲劳
   D. 双向传导
   E. 总和

4. 关于神经纤维轴浆运输的叙述，错误的是(　　)
   A. 具有物质运输的作用
   B. 轴浆流动是双向的
   C. 轴浆顺向流动与神经递质释放的实现密切相关
   D. 破伤风毒素可能通过逆向运输侵害中枢
   E. 轴浆运输不耗能

5. 关于化学性突触传递的过程，错误的是(　　)
   A. 是电－化学－电的过程
   B. 突触前膜去极化是诱发递质释放的关键因素
   C. Ca^{2+} 是前膜兴奋与递质释放过程的耦联因子
   D. 突触后膜具有电兴奋性
   E. 突触后电位可以总和

6. 兴奋性突触后电位的产生，是由于突触后膜提高了对下列哪种离子的通透性(　　)
   A. Na^+、K^+、Cl^-，尤其是 K^+
   B. Ca^{2+}、K^+、Cl^-，尤其是 Ca^{2+}
   C. Na^+、K^+，尤其是 Na^+
   D. K^+、Cl^-，尤其是 Cl^-
   E. K^+、Ca^{2+}、Na^+，尤其是 Ca^{2+}

7. 兴奋性突触后电位属于(　　)
   A. 静息电位
   B. 阈电位
   C. 动作电位
   D. 去极化电位
   E. 超极化电位

8. 抑制性突触后电位的产生，是由于突触后膜对下列哪种离子提高了通透性(　　)
   A. Na^+、K^+、Cl^-，尤其是对 K^+
   B. Ca^{2+}、K^+、Cl^-，尤其是对 Ca^{2+}
   C. Na^+、K^+，尤其是对 Na^+
   D. K^+、Cl^-，尤其是对 Cl^-
   E. K^+、Ca^{2+}、Na^+，尤其是对 Ca^{2+}

9. 关于抑制性突触后电位产生过程的描述，错误的是( )

　　A. 突触前轴突末梢去极化

　　B. Ca^{2+} 由膜外进入突触前膜内

　　C. 突触小泡释放递质，并与突触后膜受体结合

　　D. 突触后膜对 Cl^- 或 K^+ 的通透性升高

　　E. 突触后膜去极化，引起突触后神经元发放冲动

10. 当神经冲动到达运动神经末梢时，可引起接头前膜的( )

　　A. Na^+ 通道关闭

　　B. Ca^{2+} 通道开放

　　C. K^+ 通道开放

　　D. Cl^- 通道开放

　　E. Cl^- 通道关闭

11. 神经－肌肉接头兴奋传递时，乙酰胆碱与受体结合使终板膜( )

　　A. 对 Na^+、K^+ 通透性增加，发生超极化

　　B. 对 Na^+、K^+ 通透性增加，发生去极化

　　C. 仅对 K^+ 通透性增加，发生超极化

　　D. 仅对 Ca^{2+} 通透性增加，发生去极化

　　E. 对乙酰胆碱通透性增加，发生超极化

12. 有关神经－骨骼肌接头兴奋传递的叙述，错误的是( )

　　A. 多个神经冲动才能引起肌细胞兴奋

　　B. 一次神经冲动引起肌细胞发生一次兴奋

　　C. 终板电位的大小取决于接头前膜的递质释放量

　　D. 终板电位有总和现象

　　E. 阻滞终板膜上的 N_2 型 Ach 受体，可导致神经肌肉传递障碍

13. 关于神经－骨骼肌接头的叙述，正确的是( )

　　A. 终板电位有不应期

　　B. 终板电位无总和现象

　　C. 传递非一对一的关系

　　D. 传递为双向性

　　E. 终板电位以电紧张形式扩布

14. 释放 Ach 递质的神经纤维，不包括( )

　　A. 交感神经节前纤维

　　B. 副交感神经节前纤维

　　C. 躯体运动神经

　　D. 副交感神经节后纤维

　　E. 大部分交感神经节后纤维

15. 对肾上腺素能纤维的叙述，正确的是( )

　　A. 其末梢释放的递质是去甲肾上腺素

　　B. 其末梢释放的递质是肾上腺素

　　C. 它包括所有的交感神经节后纤维

　　D. 支配肾上腺髓质的交感神经纤维属肾上腺素能纤维

　　E. 酚妥拉明可阻滞其兴奋的全部效应

16. M 受体( )

　　A. 位于神经－肌肉接头的肌膜上

　　B. 位于自主神经节细胞膜上

　　C. 可被儿茶酚胺激活

　　D. 可被酚妥拉明阻断

　　E. 位于自主神经支配的效应器上

17. N_1 受体分布于( )

　　A. 自主神经节的突触前膜

　　B. 自主神经节的突触后膜

　　C. 交感神经节后纤维支配的效应器

D. 骨骼肌终板膜

E. 副交感神经节后纤维支配的效应器

18. M 型受体的阻滞剂是(　　)

A. 十烃季胺

B. 六烃季胺

C. 阿托品

D. 心得安

E. 酚妥拉明

19. 突触前受体的生理作用是(　　)

A. 促进轴突末梢合成递质

B. 促进轴突末梢释放递质

C. 减弱轴突末梢合成递质

D. 减少轴突末梢释放递质

E. 调节轴突末梢递质的释放量

20. 关于中枢内兴奋传递特征的叙述，其中错误的是(　　)

A. 单向传递

B. 中枢延搁

C. 总和

D. 不发生突触传递疲劳

E. 易受内环境条件改变的影响

21. 关于突触后抑制的叙述，错误的是(　　)

A. 由抑制性突触活动所引起

B. 突触前膜释放抑制性递质

C. 突触后膜发生超极化

D. 突触后膜发生去极化

E. 突触后膜产生 IPSP

22. 脊髓闰绍细胞对前角运动神经元的抑制属于(　　)

A. 突触前抑制

B. 去极化抑制

C. 传入侧支性抑制

D. 回返性抑制

E. 交互抑制

23. 交互抑制也称为(　　)

A. 去极化抑制

B. 回返性抑制

C. 树突 – 树突型抑制

D. 传入侧支性抑制

E. 突触前抑制

24. 交互抑制的发生是由于(　　)

A. 兴奋性递质释放量少

B. 兴奋性递质破坏过多

C. 抑制性中间神经元兴奋

D. 兴奋性中间神经元兴奋

E. 去极化抑制

25. 突触前抑制发生时(　　)

A. 突触前轴突末梢超极化

B. 突触前轴突末梢去极化

C. 突触后膜的兴奋性发生变化

D. 突触前轴突末梢释放抑制性递质

E. 突触后神经元超极化

26. 突触前抑制的特点是(　　)

A. 突触前膜超极化

B. 潜伏期长，持续时间长

C. 突触前轴突末梢释放抑制性递质

D. 突触后膜的兴奋性降低

E. 通过轴突 – 树突突触结构的活动来实现

27. 不经丘脑换元而投射到大脑皮层的感觉是(　　)

A. 痛、温觉

B. 肌肉本体感觉

C. 嗅觉

D. 听觉

E. 视觉

28. 关于丘脑正确的叙述是(　　)

A. 是所有感觉传入纤维的换元站

B. 是感觉的最高中枢

C. 与大脑皮层的联系构成丘脑皮层投射

D. 决定大脑皮层的运动功能

E. 感觉接替核属非特异投射系统

29. 关于丘脑特异投射系统的叙述，正确的是( )
    A. 起源于髓板内核群
    B. 为各种不同感觉的共同上行通路
    C. 通过脑干网状结构上行激动系统上行
    D. 能引起特定感觉
    E. 易受药物影响而发生传导阻滞

30. 网状结构上行激动系统功能的发挥是通过( )
    A. 锥体系
    B. 锥体外系
    C. 特异投射系统
    D. 非特异投射系统
    E. γ-环路

31. 关于网状结构上行激动系统的描述，错误的是( )
    A. 经丘脑非特异投射系统发挥作用
    B. 维持与改变大脑皮层的兴奋状态
    C. 为多突触接替的上行系统
    D. 弥散投射至大脑皮层的广泛区域
    E. 电刺激网状结构时出现同步化慢波

32. 关于丘脑非特异投射系统的叙述，错误的是( )
    A. 弥漫性投射到大脑皮层，无点对点关系
    B. 与皮层的各层神经元形成突触联系
    C. 不能单独激发皮层神经元放电
    D. 切断非特异投射系统的动物仍保持清醒
    E. 不引起特异感觉

33. 关于大脑皮层体表感觉区的叙述，错误的是( )

A. 中央后回是全身体表感觉的重要投射区
B. 第一体感区的传入投射有交叉的关系
C. 体表区的空间投射分布是倒置的，但头面部代表区的内部安排是正立的
D. 投射区域的大小与不同体表部位感觉分辨能力的精细程度有关
E. 第二感觉区的投射分布也是倒置的

34. 一侧枕叶皮层接受视网膜的传入纤维投射是( )
    A. 同侧眼
    B. 对侧眼
    C. 双眼全部
    D. 同侧眼的颞侧和对侧眼的鼻侧
    E. 同侧眼的鼻侧和对侧眼的颞侧

35. 视觉代表区位于( )
    A. 中央前回
    B. 中央后回
    C. 枕叶皮层
    D. 颞叶皮层
    E. 岛叶皮层

36. 有关痛觉的叙述，错误的是( )
    A. 痛觉感受器是游离神经末梢
    B. 皮肤的快痛由 A_δ 纤维传导
    C. 皮肤的慢痛由 C 类纤维传导
    D. 内脏痛定位清楚，常为刺痛
    E. 内脏病变可引起牵涉痛

37. 内脏痛的特点之一是( )
    A. 刺痛
    B. 快痛
    C. 定位不准确
    D. 必有牵涉痛
    E. 对牵拉不敏感

38. 肌牵张反射使( )

A. 受牵拉的肌肉发生收缩

B. 同一关节的协同肌发生抑制

C. 同一关节的拮抗肌发生兴奋

D. 其他关节的肌肉也同时发生收缩

E. 伸肌和屈肌都收缩

39. 对腱反射的叙述,正确的是(　　)

A. 是多突触反射

B. 肌肉的收缩几乎是一次同步性收缩

C. 感受器为腱器官

D. 可由重力作用引起

E. 主要表现在屈肌上

40. 腱反射是(　　)

A. 外感受性反射

B. 行为反射

C. 单突触反射

D. 紧张性牵张反射

E. 腱器官引起的反射

41. 腱反射的感受器是(　　)

A. 腱器官

B. 肌梭

C. 触－压觉感受器

D. 痛觉感受器

E. 皮肤感受器

42. 当 α 运动神经元传出冲动增加时,可使(　　)

A. 肌梭传入冲动增加

B. 梭外肌收缩

C. 梭内肌收缩

D. 梭外肌和梭内肌同时收缩

E. 运动神经元传出冲动增多

43. γ 运动神经元传出冲动增多时,可使(　　)

A. 肌梭传入冲动减少

B. α 运动神经元传出冲动减少

C. 牵张反射加强

D. 梭外肌收缩

E. 梭内肌舒张

44. 肌梭的传入冲动增多时(　　)

A. 对同一肌肉的 α 运动神经元起抑制作用

B. 对同一肌肉的 γ 运动神经元起抑制作用

C. 对脊髓的闰绍细胞起抑制作用

D. 对其他肌肉的 α 运动神经元起兴奋作用

E. 对同一肌肉的 α 运动神经元起兴奋作用

45. 维持躯体姿势的最基本的反射是(　　)

A. 屈肌反射

B. 肌紧张

C. 腱反射

D. 交叉伸肌反射

E. 翻正反射

46. 脊髓休克产生的原因是(　　)

A. 损伤性刺激对脊髓的抑制作用

B. 脊髓中的反射中枢被破坏

C. 突然失去了高位中枢的调节作用

D. 失去了网状结构易化区的始动作用

E. 血压下降导致脊髓缺血

47. 下列关于脊髓休克的论述,错误的是(　　)

A. 脊髓突然被横断后,断面以下的脊髓反射活动即暂时消失

B. 断面以下的脊髓反射、感觉和随意运动会逐渐恢复

C. 动物进化程度越高,反射的恢复速度越慢

D. 脊髓休克的产生,是由于突然失去了高位中枢的调节作用

E. 反射恢复后,第二次横切脊髓,不再导致脊髓休克

48. 屈肌反射和肌紧张( )

    A. 感受器相同

    B. 引起反射的刺激的性质相同

    C. 前者的效应器为屈肌，后者主要为伸肌

    D. 都能引起肢体的位相性运动

    E. 都有维持姿势的功能

49. 在中脑上、下叠体之间切断动物脑干，将出现( )

    A. 肌体痉挛性麻痹

    B. 脊髓休克

    C. 震颤麻痹

    D. 去大脑僵直

    E. 腱反射加强

50. 动物仰卧时，伸肌紧张性最高，俯卧时则伸肌紧张性最低，这一现象称为( )

    A. 翻正反射

    B. 探究反射

    C. 颈紧张反射

    D. 迷路紧张反射

    E. 腱反射

51. 小脑不具有的功能是( )

    A. 维持身体平衡

    B. 发动随意运动

    C. 调节肌紧张

    D. 协调随意运动

    E. 参与随意运动设计

52. 下列哪项是前庭小脑受损时所特有的症状( )

    A. 肌张力降低

    B. 偏瘫

    C. 静止性震颤

    D. 意向性震颤

    E. 位置性眼震颤

53. 震颤麻痹的主要症状是( )

    A. 肌张力减弱

    B. 感觉迟钝

    C. 静止性震颤

    D. 运动共济失调

    E. 意向性震颤

54. 大脑皮层主要运动区位于( )

    A. 中央前回

    B. 中央后回

    C. 枕叶皮层

    D. 颞叶皮层

    E. 岛叶皮层

55. 下列对皮层运动区功能特征的叙述，错误的是( )

    A. 对躯体运动的支配有交叉的性质，但对头面部肌肉的支配多数是双侧性的

    B. 功能定位总的分布是倒置的，头面部代表区内部的安排是正立的

    C. 肌肉的运动越精细、越复杂，其代表区越大

    D. 电刺激皮层运动区所引起的肌肉运动反应为协同性收缩

    E. 运动区的基本功能单位呈柱状结构

56. 慢波睡眠的表现不包括( )

    A. 脑电图呈现同步化慢波

    B. 感觉功能减退

    C. 肌紧张减弱

    D. 交感活动水平降低

    E. 快速眼球转动

57. 交感神经系统不具有哪一特点( )

    A. 节前纤维短，节后纤维长

    B. 支配几乎所有内脏器官

    C. 外周性作用受效应器所处功能状态的影响

    D. 应急状态下，表现为一系列交感－肾上腺髓质系统活动亢进的现象

    E. 交感反应的范围比较局限

58. 交感神经兴奋时可引起(　　)
  A. 瞳孔扩大
  B. 逼尿肌收缩
  C. 消化道括约肌舒张
  D. 心率减慢
  E. 支气管平滑肌收缩

59. 对副交感神经系统特点的叙述，其中错误的是(　　)
  A. 节前纤维长，节后纤维短
  B. 不支配某些脏器
  C. 有紧张性活动
  D. 刺激节前纤维时反应比较局限
  E. 在应激反应中活动明显加强

60. 具有"内脏脑"之称的部位是(　　)
  A. 脊髓
  B. 延髓
  C. 小脑
  D. 下丘脑
  E. 边缘系统

61. 不属于下丘脑功能的是(　　)
  A. 调节内脏活动
  B. 控制生物节律
  C. 调节情绪反应与行为
  D. 维持大脑皮层的觉醒状态
  E. 调节体温与垂体内分泌

62. 脑电活动是(　　)
  A. 静息电位
  B. 动作电位
  C. 突触后电位的总和电位
  D. EPSP
  E. IPSP

63. 大脑皮层处于紧张活动时，脑电活动主要表现为(　　)
  A. 棘波
  B. δ波
  C. β波
  D. α波

E. θ波

（二）B 型题
  A. K^+
  B. Na^+
  C. Ca^{2+}
  D. Cl^-
  E. Mg^{2+}

64. 神经递质的释放与哪种离子内流有关(　　)

65. 后膜主要对哪种离子的通透性升高时，可产生抑制性突触后电位(　　)
  A. 动作电位
  B. 阈电位
  C. 局部电位
  D. 静息电位
  E. 后电位

66. 终板电位是(　　)

67. 兴奋性突触后电位是(　　)

68. 神经受到刺激时，产生的可扩布性的膜电位变化，称之为(　　)
  A. 后膜去极化
  B. 后膜超极化
  C. 前膜超极化
  D. 前膜膜电位减小
  E. 前膜反极化

69. 突触后抑制的发生是由于(　　)

70. 突触前抑制的发生是由于(　　)
  A. 哌唑嗪
  B. 阿替洛尔
  C. 阿托品
  D. 六烃季铵
  E. 十烃季铵

71. 神经元型 N 受体的阻滞剂是(　　)

72. 肌肉型 N 受体的阻滞剂是(　　)

73. α_1 型受体的阻滞剂是(　　)

74. β_1 型受体的阻滞剂是(　　)
  A. 高位中枢使闰绍细胞活动增强
  B. 高位中枢首先提高 α 运动神经

元的活动，转而使 γ 运动神经元的活动增强

    C. 高位中枢提高 γ 运动神经元活动

    D. 高位中枢直接或间接地通过脊髓中间神经元降低 γ 运动神经元的活动

    E. 高位中枢直接或间接地通过脊髓中间神经元提高 α 运动神经元的活动

75. γ 僵直的机制是(　　)

76. α 僵直的机制是(　　)

    A. I_b 类纤维

    B. I_a 类纤维

    C. $A_α$ 纤维

    D. $A_γ$ 纤维

    E. $A_δ$ 纤维

77. 肌梭的传入神经纤维是(　　)

78. 腱器官的传入神经纤维是(　　)

79. 支配梭外肌的传出神经纤维是(　　)

80. 支配梭内肌的传出神经纤维是(　　)

    A. 维持身体平衡

    B. 调节肌紧张

    C. 协调随意运动

    D. 调节内脏活动

    E. 参与随意运动设计

81. 前庭小脑的主要功能是(　　)

82. 小脑前叶的主要功能是(　　)

83. 小脑后叶中间带的主要功能是(　　)

84. 皮层小脑的主要功能是(　　)

    A. 去甲肾上腺素

    B. 乙酰胆碱

    C. 多巴胺

    D. γ - 氨基丁酸

    E. 甘氨酸

85. 支配汗腺的交感神经末梢释放(　　)

86. 支配骨骼肌的运动神经纤维末梢释放(　　)

87. 在基底神经节黑质 - 纹状体系统中，主要起抑制性效应的递质是(　　)

88. 闰绍细胞轴突末梢释放的递质是(　　)

    A. α 波

    B. β 波

    C. γ 波

    D. δ 波

    E. θ 波

89. 正常人在清醒、闭目、安静时，枕叶出现(　　)

90. 正常人在睁眼视物、思考问题或接受其他刺激时，额叶及顶叶出现(　　)

91. 正常人困倦时，枕叶及顶叶出现(　　)

92. 正常人睡眠时出现(　　)

    A. 震颤麻痹

    B. 舞蹈病

    C. 脊髓休克

    D. 去大脑僵直

    E. 脊髓半离断综合征

93. 在动物中脑上、下丘之间横断脑干，动物会出现(　　)

94. 脊髓与脑完全断离的动物会出现(　　)

（三）C 型题

    A. 能传递信息、整合信息

    B. 能产生神经营养性因子

    C. 两者均是

    D. 两者均非

95. 神经元(　　)

96. 神经胶质细胞(　　)

97. 神经纤维支配的组织(　　)

    A. 突触前膜电压门控 Ca^{2+} 通道开放

B. 突触后膜化学门控 Na⁺ 通道开放

C. 两者均是

D. 两者均非

98. 兴奋性突触传递过程中有（ ）

99. 抑制性突触传递过程中有（ ）

    A. α 受体

    B. β 受体

    C. 两者均是

    D. 两者均非

100. 肾上腺素作用的受体是（ ）

101. 去甲肾上腺素作用较强的受体是（ ）

102. 异丙肾上腺素作用较强的受体是（ ）

    A. 普萘洛尔

    B. 阿替洛尔

    C. 两者均可

    D. 两者均非

103. 心动过速可应用（ ）

104. 心动过速伴有支气管哮喘者应选用（ ）

    A. 在离断的同侧

    B. 在离断的对侧

    C. 两者均是

    D. 两者均非

105. 脊髓半离断时，浅感觉障碍（ ）

106. 脊髓半离断时，深感觉障碍（ ）

107. 脊髓半离断时，运动障碍（ ）

    A. 快速牵拉肌肉发生的反射

    B. 缓慢持续牵拉肌肉发生的反射

    C. 两者均是

    D. 两者均非

108. 肌牵张反射（ ）

109. 肌紧张（ ）

110. 腱反射（ ）

A. 单突触反射

B. 多突触反射

C. 两者均是

D. 两者均非

111. 腱反射是（ ）

112. 肌紧张是（ ）

113. 屈肌反射是（ ）

114. 交叉伸肌反射是（ ）

    A. 发动随意运动

    B. 调整肌梭的敏感性以配合肌肉运动

    C. 两者均是

    D. 两者均非

115. 锥体系控制 α 运动神经元的活动，其作用是（ ）

116. 锥体外系控制 γ 运动神经元的活动，其作用是（ ）

    A. 偏瘫

    B. 截瘫

    C. 两者均是

    D. 两者均非

117. 脊髓休克恢复后出现（ ）

118. 小脑损伤出现（ ）

119. 内囊出血出现（ ）

（四）X 型题

120. 与神经纤维传导速度相关的因素有（ ）

    A. 纤维的粗细

    B. 纤维的长度

    C. 髓鞘的厚薄

    D. 温度

    E. 动物进化程度

121. 神经胶质细胞的生理功能有（ ）

    A. 对神经元起支持作用

    B. 参与构成血－脑屏障

    C. 参与神经递质及生物活性物质的代谢

D. 产生神经营养性因子，以维持神经元的生长、发育

E. 接受信息、传递信息

122. 化学性突触传递的特点是( )

A. 单向传递

B. 有突触延搁

C. 有总和现象

D. 兴奋节律易改变

E. 对内外环境变化与药物较为敏感

123. 关于神经调质的叙述，正确的是( )

A. 可作用于突触后膜的特异受体，产生特定生理效应

B. 本身不直接触发所支配细胞的效应

C. 调节神经元之间或神经元与效应器之间信息传递的效率

D. 增强或削弱递质的效应

E. 在同一神经元内可与递质共存

124. 自主神经节后胆碱能纤维兴奋的效应有( )

A. 心脏活动抑制

B. 支气管平滑肌收缩

C. 胃肠道平滑肌收缩

D. 瞳孔括约肌收缩

E. 消化腺与汗腺分泌

125. 能与心肌 β_1 受体结合产生兴奋效应的物质是( )

A. 去甲肾上腺素

B. 肾上腺素

C. 异丙肾上腺素

D. 阿替洛尔

E. 普萘洛尔

126. 肾上腺素能神经纤维突触前膜上的 α_2 受体功能低下时( )

A. 神经末梢释放的去甲肾上腺素递质减少

B. 神经末梢释放的去甲肾上腺素递质增多

C. 可导致高血压

D. 可导致低血压

E. 使用受体激动剂，可使末梢释放的去甲肾上腺素递质减少

127. 下述属于中枢神经递质的有( )

A. 生物胺类

B. 肽类

C. 氨基酸类

D. 乙酰胆碱

E. 一氧化氮

128. 有关脑干网状结构上行激动系统的叙述，正确的有( )

A. 通过丘脑非特异投射系统发挥作用

B. 是多突触接替的上行系统

C. 可维持大脑皮层的兴奋状态

D. 损伤后可导致动物昏睡不醒

E. 易受药物影响

129. 关于肌牵张反射的叙述，正确的有( )

A. 感受器是肌梭

B. 感受器与效应器在同一块肌肉中

C. γ 运动神经元的传出活动可调节肌梭感受装置的敏感性

D. γ 环路的活动可调节肌紧张

E. γ 运动神经元的活动主要受高位中枢的下行调节

130. 下运动神经元损伤时( )

A. 肌紧张减弱

B. 腱反射减弱或消失

C. 肌萎缩明显

D. 肢体可呈弛软性瘫痪

E. 可出现运动共济失调

131. 关于震颤麻痹的叙述，正确的是( )

A. 病变主要在中脑黑质

B. 脑内多巴胺缺乏是引起本病的主要原因

C. 患者常伴有静止性震颤

D. 可应用左旋多巴进行治疗

E. 可应用 M 受体阻滞剂进行治疗

132. 关于锥体系的论述，正确的有（　　）

A. 不只起源于 4 区大锥体细胞

B. 与下运动神经元只发生单突触联系

C. 可控制 α 运动神经元的活动

D. 有控制肢体肌肉精细运动的功能

E. 不调节肌紧张

133. 当遇到紧急情况时，机体功能活动增强的有（　　）

A. 交感－肾上腺髓质系统

B. 迷走－胰岛素系统

C. 下丘脑－神经垂体系统

D. 丘脑特异投射系统

E. 下丘脑－腺垂体－肾上腺皮质系统

134. 边缘前脑的功能包括（　　）

A. 参与情绪反应

B. 参与生殖功能的调节

C. 调节内脏活动

D. 与学习、记忆密切相关

E. 调节摄食行为

135. 有关学习、记忆形成的机制，正确的有（　　）

A. 长时程突触增强效应是学习记忆的神经基础

B. 与海马环路的活动密切相关

C. 与脑干网状结构上行激动系统的活动有关

D. 与脑内 RNA 和新蛋白质的合成有关

E. 脑内兴奋性氨基酸与去甲肾上腺素递质能加强学习记忆保持过程

136. 大脑优势半球（　　）

A. 多为左侧大脑半球

B. 为语言占优势的一侧半球

C. 与用哪只手劳动的习惯有关

D. 少年时受损可在对侧重建

E. 先天形成，终生不变

二、判断说明题

137. 温度降低时，神经纤维的传导速度变慢。

138. 切割、烧灼等刺激作用于内脏时一般不产生疼痛。

139. 某人左侧脊髓半离断，浅感觉的障碍发生在左侧，而深感觉的障碍发生在右侧。

140. 中脑黑质损伤的患者，可能出现静止性震颤。

141. 突触前抑制是由于突触前膜兴奋性递质释放量减少引起的。

142. 前庭小脑损伤的患者，可能出现意向性震颤。

143. 传导快痛的神经纤维是 A_δ 纤维。

144. 突触后抑制的产生与突触前膜释放抑制性递质有关。

145. 正常在中枢内神经冲动是双向传递的，既可以正向传递也可以逆向传递。

146. 突触前抑制又叫去极化抑制。

147. 腱反射的感受器为腱器官。

148. 支配肾上腺髓质的交感神经节后纤维属于胆碱能纤维。

149. 有髓神经纤维的动作电位传导是跳跃传导。

150. 交感和副交感神经节前纤维末梢释放的递质都是乙酰胆碱。

151. 大脑皮层的主要运动区位于中央

后回。

152. 交感神经的节前纤维长，节后纤维短。

153. 脊髓休克的产生原因是脊髓突然与高位中枢离断的刺激所致。

154. 突触前抑制是一种超极化抑制。

155. 肌肉本体感觉投射区主要在大脑皮层的中央前回。

156. 谷氨酸是一种抑制性递质。

三、填空题

157. 人体的两大信息系统是_____和_____。

158. 神经对其所支配的组织可发挥_____和_____两方面作用。

159. 神经元之间信息传递的基本方式包括_____、_____与_____。

160. 兴奋性突触后电位与抑制性突触后电位可根据其电位时程的长短，分为_____突触后电位与_____突触后电位。

161. 突触后神经元的兴奋或抑制状态，取决于突触后膜同时产生的_____与_____总和结果。

162. 酸中毒时，神经元的兴奋性_____，突触传递活动_____；碱中毒时，神经元的兴奋性_____，突触传递活动_____。

163. 根据其释放递质的不同，自主神经的节后纤维可分为_____、_____与_____三类。

164. 化学性突触传递的全过程是一个_____、_____、_____的过程。

165. 交感神经节前纤维末梢释放的递质是_____；节后纤维末梢释放的递质有_____和_____。

166. 脑干网状结构上行激动系统的兴奋来源于_____，其功能是_____。

167. 引起痛觉的刺激称为_____，痛觉感受器的性质属于_____。

168. 脊髓前角运动神经元有_____运动神经元和_____运动神经元两种；前者支配_____，后者支配_____。

169. 下运动神经元损伤时，肌紧张_____，腱反射_____。

170. 当脊髓半离断时，浅感觉障碍发生在离断的_____侧；深感觉障碍发生在离断的_____侧；运动障碍发生在离断的_____侧。

171. 巴比妥类药物的催眠作用，主要是由于其阻滞_____系统兴奋传递所致，因为这一系统是_____突触接替的系统，易受药物影响。

172. 脑干网状结构下行系统对肌紧张有_____与_____两种作用，它们主要通过控制脊髓前角的_____运动神经元，调节_____的活动来实现的。

173. 小脑疾病患者可出现_____性震颤；震颤麻痹患者可出现_____性震颤。

174. 上运动神经元或锥体束受损时，肌紧张_____，腱反射_____。其产生的"锥体束综合征"的中枢神经损伤常合并有_____与_____两个系统的损伤。

175. 机体在应急状态时，_____系统的活动明显增强，同时_____的分泌也增加。

176. 脑电活动由同步化转变为去同步化时，代表皮层的_____增强；由去同步化转变为同步化时，则代表皮层_____。

四、名词解释

177. 神经的营养性作用

178. 突触

179. 兴奋性突触后电位

180. 抑制性突触后电位

181. 神经递质

182. 神经调质

183. 突触后抑制

184. 突触前抑制

185. 特异投射系统

186. 非特异投射系统

187. 网状结构上行激动系统

188. 伤害性感受器

189. 牵涉痛

190. 运动单位

191. 牵张反射

192. 肌紧张

193. 腱反射

194. γ 环路

195. 锥体系

196. 锥体外系

197. 胆碱能纤维

198. 肾上腺素能纤维

199. 交感－肾上腺髓质系统

200. 自发脑电活动

201. 皮层诱发电位

202. α 阻断

203. 长时程突触增强效应

五、简答题

204. 简述神经纤维兴奋传导的特征。

205. 简述 EPSP 的产生机制。

206. 简述 IPSP 的产生机制。

207. 简述神经－骨骼肌接头兴奋传递的特点。

208. 简述反射中枢内兴奋传递的特征。

209. 简述传入侧支性抑制。

210. 简述回返性抑制。

211. 简述第一体表感觉区的位置及投射规律。

212. 简述内脏痛的特征。

213. 简述小脑对躯体运动的调节。

214. 简述大脑皮层主要运动区的位置及功能特征。

215. 简述锥体系及其功能。

216. 简述锥体外系及其功能。

六、论述题

217. 试述突触传递的基本过程。

218. 试述突触前抑制与突触后抑制的主要区别。

219. 试述胆碱能与肾上腺素能受体分类及作用。

220. 试述特异投射系统和非特异投射系统的区别。

221. 试比较骨骼肌牵张反射的两种类型。

222. 试述脊髓休克的表现及其产生机制。

223. 试述去大脑僵直及其形成机制。

224. 试述脑干网状结构及其他高位中枢对肌紧张的调节作用。

七、综合思考题

225. 脑干网状结构易化区和抑制区的活动有何不同？

226. 对心动过速伴有支气管哮喘的患者，可否使用 $β_1$ 与 $β_2$ 受体阻滞剂普萘洛尔？为什么？

227. 试述有机磷农药中毒的临床症状、机理及其解救措施。

228. 人类和动物的条件反射有何不同？

参考答案

一、选择题

（一）A 型题

1. D 轴突始段即轴丘，兴奋阈值最低，往往是神经冲动的发起处。

2. B 普鲁卡因阻止神经纤维动作电位

的产生，使其传导神经冲动的功能难以实现。

3. D 神经纤维在实验条件下为双向传导。

4. E 轴浆运输是消耗能量的过程。

5. D 突触后膜缺乏电压门控通道，不具有电兴奋性。

6. C 兴奋性递质作用于突触后膜上的相应受体后，主要提高了 Na^+、K^+，尤其是 Na^+ 的通透性。

7. D 兴奋性突触后电位是一种局部性的去极化电位。

8. D 抑制性递质作用于突触后膜上的相应受体后，主要提高了 K^+、Cl^-，尤其是对 Cl^- 的通透性。

9. E 抑制性突触后电位属于局部超极化电位，总和后更不容易引起突触后神经元产生动作电位。

10. B 当神经冲动到达运动神经末梢时，可引起接头前膜的 Ca^{2+} 通道开放，Ca^{2+} 进入接头前膜内，引起递质的释放。

11. B 神经-肌肉接头兴奋传递时，乙酰胆碱与 N 受体结合使终板膜对 Na^+、K^+ 通透性增加，发生去极化，产生终板电位。

12. A 神经-骨骼肌接头兴奋传递是一对一的关系，即运动神经纤维每兴奋一次，它所支配的肌细胞也发生一次兴奋。

13. E 终板电位是一种局部电位，没有不应期，能发生总和，以电紧张形式扩布。神经-骨骼肌接头的传递是一对一的，只能单向进行。

14. E 大部分交感神经节后纤维释放去甲肾上腺素。

15. A 凡末梢释放去甲肾上腺素的神经纤维都是肾上腺素能纤维。

16. E 外周 M 受体主要分布在自主神经支配的效应器膜上。

17. B N_1 受体分布于自主神经节的突触后膜处。

18. C 阿托品是特异性阻滞 M 型受体的阻滞剂。

19. E 突触前受体的主要生理作用是调节轴突末梢突触前膜递质的释放量。

20. D 中枢内突触前神经元反复受到较高频率的刺激后，突触后神经元的兴奋次数会逐渐减少，称之为突触传递的疲劳。

21. D 突触后抑制是突触后膜发生超极化。

22. D 脊髓闰绍细胞对前角运动神经元的抑制属于回返性抑制，是突触后抑制的一种形式。

23. D 交互抑制也称为传入侧支性抑制。

24. C 交互抑制的发生是由于抑制性中间神经元兴奋，其末梢释放抑制性递质，而使突触后神经元产生抑制。

25. B 突触前抑制属于去极化抑制，突触前轴突末梢发生去极化，使前膜递质释放量减少所致。

26. B 突触前抑制的特点是潜伏期长，持续时间长。

27. C 嗅觉的传入纤维经筛孔直接进入皮层，不经过丘脑的感觉接替核。

28. C 丘脑向大脑皮层的纤维投射总称为丘脑皮层束。根据投射途径与功能的不同，分为特异投射系统和非特异投射系统。

29. D 丘脑特异性投射系统的功能是引起各种特定感觉，并激发大脑皮层发出传出神经冲动。

30. D 目前认为网状结构上行激动系统主要是通过丘脑非特异投射系统来发挥作用的。

31. E 电刺激脑干网状结构时，脑电图出现去同步化快波，而不是同步化慢波。

32. D 切断非特异投射系统的动物会

一直处于昏睡状态。

33. E 第二感觉区位于中央前回和岛叶之间，体表感觉在此区的投射是双侧性的。

34. D 一侧枕叶皮层接受视网膜的传入纤维投射是同侧眼的颞侧和对侧眼的鼻侧，这是因为在视交叉处鼻侧纤维交叉而颞侧纤维不交叉。

35. C 视觉代表区位于枕叶皮层。

36. D 内脏痛定位不清楚，常为钝痛。

37. C 内脏痛的特点之一是定位不准确。

38. A 牵张反射的表现是当外力牵拉时，会引起受牵拉的同一肌肉收缩。

39. B 腱反射的收缩特点是一次快速牵拉肌腱，引起被牵拉的肌肉发生一次迅速的同步性收缩。

40. C 腱反射的感受器传入纤维进入中枢后直接与支配该肌肉的脊髓前角运动神经元形成突触联系，兴奋该运动神经元，发出传出冲动，属于单突触反射。

41. B 腱反射和肌紧张均为牵张反射，腱反射指快速牵拉肌腱时发生的牵张反射，肌紧张指缓慢牵拉肌腱时发生的牵张反射，二者的感受器都是肌梭。

42. B 脊髓 α 运动神经元的纤维末梢直接支配骨骼肌，即梭外肌，当 α 运动神经元兴奋时，其所支配的梭外肌收缩。

43. C 脊髓 γ 运动神经元的纤维末梢直接支配肌梭中的梭内肌，当 γ 运动神经元传出冲动增多时，梭内肌收缩，肌梭发出的传入冲动增多，通过 γ 环路使牵张反射加强。

44. E 肌梭的传入纤维进入中枢后与脊髓前角的 α 运动神经元形成突触联系，对同一肌肉的 α 运动神经元起兴奋作用。

45. B 肌紧张是维持躯体姿势的最基本的反射。

46. C 正常情况下脊髓以上的高位中枢对脊髓有下行易化作用，脊髓突然离断后，失去了高位中枢的易化作用是脊休克产生的原因。

47. B 脊髓横断后，由于脊髓内上行和下行的神经束均被切断，因此断面以下的各种感觉和随意运动难以恢复，临床上称为截瘫。

48. C 屈肌反射是防御性反射，其效应器为屈肌；肌紧张是最基本的姿势反射，其效应器为伸肌。

49. D 在中脑上、下叠体之间切断动物脑干，将出现动物的伸肌肌紧张明显亢进，表现为四肢伸直、头尾昂起、脊柱硬挺，此为去大脑僵直现象。

50. D 迷路紧张反射是指内耳迷路椭圆囊、球囊的传入冲动对躯体伸肌紧张性的反射性调节。该反射是由于头在空间位置改变时，耳石膜因重力影响所受的刺激不同引起的，其反射中枢主要是前庭核。

51. B 发动随意运动是大脑皮层运动区的功能，小脑无此功能。

52. E 肌张力降低是脊髓小脑受损的症状，脊髓小脑受损，随意运动的力量、方向及限度发生紊乱，同时肌张力减退，表现为四肢乏力，可出现意向性震颤。静止性震颤是震颤麻痹患者的症状。前庭小脑不能发生随意运动，故受伤不会发生偏瘫。如前庭小脑受损，当头固定于特定位置时，即可出现位置性眼震颤。

53. C 震颤麻痹的病变主要在中脑黑质，主要症状是静止性震颤。

54. A 大脑皮层主要运动区位于中央前回。

55. D 电刺激皮层运动区所引起的肌肉运动反应为简单性收缩，不会产生协同性收缩。

56. E 睡眠时出现快速眼球转动是快

波睡眠的表现。

57. E 交感神经系统支配几乎所有内脏器官，交感反应的范围比较广泛。

58. A 瞳孔扩大肌受交感神经支配，兴奋时使瞳孔扩大。

59. E 在应激反应中活动明显加强的是交感神经系统。

60. E 边缘系统是调节内脏活动的高级中枢，故有"内脏脑"之称。

61. D 丘脑的非特异投射系统有维持大脑皮层觉醒状态的作用，而下丘脑无此功能。

62. C 脑电波主要是由皮层大量的神经元同时产生突触后电位总合而成。

63. C 大脑皮层处于紧张活动时，脑电活动主要表现为去同步化的 β 波。

（二）B 型题

64. C Ca^{2+} 进入突触前膜内，引发突触前膜神经递质的释放。

65. D 当后膜 Cl^- 的通透性升高时，可产生抑制性突触后电位。

66. C 终板电位属于局部电位。

67. C 兴奋性突触后电位也是一种局部电位。

68. A 神经受到刺激时，产生的可扩布性的膜电位变化，称之为动作电位。

69. B 突触后抑制的发生是由于抑制性中间神经元的突触前膜释放抑制性递质，使后膜超极化而实现的。

70. D 突触前抑制的发生是由于突触前膜发生一定程度的去极化，使前膜膜电位减小，递质的释放量减少所引起的。

71. D 神经元型 N 受体的阻滞剂是六烃季铵。

72. E 肌肉型 N 受体的阻滞剂是十烃季铵。

73. A α_1 型受体的阻滞剂是哌唑嗪。

74. B β_1 型受体的阻滞剂是阿替洛尔。

75. C 去大脑僵直有 α 僵直和 γ 僵直两种类型。网状结构易化区的下行作用，主要使运动神经元的活动加强，通过加强 γ 环路的活动转而增强 α 运动神经元的活动，使肌紧张加强，出现 γ 僵直。

76. E 在 γ 僵直的基础上，再切除背根和小脑前叶，可出现 α 僵直。α 僵直是前庭核的下行作用，直接或间接地通过脊髓中间神经元提高 α 运动神经元的活动，使肌紧张加强而出现的。

77. B 肌梭的传入神经纤维是 I_a 类纤维。

78. A 腱器官的传入神经纤维是 I_b 类纤维。

79. C 支配梭外肌的传出神经纤维是 A_α 纤维。

80. D 支配梭内肌的传出神经纤维是 A_γ 纤维。

81. A 前庭小脑的主要功能是维持身体平衡。

82. B 小脑前叶的主要功能是调节肌紧张。

83. C 小脑后叶中间带的主要功能是协调随意运动。

84. E 皮层小脑的主要功能是参与随意运动设计。

85. B 支配汗腺的交感神经纤维末梢释放乙酰胆碱。

86. B 支配骨骼肌的运动神经纤维末梢释放乙酰胆碱。

87. C 基底神经节黑质－纹状体系统中，主要起抑制性效应的递质为多巴胺。

88. E 闰绍细胞轴突末梢释放的递质是甘氨酸。

89. A 正常人在清醒、闭目、安静时出现 α 波，枕叶较显著。

90. B 正常人在睁眼视物、思考问题或接受其他刺激时出现 β 波，额叶及顶叶较显著。

91. E 正常人困倦时枕叶及顶叶出现 θ 波。

92. D 正常人睡眠时出现 δ 波。

93. D 在动物中脑上、下丘之间横断脑干，动物会出现全身肌紧张，特别是伸肌肌紧张过度亢进，表现为四肢伸直、头尾昂起、脊柱挺硬等角弓反张现象，称为去大脑僵直。

94. C 脊髓与脑完全断离的动物称为脊动物。与脑离断的脊髓暂时丧失一切反射活动的能力，进入无反应状态，这种现象称为脊髓休克。

（三）C 型题

95. C 神经元即神经细胞，主要功能是接受、整合和传递信息，并能产生神经营养性因子。

96. B 星型胶质细胞能产生神经营养性因子。

97. D 神经纤维支配的组织，如肌肉组织、腺体组织等，无 A、B 两种功能。

98. C 兴奋性突触传递过程中，当前膜产生动作电位后，可引起突触前膜电压门控 Ca^{2+} 通道开放，Ca^{2+} 进入前膜内，触发兴奋性递质释放。递质与后膜受体结合后，引起突触后膜化学门控 Na^{+} 通道开放，Na^{+} 进入后膜内，产生兴奋性突触后电位。

99. A 抑制性突触传递过程中，当前膜产生动作电位后，同样引起突触前膜电压门控 Ca^{2+} 通道开放，Ca^{2+} 进入前膜内，触发抑制性递质释放。

100. C 肾上腺素可作用于 α 受体和 β 受体。

101. A 去甲肾上腺素作用较强的受体是 α 受体。

102. B 异丙肾上腺素作用较强的受体是 β 受体。

103. C 心动过速可应用普萘洛尔和阿替洛尔。普萘洛尔是非选择性 β 受体阻滞剂，可阻滞 $β_1$ 和 $β_2$ 受体，阿替洛尔是选择性 $β_1$ 受体阻滞剂，两者均可阻滞心脏的 $β_1$ 受体，减慢心率。

104. B 心动过速伴有支气管哮喘者应选用阿替洛尔。因为阿替洛尔是选择性 $β_1$ 受体阻滞剂。只阻滞心脏的 $β_1$ 受体，减慢心率，而不阻滞支气管平滑肌上的 $β_2$ 受体。

105. B 在脊髓传导通路中浅感觉传导路先交叉后上行；深感觉传导路先上行后交叉，所以脊髓半离断时，浅感觉障碍出现在离断的对侧，深感觉障碍出现在离断的同侧，同侧可出现运动麻痹。

106. A 同 105 题。

107. A 同 105 题。

108. C 肌牵张反射有两种类型：一是快速牵拉肌肉发生的腱反射；二是缓慢持续牵拉肌肉发生的肌紧张。

109. B 肌紧张是缓慢持续牵拉肌肉发生的反射。

110. A 腱反射是快速牵拉肌肉发生的反射。

111. A 腱反射是单突触反射。

112. B 肌紧张是多突触反射。

113. B 屈肌反射是多突触反射。

114. B 交叉伸肌反射是多突触反射。

115. A 锥体系控制 α 运动神经元的活动，以发动随意运动。

116. B 锥体外系控制 γ 运动神经元的活动，调整肌梭的敏感性以配合肌肉运动。

117. B 脊髓休克恢复后仍表现为截瘫。

118. D 小脑损伤不出现偏瘫或截瘫。

119. A 内囊出血可出现偏瘫。

（四）X 型题

120. A、C、D 神经纤维的直径越粗，传导速度越快；髓鞘厚传导速度快；温度在一定范围内升高可使传导速度加快。

121. A、B、C、D 神经元有接受信息、传递信息的功能，而神经胶质细胞无此功能，故不选 E。

122. A、B、C、D、E

123. B、C、D、E 作用于突触后膜的特异受体，产生特定生理效应，这是神经递质的作用，神经调质无此作用，故不选 A。

124. A、B、C、D、E

125. A、B 能与心肌 β_1 受体结合产生兴奋效应的物质是去甲肾上腺素和肾上腺素。异丙肾上腺素主要与 β_2 受体结合。

126. B、C、E 肾上腺素能神经纤维突触前膜上的 α_2 受体被激活后，能反馈性地抑制前膜释放去甲肾上腺素递质。所以，当前膜上的 α_2 受体功能低下时，肾上腺素能神经末梢释放的去甲肾上腺素递质就会增多，支配血管的肾上腺素能神经末梢释放的去甲肾上腺素增多后，持续收缩血管，增大外周阻力，导致血压升高。使用 α_2 受体激动剂，可使末梢释放的去甲肾上腺素递质减少。

127. A、B、C、D、E

128. A、B、C、D、E

129. A、B、C、D、E

130. A、B、C、D 运动共济失调是小脑或锥体外系损伤的表现，下运动神经元损伤时不出现，故不选 E。

131. A、B、C、D、E 震颤麻痹的病变主要在中脑黑质，中脑黑质的多巴胺能神经元功能低下，同时纹状体的胆碱能神经元功能亢进，患者常伴有静止性震颤，可应用左旋多巴，也可应用 M 受体阻滞剂进行治疗。

132. A、C、D 人的锥体束纤维只有 10%～20% 与下运动神经元发生单突触联系，80%～90% 与下运动神经元之间有一个以上的中间神经元接替，故不选 B。锥体系有调节肌紧张的功能，故不选 E。

133. A、E 当遇到紧急情况时，机体将出现应急反应和应激反应，参与应急反应的主要是交感 - 肾上腺髓质系统；参与应激反应的主要是下丘脑 - 腺垂体 - 肾上腺皮质系统。

134. A、B、C、D、E

135. A、B、C、D、E

136. A、B、C、D 大脑优势半球与遗传因素有关，但主要还是在后天生活实践中形成的。故不应选 E。

二、判断是非题

137. 正确。神经纤维的传导速度与温度有关，当温度下降时传导速度减慢。

138. 正确。切割、烧灼等刺激作用于皮肤时可产生疼痛，但作用于内脏时一般不产生疼痛。

139. 错误。浅感觉传导路径是先交叉再上行，深感觉传导路径是先上行再交叉。因此，某人左侧脊髓半离断时，浅感觉的障碍应发生在离断的对侧即右侧，而深感觉的障碍则发生在离断的同侧即左侧。

140. 正确。中脑黑质损伤时的震颤麻痹患者，会出现肌张力过高而运动过少，同时伴有静止性震颤。

141. 正确。突触前抑制是通过轴突 - 轴突式突触活动，使突触前膜的兴奋性递质释放量减少，而引起突触后神经元产生抑制的一种抑制形式。

142. 错误。前庭小脑损伤时会引起平衡失调综合征，而小脑后叶损伤时则会引起小脑性共济失调，出现意向性震颤。

143. 正确。传导快痛的神经纤维是 A_δ 纤维，传导慢痛的神经纤维是 C 类纤维。

144. 正确。突触后抑制是由抑制性中间神经元引起并在突触后膜上产生的一种抑制。抑制性中间神经元其轴突末梢释放抑制性递质，使突触后膜发生超极化，从而使突触后神经元呈现抑制。

145. 错误。在中枢内兴奋是单向传递的，即兴奋只能由突触前神经元传递给突触后神经元，而不能反向传递，因为突触后膜不能释放神经递质，所以不能逆向传递。

146. 正确。突触前抑制发生时，突触后膜发生的是去极化，只是产生的 EPSP 大为减小，不足以总和产生动作电位，故称为去极化抑制。

147. 错误。腱反射的感受器为肌梭。

148. 错误。支配肾上腺髓质的神经纤维属于胆碱能纤维，但是支配肾上腺髓质的是交感神经节前纤维。

149. 正确。有髓神经纤维兴奋传导时，动作电位只在朗飞结处产生，表现为兴奋从一个朗飞结跳跃到下一个朗飞结而不断向前传导，这种兴奋传导的方式称为跳跃传导。

150. 正确。交感和副交感神经节前纤维属于 B 类的有髓纤维，其末梢释放的递质都是乙酰胆碱。

151. 错误。大脑皮层的主要运动区位于中央前回。

152. 错误。正好相反，交感神经的节前纤维短，节后纤维长。

153. 错误。脊髓休克的产生原因是离断的脊髓突然失去了高位中枢的下行易化作用所致，并不是由于脊髓离断时的创伤刺激造成的。

154. 错误。突触前抑制发生时，突触后膜发生的是去极化，而不是超极化，只是形成的 EPSP 大为减小，故称为去极化抑制。

155. 正确。肌肉本体感觉投射区主要在大脑皮层的中央前回，小部分在中央后回。

156. 错误。谷氨酸是一种兴奋性递质。

三、填空题

157. 神经系统　内分泌系统

158. 功能性　营养性

159. 化学突触传递　电突触传递　非突触化学传递

160. 快　慢

161. EPSP　IPSP

162. 降低　减弱　升高　增强

163. 胆碱能纤维　肾上腺素能纤维　肽能或嘌呤能纤维

164. 电　化学　电

165. 乙酰胆碱　去甲肾上腺素　乙酰胆碱

166. 特异投射系统　维持或改变大脑皮层的兴奋状态

167. 伤害性刺激　化学感受器

168. α　γ　梭外肌　梭内肌

169. 减弱　减弱或消失

170. 对　同　同

171. 脑干网状结构上行激动　多

172. 兴奋　抑制　γ　γ 环路

173. 意向　静止

174. 增强　亢进　锥体系　锥体外系

175. 交感神经　肾上腺髓质

176. 兴奋　抑制

四、名词解释

177. 神经通过其末梢经常性地释放营养因子，持续调整被支配组织的内在代谢活动，对其所支配的组织的结构、生化与生理过程施加持久性影响，称为营养性作用。

178. 神经元之间进行信息传递的功能接触部位称突触。

179. 是指在递质作用下发生在突触后膜的局部去极化电位，这种能提高突触后神经元兴奋性的局部电位称为兴奋性突触后电位。

180. 指在递质作用下而出现在突触后膜的局部超极化电位，这种能降低突触后神经元兴奋性的局部电位称为抑制性突触后电位。

181. 神经递质是指由突触前膜释放、具有在神经元之间或神经元与效应细胞之间传递信息作用的特殊化学递质。

182. 神经调质是指由神经元产生的、能调节信息传递的效率、增强或削弱递质效应的一类化学物质。

183. 突触后抑制是指通过抑制性中间神经元释放抑制性递质，使突触后神经元产生抑制性突触后电位而引起的中枢抑制。

184. 突触前抑制是指通过轴突－轴突突触的活动，使突触前神经元释放的兴奋性递质减少，突触后神经元产生的兴奋性突触后电位变小而导致的突触传递抑制。

185. 特异投射系统是指从丘脑感觉接替核发出的纤维投射到大脑皮层特定区域，具有点对点投射关系的感觉投射系统。

186. 非特异投射系统是指由丘脑的髓板内核群弥散地投射到大脑皮层广泛区域的非专一性感觉投射系统。

187. 脑干网状结构内存在的具有上行唤醒作用的功能系统称为网状结构上行激动系统。

188. 伤害性感受器是背根神经节和三叉神经节中感受和传递伤害性信息的初级感觉神经元的外周末梢部分。

189. 由内脏疾患引起体表某一部位发生疼痛或痛觉过敏的现象称牵涉痛。

190. 一个 α 运动神经元及其所支配的全部肌纤维组成的功能单位称运动单位。

191. 有神经支配的骨骼肌，在受到外力牵拉伸长时，能产生反射效应，引起受牵拉的同一肌肉收缩，称骨骼肌的牵张反射。

192. 肌紧张是指缓慢持续牵拉肌腱所引起的肌牵张反射，表现为受牵拉肌肉发生紧张性收缩，使肌肉处于一定程度的收缩状态。

193. 腱反射是指快速牵拉肌腱时发生的牵张反射，表现为被牵拉肌肉迅速而明显地缩短。

194. 由 γ 运动神经元→肌梭→Ia 类传入纤维→α 运动神经元→肌肉所形成的反馈环路称 γ 环路。

195. 锥体系是指由大脑皮层运动区发出、控制躯体运动的下行系统，包括皮层脊髓束和皮层脑干束。

196. 锥体外系是指锥体系以外由中枢发出的调节躯体运动的下行系统。

197. 凡末梢以释放 Ach 为递质的神经纤维称胆碱能纤维。

198. 凡末梢以释放去甲肾上腺素为递质的神经纤维称肾上腺素能纤维。

199. 当交感神经兴奋时，常伴有肾上腺髓质分泌的增多，故生理学上把两者看作一个功能活动系统，即交感－肾上腺髓质系统。

200. 自发脑电活动是指大脑皮层神经元在无特定外加刺激作用的情况下，所产生的持续的节律性电位变化。

201. 皮层诱发电位是指刺激特定感受器或感觉传入系统时，在大脑皮层相应区域引出的电位变化。

202. 人类脑电图的 α 波在清醒、安静、闭目时出现，若睁开眼睛或接受其他刺激时，α 波立即消失而呈现快波，这一现象称为 α 波阻断。

203. 长时程突触增强效应是指突触前神经元在短时间内受到快速重复性刺激后，突触后神经元产生一种快速形成的突触后电位的持续性增强。

五、简答题

204. 神经纤维兴奋传导的特征有：①

生理完整性；②绝缘性；③双相传导；④相对不疲劳性。

205. 某种兴奋性递质作用于突触后膜上的受体，提高后膜对 Na^+ 和 K^+ 的通透性，尤其是 Na^+ 的通透性，从而导致局部膜去极化，即产生 EPSP。

206. 某种抑制性递质作用于突触后膜上的受体，提高后膜对 Cl^- 的通透性，使后膜上的 Cl^- 通道开放，引致 Cl^- 内流，从而导致局部膜超极化，即产生 IPSP。

207. 神经－骨骼肌接头兴奋传递的特点有三：①终板电位无"全或无"的特征；②终板电位无不应期；③终板电位以电紧张形式扩布。

208. 反射中枢内兴奋传递的特征有：①单向传递；②中枢延搁；③总和；④兴奋节律的改变；⑤后发放；⑥对内环境变化的敏感和易疲劳。

209. 传入神经进入中枢后，一方面直接兴奋某一中枢神经元，产生传出效应；另一方面经其轴突侧支兴奋另一抑制性中间神经元，通过此抑制性神经元的活动，转而抑制另一中枢神经元的活动。

210. 一个中枢神经元的活动，可通过其轴突侧支兴奋另一抑制性中间神经元，后者经过其轴突返回来抑制原先发动兴奋的神经元及同一中枢的其他神经元。

211. 第一体表感觉区的位置在：大脑皮层中央后回。

投射规律为：①投射纤维左右交叉，但头面部是双侧性的；②投射区域的空间安排是倒置的，但头面部内部安排是正立的；③投射区域的大小与感觉的灵敏度有关。

212. 内脏痛常为病理性疼痛，与皮肤痛相比有以下特征：①缓慢、持续、定位不精确，对刺激的分辨能力差，常伴有明显的自主神经活动变化，情绪反应强烈。②切割、烧灼等一般不引起疼痛，而机械性牵拉、缺血、痉挛、炎症与化学刺激则能产生疼痛。

213. 小脑对躯体运动的调节表现在：①前庭小脑有维持身体平衡的作用；②脊髓小脑有调节肌紧张与协调随意运动的作用；③皮层小脑参与随意运动设计。

214. 大脑皮层主要运动区的位置：中央前回和运动前区。

大脑皮层主要运动区的功能特征：①交叉支配；②功能定位呈倒置分布，但头面部为正立的；③功能代表区的大小与运动的精细程度有关。

215. 锥体系是指由大脑皮层运动区发出、控制躯体运动的下行系统，包括皮层脊髓束和皮层脑干束。

锥体系的主要功能是：①传递随意运动信号：锥体系控制脊髓 α 运动神经元的活动，发动随意运动，控制 γ 运动神经元的活动，调整肌梭的敏感性，协调配合随意运动。②调节肌紧张：主要是加强肌紧张。

216. 锥体外系是指锥体系以外由中枢发出的调节躯体运动的下行系统。锥体外系的主要功能是调节肌紧张、维持身体姿势和协调肌肉群的运动。

六、论述题

217. 突触传递的过程为：①突触前神经兴奋传到神经末梢；②突触前末梢除极，电压门控 Ca^{2+} 通道开放，Ca^{2+} 内流；③突触小体内 Ca^{2+} 浓度升高，囊泡与前膜融合破裂，囊泡内神经递质释放入突触间隙；④递质与突触后膜受体结合；⑤突触后膜离子通道开放或关闭，突触后膜电位发生改变，从而改变突触后神经元的兴奋性；⑥递质与受体作用后立即被分解或移去。

218. 突触前抑制与突触后抑制的主要区别如下：

区别点	突触前抑制	突触后抑制
神经元突触联系	有轴突－轴突突触结构	多为轴突－胞体突触结构
抑制性质	为去极化抑制	为超极化抑制
抑制部位	突触前膜	突触后膜
产生机理	兴奋性突触活动产生的EPSP减小，达不到阈电位水平	抑制性突触活动，产生IPSP
生理意义	多见于中枢内感觉传入的各级换元站，调节传入神经活动，控制感觉信息传入	中枢内普遍存在，多见于运动传出通路，能及时终止传出效应，使反射活动协调

219. 胆碱能受体分为毒蕈碱样受体（M受体）和烟碱样受体（N受体）两类。

M受体广泛分布于副交感神经节后纤维支配的效应器细胞膜和一般汗腺及骨骼肌血管平滑肌上。当乙酰胆碱与这类受体结合后就产生一系列副交感神经末梢兴奋的效应，包括心脏活动抑制、支气管与胃肠平滑肌收缩、膀胱逼尿肌和瞳孔括约肌收缩、消化腺和汗腺分泌增加，以及骨骼肌血管扩张等。

N受体分布在交感和副交感神经节中神经元的突触后膜和神经肌肉接头的终板膜上。根据N受体存在部位不同，又分为N_1和N_2两个亚型。N_1受体存在于神经节中神经元突触后膜上，N_2受体存在于骨骼肌终板膜上。乙酰胆碱与这类受体结合后产生兴奋性突触后电位或终板电位，分别导致节后神经元兴奋和骨骼肌兴奋。

肾上腺素能受体分为α受体与β受体两类，它们又分别分为α_1、α_2和β_1、β_2等亚型。

肾上腺素能α受体：α_1受体位于大多数交感神经节后纤维所支配的效应器细胞膜上。当儿茶酚胺类物质与α_1受体结合后，可出现皮肤、黏膜及内脏血管收缩，血压升高，胃肠及膀胱括约肌收缩，胃肠平滑肌松弛，瞳孔扩大等。α_2受体主要位于突触前膜上。当突触间隙中儿茶酚胺类物质浓度增高时，则α_2受体被激活，以负反馈方式抑制儿茶酚胺类递质的释放，对递质释放起调节作用。

肾上腺素能β受体：分布情况与α受体基本相同。β_1受体激活后，出现心肌的正性变时、变力、变传导效应及脂肪分解加速等；β_2受体激活后，出现冠脉和骨骼肌血管舒张，支气管、子宫和胃肠平滑肌舒张，糖原分解增加等。

220. 由丘脑的感觉接替核发出的纤维向大脑皮层特定区域的投射，称为特异投射系统。由丘脑髓板内核群发出的纤维弥散地投射到大脑皮层广泛区域，不具有点对点的投射特征，称为非特异投射系统。两者区别归纳如下：

	特异投射系统	非特异投射系统
接受冲动	接受各种特定感觉冲动	接受脑干上行激动系统冲动
传入神经元接替数目	少	多
丘脑换元部位	感觉接替核，联络核	髓板内核群
传递途径	有专一传导途径	无专一传导途径
投射部位	点对点投射到大脑皮层特定区域	弥散投射到大脑皮层广泛区域
感觉与皮层定位	有点对点联系	无点对点联系
生理作用	产生特定感觉，触发大脑皮层发出传出冲动	不能产生特定感觉，作用是维持皮层觉醒

221. 骨骼肌牵张反射两种类型的不同点：

	腱反射	肌紧张
牵拉肌腱刺激	快速	缓慢持续
肌肉收缩	肌肉明显收缩	轻度持久收缩
反射弧	短	长
突触	单	多
感受器	肌梭中核袋纤维	肌梭中核链纤维
效应器	快肌纤维	慢肌纤维
作用	协助诊断疾病，高位中枢病变的定位诊断	维持姿势，并协助诊断中枢和外周神经多种病变

222. 脊髓休克是指脊髓横断时，损伤面以下的脊髓会暂时丧失反射活动能力而进入无反应的状态，表现为躯体运动和内脏的反射活动消失、骨骼肌紧张性减弱甚至消失、血压下降、外周血管扩张、发汗反射被抑制、直肠和膀胱内粪尿潴留等。脊髓休克的产生主要是由于离断面以下的脊髓突然失去高位中枢（主要是大脑皮层、前庭核和脑干网状结构的下行纤维）的易化作用，使脊髓神经元兴奋性极度低下所致，故出现了无反应的休克状态。

223. 中脑上、下叠体（上、下丘）之间完全切断脑干的动物，可出现四肢伸直、头尾昂起、脊柱挺硬，躯体呈角弓反张状态，称为去大脑僵直。

去大脑僵直主要为伸肌紧张性亢进，其形成机制有两种：一是由于高位中枢的下行性冲动，直接或间接地通过脊髓中间神经元提高 α 运动神经元的活动，导致肌紧张加强而出现僵直，这叫 α 僵直。二是由于高位中枢的下行性冲动，首先提高 γ 运动神经元活动，使肌梭的敏感性提高，传入冲动增多，转而提高脊髓 α 运动神经元的活动，导致肌紧张加强而出现僵直，这叫 γ 僵直。

经典的去大脑僵直包括了 α 与 γ 僵直两种僵直，但以 γ 环路引起的 γ 僵直为主，因为在消除肌梭传入冲动对中枢的作用后（如切断背根），僵直现象可以消失。

224. 正常生理条件下，脊髓对肌紧张的调节依赖于高位中枢的活动。抑制肌紧张的中枢部位有大脑皮层运动区、纹状体、小脑前叶蚓部和延髓网状结构抑制区；加强肌紧张的中枢部位有前庭核、小脑前叶两侧部、网状结构易化区等。在整体情况下，这些抑制区与易化区的活动协调统一，从而维持了生理状态的肌紧张。高位中枢对肌紧张的调节与脑干网状结构有密切的关系。位于延髓网状结构腹内侧部的抑制区，可接受高位中枢其他抑制区的传入冲动，随后经网状脊髓束抑制肌紧张；易化区位于延髓网状结构背侧部分、脑桥被盖、中脑中央灰质及被盖、下丘脑和丘脑中线核群等部位。它们传出冲动可经网状脊髓束下行使肌紧张加强。它们的活动可受其他中枢的双重作用。其他易化区兴奋可使之活动加强，而高位抑制区在促进抑制区活动的同时，也使易化区活动减弱。若在丘脑上、下丘之间将脑干横断，则高位抑制中枢对延髓网状结构抑制区的兴奋作用明显减弱，同时网状结构易化区活动相对加强，就可使动物表现出头尾昂起、四肢伸直、呈角弓反张状态等伸肌张力明显增强的现象，此即所谓去大脑僵直。

七、综合思考题

225. 网状结构易化区通常具有持续的自发放电活动，所以网状结构易化区的活动比较强。而网状结构抑制区本身无自发活动，它在接受皮层运动区、纹状体与小脑前叶蚓部等各高位中枢下传的始动作用后，才能发挥下行抑制作用，所以抑制区的活动比较弱。因此，在肌紧张的平衡调节中，易化区略占优势。

226. 不能使用普萘洛尔。因为心肌细胞

膜上具有 β_1 受体，与儿茶酚胺结合可产生兴奋性效应。支气管平滑肌上具有的 β_2 受体，与儿茶酚胺结合主要产生抑制效应，使平滑肌舒张。临床上对于心动过速不伴有支气管哮喘的患者，可选用 β 受体阻滞剂普萘洛尔，以阻滞 β_1 受体的兴奋效应，使心脏的活动减弱，从而达到治疗心动过速的目的。但对心动过速伴有支气管哮喘的患者若选用具有同时阻滞 β_1 和 β_2 受体的药物普萘洛尔，虽然可缓解心脏的过度兴奋效应，但也可能阻滞支气管平滑肌的舒张效应，加重支气管痉挛性哮喘的病情。故对心动过速伴支气管哮喘的患者，应选用具有选择性阻滞 β_1 受体的药物阿替洛尔而不能用普萘洛尔。

227. 有机磷农药对胆碱酯酶有选择性抑制作用，使胆碱能纤维末梢释放的乙酰胆碱不能被水解失活，造成乙酰胆碱在神经末梢、神经节及神经肌肉接头处大量积聚，而导致副交感神经节前、节后纤维和支配汗腺的交感神经节后纤维以及骨骼肌等处于持续兴奋状态，表现为胃肠道平滑肌痉挛、支气管痉挛、瞳孔缩小、流涎、大汗淋漓、大小便失禁等，同时，大量积聚的乙酰胆碱在神经肌肉接头处持续作用，可产生肌肉震颤甚至抽搐。

临床上对有机磷农药中毒的患者，可大量应用 M 受体阻滞剂阿托品以消除副交感神经末梢释放的乙酰胆碱积聚所产生的作用，起到缓解症状的效果。但阿托品并不能消除 N_2 受体的效应，如解除肌肉痉挛，故解救时尚需要和胆碱酯酶复活剂如解磷定、氯磷定等联合使用，才能达到更好的效果。

228. 动物只有第一信号系统，可以在第一信号的作用下形成条件反射。人类具有两个信号系统，可以在第一和第二信号的作用下形成条件反射，这是人类在条件反射方面区别于动物的主要特征。

第十一章 感觉器官

一、选择题

(一) A 型题

1. 当感受器受刺激时，刺激虽然在持续，但其传入冲动频率已开始下降的现象称为(　　)
   A. 兴奋
   B. 抑制
   C. 疲劳
   D. 适应
   E. 衰减传导

2. 使平行光线聚焦于视网膜前方的眼，称为(　　)
   A. 远视眼
   B. 散光眼
   C. 近视眼
   D. 正视眼
   E. 简化眼

3. 当悬韧带放松时可使(　　)
   A. 晶状体曲度增大
   B. 晶状体曲度减小
   C. 角膜曲度增大
   D. 瞳孔缩小
   E. 瞳孔不变

4. 颜色视野范围最小的是(　　)
   A. 绿色
   B. 黄色
   C. 蓝色
   D. 红色
   E. 黑色

5. 近视眼的发生原因是(　　)
   A. 眼球前后径过长
   B. 近点较正视眼更近

C. 平行光线聚焦于视网膜前
D. 可用凹透镜纠正
E. 近点较正视眼更远

6. 散光眼产生的原因多半是由于(　　)
   A. 眼球前后径过长
   B. 眼球前后径过短
   C. 角膜表面不呈正球面
   D. 晶状体曲率半径过小
   E. 晶状体曲率半径过大

7. 视黄醛由下列哪种物质转变而来(　　)
   A. 维生素 D
   B. 维生素 E
   C. 维生素 A
   D. 维生素 B_{12}
   E. 维生素 K

8. 夜盲症发生的原因是(　　)
   A. 视紫红质过多
   B. 视紫红质缺乏
   C. 顺视黄醛过多
   D. 视蛋白合成障碍
   E. 反视黄醛过多

9. 在视网膜电图中，感光细胞的感受器电位是(　　)
   A. a 波
   B. b 波
   C. c 波
   D. d 波
   E. e 波

10. 视网膜缺乏某种视锥细胞时，可能导致(　　)
    A. 夜盲症

B. 色盲

C. 近视眼

D. 青光眼

E. 老视眼

11. 颜色视野范围最大的是（　　）

A. 红色

B. 绿色

C. 蓝色

D. 白色

E. 黄色

12. 听觉感受器是（　　）

A. 耳蜗

B. 内淋巴与蜗管

C. 外淋巴与卵圆窗

D. 鼓膜与听骨链

E. 听小骨与卵圆窗

13. 听骨链在传音过程中还具有（　　）

A. 集音作用

B. 共鸣作用

C. 增压作用

D. 减压作用

E. 感音作用

14. 与声波传导无关的结构是（　　）

A. 鼓膜

B. 听小骨

C. 内耳淋巴

D. 半规管

E. 卵圆窗

15. 听阈是指刚能引起听觉的（　　）

A. 某一频率的最大振动强度

B. 任何频率的最大振动强度

C. 某一频率的最小振动强度

D. 任何频率的最小振动强度

E. 某一频率的中等振动强度

16. 刚能引起听觉的最小强度称为（　　）

A. 刺激阈

B. 听阈

C. 阈电位

D. 听域

E. 阈值

17. 眼对物体细小结构的分辨能力称为（　　）

A. 视力

B. 视野

C. 近视

D. 远视

E. 散光

18. 能补充视网膜中视黄醛的是（　　）

A. 维生素 C

B. 维生素 B

C. 维生素 E

D. 维生素 A

E. 维生素 D

19. 远视眼的主要原因是（　　）

A. 眼球前后径过长

B. 眼球前后径过短

C. 角膜表面不呈正球面

D. 晶状体弹性下降

E. 晶状体曲率半径过小

20. 老视眼发生的原因是（　　）

A. 眼球前后径过长

B. 眼球前后径过短

C. 角膜表面不呈正球面

D. 晶状体曲率半径过小

E. 晶状体弹性下降

21. 视近物时，眼的折光力增大是由于（　　）

A. 晶状体变得扁平

B. 晶状体变凸

C. 玻璃体变得扁平

D. 玻璃体变凸

E. 眼球前后径变短

22. 瞳孔对光反射的中枢部位在（　　）

A. 延髓

B. 大脑皮层

C. 丘脑下部

D. 中脑

E. 脑桥

23. 视杆细胞中的感光物质是（　　）

　　A. 视黄醛

　　B. 视蛋白

　　C. 维生素 A

　　D. 视紫红质

　　E. 视紫蓝质

24. 视锥细胞的作用是（　　）

　　A. 只感受弱光

　　B. 感受弱光不分辨颜色

　　C. 只感受强光

　　D. 感受弱光并分辨颜色

　　E. 感受强光并分辨颜色

25. 中耳传导声音最重要的结构是（　　）

　　A. 鼓膜和咽鼓管

　　B. 鼓膜和鼓室

　　C. 鼓膜与听骨链

　　D. 鼓室与听小骨

　　E. 咽鼓管和听小肌

（二）B 型题

　　A. 近点远移变大

　　B. 近点近移变小

　　C. 近点近移变小，远点变大

　　D. 近点和远点都变大

　　E. 近点不变

26. 近视眼与正视眼相比，前者是（　　）

27. 老视眼与正视眼相比，前者是（　　）

28. 远视眼与正视眼相比，前者是（　　）

　　A. 延髓

　　B. 脑桥

　　C. 中脑

　　D. 大脑皮层

E. 下丘脑

29. 瞳孔对光反射中枢在（　　）

30. 视觉中枢在（　　）

31. 听觉中枢在（　　）

　　A. 视杆细胞

　　B. 视锥细胞

　　C. 水平细胞

　　D. 双极细胞

　　E. 神经节细胞

32. 具有辨别颜色能力的感光细胞是（　　）

33. 对光的敏感度高，对物体细微结构分辨能力差，视物只能区分明暗的感光细胞是（　　）

　　A. 圆柱透镜

　　B. 凹透镜

　　C. 平面透镜

　　D. 凸透镜

　　E. 棱镜

34. 矫正近视眼用（　　）

35. 矫正远视眼用（　　）

36. 矫正老视眼用（　　）

37. 矫正散光眼用（　　）

　　A. 半规管

　　B. 囊斑

　　C. 耳蜗螺旋器

　　D. 肌肉关节中的本体感受器

　　E. 椭圆囊、球囊和三个半规管

38. 前庭器官是指（　　）

39. 听觉感受器是（　　）

40. 乘电梯下降时，人发生伸腿反应的感受器是（　　）

41. 旋转运动时，感受刺激的感受器是（　　）

　　A. 低频听力受损

　　B. 高频听力受损

　　C. 传音性耳聋

　　D. 感音性耳聋

E. 听力不受影响

42. 鼓膜穿孔引起( )

43. 耳蜗底部病变引起( )

44. 听骨链硬化引起( )

45. 气传导和骨传导同样受损是( )

（三）C 型题

A. 近视

B. 远视

C. 两者均是

D. 两者均非

46. 需要配戴凸透镜加以矫正的是( )

47. 需要配戴凹透镜加以矫正的是( )

A. 视锥细胞

B. 视杆细胞

C. 两者均是

D. 两者均非

48. 晚光系统的感受器是( )

49. 昼光系统的感受器是( )

A. 色盲

B. 夜盲症

C. 两者均是

D. 两者均非

50. 缺乏某种视锥细胞可引起( )

51. 缺乏维生素 A 可引起( )

A. 明适应

B. 暗适应

C. 两者均是

D. 两者均非

52. 暗光下视紫红质合成增多是( )

53. 强光下视紫红质大量分解是( )

54. 暗光下视锥细胞的视色素合成增加是( )

A. 微音器电位

B. 耳蜗神经动作电位

C. 两者均是

D. 两者均非

55. 耳蜗感受声波刺激后首先产生( )

56. 耳蜗感受足够强声波刺激后可产生( )

A. 充满内淋巴

B. 内有柯蒂器

C. 两者均是

D. 两者均非

57. 半规管( )

58. 咽鼓管( )

59. 前庭阶( )

60. 蜗管( )

A. 气传导减弱

B. 骨传导减弱

C. 两者均是

D. 两者均非

61. 神经性耳聋( )

62. 传导性耳聋( )

A. 外耳道

B. 中耳

C. 两者均是

D. 两者均非

63. 具有传音功能的是( )

64. 具有感音功能的是( )

65. 具有听骨链结构的是( )

（四）X 型题

66. 视近物调节包括( )

A. 睫状肌收缩

B. 睫状小带松弛

C. 晶状体变凸

D. 瞳孔缩小

E. 视轴会聚

67. 眼视近物时( )

A. 晶状体变凸

B. 瞳孔变大

C. 视轴会聚

D. 眼裂增大

E. 以上均出现

68. 感受器的生理特性是( )
    A. 每种感受器都有各自的适宜刺激
    B. 能把刺激能量转化为传入神经冲动
    C. 有适应现象
    D. 无适应现象
    E. 对环境变化的信息进行编码

69. 近点距离变大的原因有( )
    A. 散光
    B. 远视
    C. 老视
    D. 近视
    E. 玻璃体混浊

70. 眼的折光系统包括( )
    A. 角膜
    B. 房水
    C. 晶状体
    D. 玻璃体
    E. 巩膜

71. 常见的折光异常有( )
    A. 散光
    B. 近视
    C. 老视
    D. 远视
    E. 色盲

72. 与近视眼有关的论述有( )
    A. 眼球前后径过长
    B. 近点较正常眼更远
    C. 平行光线聚焦于视网膜前
    D. 眼的折光力过强
    E. 可用凹透镜矫正

73. 视杆细胞的特点有( )
    A. 感光色素是视紫红质
    B. 对弱光刺激不如视锥细胞敏感
    C. 对光的敏感性较高
    D. 不能分辨颜色
    E. 主要分布于视网膜周边部

74. 视锥系统的特点有( )
    A. 主要分布于视网膜中央处
    B. 分辨能力强
    C. 主要感受强光刺激
    D. 感光色素为视紫红质
    E. 能分别颜色

75. 下列叙述中与双眼视觉有关的是( )
    A. 扩大视野，增强深度感
    B. 弥补视野中的盲点
    C. 产生立体视觉
    D. 增强辨色能力
    E. 增强对物体距离判断的准确性

76. 视紫红质的光化学反应为( )
    A. 在光照时迅速分解
    B. 分解与再合成为可逆反应
    C. 是视杆细胞的感光色素
    D. 是视锥细胞的感光色素
    E. 与色觉有关

77. 暗适应是指( )
    A. 视锥细胞对光的敏感性迅速降低的过程
    B. 视杆细胞内视紫红质合成增加的过程
    C. 视杆细胞内感光色素逐渐下降的过程
    D. 视网膜对光的敏感性逐渐提高的过程
    E. 由维生素 A 补充视黄醛消耗的过程

78. 夜盲症发生的原因是( )
    A. 视蛋白合成不足
    B. 视蛋白结构变异
    C. 视黄醛消耗过多
    D. 视黄醛缺乏
    E. 长期摄入维生素 A 不足

79. 关于瞳孔对光反射的叙述正确的有( )

A. 强光照射时出现瞳孔缩小

B. 具有互感性

C. 可调节进入眼的光线量

D. 反射的感受器是视网膜

E. 反射的效应器是瞳孔括约肌

80. 色觉原理的三原色是指（　　）

A. 红色

B. 绿色

C. 蓝色

D. 紫色

E. 黄色

81. 前庭器官包括（　　）

A. 球囊

B. 椭圆囊

C. 半规管

D. 前庭神经

E. 基底膜

82. 与听觉产生有关的因素有（　　）

A. 空气振动的疏密波

B. 耳的传音装置

C. 内耳前庭器官

D. 听神经的动作电位

E. 大脑皮层听觉中枢

83. 前庭器官可感受（　　）

A. 旋转运动

B. 直线加速运动

C. 直线等速运动

D. 直线减速运动

E. 头部位置变化

84. 人体直线变速运动的感受器位于（　　）

A. 耳蜗

B. 壶腹嵴

C. 椭圆囊

D. 球囊

E. 螺旋器

85. 鼓膜与听小骨的功能是（　　）

A. 使声波振幅变小

B. 使声压强增大

C. 使声波振幅和压强都变小

D. 使声波振幅和压强不变

E. 使声波振幅和压强都变大

二、判断说明题

86. 视杆系统能够感受弱光，区别明暗。

87. 老视的原因是由于晶状体弹性下降所致。

88. 视锥系统的主要功能是感受弱光、区别明暗。

89. 视紫红质是视锥细胞中的感光色素。

90. 椭圆囊和球囊可感受直线变速运动。

91. 睫状肌收缩时，可使晶状体曲度增加。

92. 近视眼的近点比正常眼要近。

93. 视锥系统的功能是感受强光，辨别颜色。

94. 交感神经兴奋时，瞳孔括约肌收缩，瞳孔缩小。

95. 视神经乳头处没有感光细胞，称为生理盲点。

96. 暗适应需要时间较长，明适应需要时间较短。

97. 光照一只眼时同侧和对侧的瞳孔均缩小。

98. 远视眼的特点是近点距离较正常人为大。

99. 水平半规管的功能是感知以身体长轴为轴所做的旋转变速运动。

三、填空题

100. "入芝兰之室，久而不闻其香"生动地说明了感受器具有＿＿＿＿。

101. 老视眼的原因是＿＿＿＿的弹性

_____，表现为近点_____。

102. 强光照射时，瞳孔_____，弱光照射时瞳孔_____，称为_____。

103. 视网膜感光细胞有_____和_____。

104. 视杆细胞内所含的感光色素为_____。

105. 视神经乳头没有_____，在视野中形成_____。

106. 瞳孔对光反射中枢位于_____。

107. 夜盲症多是由于_____缺乏造成的。

108. 眼能分辨两点间最小距离的能力称为_____或_____。

109. 听觉感受器是位于内耳_____膜上的_____。

110. 视锥细胞和视杆细胞主要通过终足与_____细胞发生突触联系。

111. 听骨链硬化可导致_____性耳聋，耳蜗病变将导致_____性耳聋。

112. 球囊和椭圆囊适宜刺激是_____运动，半规管壶腹嵴适宜刺激是_____运动。

113. 耳蜗_____部主要感受高频声波，耳蜗_____部主要感受低频声波。

114. 感音性耳聋的_____传导与_____传导同样受损。

115. 球囊和椭圆囊中的毛细胞受_____神经感觉末梢的支配，半规管壶腹嵴中的毛细胞受_____神经感觉末梢的支配。

116. 声音强度越大，听神经上动作电位的_____越高，同时被兴奋的纤维数目越多。

117. 生理学上把引起某种感觉所需要的最小刺激强度，称为_____。

118. 在某一频率时刚能引起听觉的_____刺激强度，称为_____。

119. 大多数感受器受到刺激后首先产生_____，进而再引起传入神经兴奋。

四、名词解释

120. 感受器
121. 近点
122. 暗适应
123. 生理盲点
124. 视力
125. 明适应
126. 视野
127. 微音器电位
128. 听阈
129. 眼震颤

五、简答题

130. 简述视网膜的两种感光换能系统。

131. 简述缺乏维生素 A 导致夜盲症的机制。

132. 简述正常情况下气传导灵敏度大于骨传导的机制。

133. 简述声音传入内耳的途径。

六、论述题

134. 试述眼视近物时的调节机制。

135. 非正视眼有几种？试述发生的原因、表现及矫正办法。

七、综合思考题

136. 适宜刺激与阈刺激是一回事吗？

137. 感受器电位是如何产生的？它与动作电位相比有何不同？

138. 眼睛近视的人到了老年不会出现老视吗？

139. 前庭器官是如何调节姿势平衡的？

参考答案

一、选择题

（一）A 型题

1. D 当感受器持续接受刺激时，传入冲动频率下降是属于感受器的适应现象。

2. C 近视眼由于眼球的前后径过长，使平行光线聚焦在视网膜之前而造成视物模糊。

3. A 当眼睛视近物时，通过视近调节使睫状肌收缩，连于晶状体的悬韧带松弛，晶状体依靠自身弹性变厚，曲度增大。

4. A 绿色视野是最小的。

5. A 近视眼多是因眼球的前后径过长引起的。

6. C 散光眼多是由于角膜表面不呈正球面引起的。

7. C 视黄醛是由维生素 A 衍变而来。

8. B 夜晚暗光下，视网膜起感光作用的感光细胞是视杆细胞，视紫红质是视杆细胞的感光色素，缺乏时导致暗视觉能力下降。

9. A 视网膜电图中 a 波是代表感受器电位的波。

10. B 视网膜上有分别感受红、绿、蓝三种颜色光的视锥细胞，因而眼睛能分辨颜色，当它们缺乏时，辨别颜色的能力降低，会导致色盲。

11. D 颜色视野以白色为最大。

12. A 耳蜗是听觉感受器。

13. C 声波由鼓膜经听骨链传递到达卵圆窗时，其振动的压强增大，振幅减小，听骨链具有增压作用。

14. D 半规管属前庭器官，与位置觉有关而与听觉无关。

15. C 听阈是指在某一频率时刚能引起听觉的最小振动强度。

16. B 解释同上题。

17. A 眼能分辨物体两点间最小距离的能力称为视力。

18. D 在视网膜感光换能过程中，视杆细胞中的感光色素是视紫红质，视紫红质在感光的合成与分解代谢过程中，有一部分将被消耗，需要血液中的维生素 A 转化为视黄醛来补充。

19. B 远视眼主要是因眼球的前后径过短，平行光线聚焦在视网膜后方所致。

20. E 由于年龄的增长，晶状体弹性下降，视近物时眼的调节能力降低，近点变远。

21. B 视近物时，眼发生的视近调节是睫状肌收缩，睫状小带放松，晶状体变凸，眼的折光力增大。

22. D 瞳孔对光反射的中枢部位在中脑的缩瞳核。

23. D 视杆细胞中的感光物质是视紫红质。

24. E 视锥细胞的功能是感受强光并分辨颜色。

25. C 中耳的主要功能是将声波振动传到内耳淋巴液，其中鼓膜和听骨链在中耳声音传递过程中起重要的作用。

（二）B 型题

26. B 近视眼视远物时，平行光线成像在视网膜前，视近物时，物体发出辐散光线，眼只需要作较小程度的调节就能使光线聚焦在视网膜上，所以近点小于正视眼。

27. A 老视眼由于晶状体弹性下降，视近物的调节能力降低，所以近点远移变大。

28. D 远视眼看近物时，需比正视眼作更大程度的调节才能看清物体，因此近点和远点都大于正常眼。

29. C 瞳孔对光反射中枢在中脑的缩

瞳核。

30. D 视觉中枢在大脑皮层枕叶。

31. D 听觉中枢在大脑皮层颞叶。

32. B

33. A

34. B 近视眼的眼轴过长，配戴凹透镜矫正后，可使入眼的光线适度发散，物像的焦点后移落在视网膜上。

35. D 远视眼的眼轴过短，配戴凸透镜矫正后，可使远处的平行光线适度会聚，焦点前移落在视网膜上形成清晰的物像。

36. D 老视眼需要配戴凸透镜矫正，使远处的平行光线先由凸透镜适度聚焦再入眼，以弥补晶状体调节能力下降的不足，在视网膜上形成清晰的图像。

37. A 散光眼须配戴合适方位角度的圆柱透镜，才能矫正由于角膜表面不同方位的曲率半径不相等时造成的视物模糊或变形。

38. E 前庭器官包括三个半规管、椭圆囊和球囊等结构。

39. C 内耳的耳蜗螺旋器是听觉感受器。

40. B 电梯下降时，人体下肢伸肌收缩而双腿伸直是前庭器官对直线变速运动的姿势反射，感受器是囊斑。

41. A 人体作旋转运动时，半规管内淋巴液振动引起壶腹嵴上的毛细胞兴奋，产生人体的旋转运动感觉。

42. C 鼓膜穿孔时，振动减弱，引起传音性耳聋。

43. B 基底膜的振动以行波的方式从耳蜗底部向蜗顶方向传播，高频声波的最大行波振幅出现在靠近卵圆窗的耳蜗底部，当耳蜗底部发生病变时，可引起高频听力受损。

44. C 听骨链起传音作用，当听骨链硬化时，可产生传音性耳聋。

45. D 声波传导有气传导和骨传导两条途径，当同样受损时，说明耳聋与传导无关，是听觉感受装置发生了病变导致耳聋。

（三）C 型题

46. B 远视眼需配戴凸透镜矫正。

47. A 近视眼需配戴凹透镜矫正。

48. B 视杆细胞构成视网膜的晚光系统。

49. A 视锥细胞构成视网膜的昼光系统。

50. A 色盲是因为缺乏某种视锥细胞而引起的。

51. B 缺乏维生素 A 导致视紫红质合成障碍，引起夜盲症。

52. B 暗适应的第二阶段，在暗光下视杆细胞的视紫红质合成增多，对弱光的感受增强。

53. A 强光照射时，视杆细胞的视紫红质大量分解，产生明适应。

54. B 暗适应的第一阶段与视锥细胞的视色素合成量增加有关。

55. A 耳蜗受到声波刺激时首先产生微音器电位，它是多个毛细胞产生的感受器电位的复合表现，其频率和幅度与作用于耳蜗的声波振动完全一致。

56. C 耳蜗感受足够强声波刺激后可产生微音器电位和耳蜗神经动作电位。

57. A 人内耳的三个半规管内充满内淋巴。

58. D 咽鼓管是连接鼓室和鼻腔之间的通道，与 A 和 B 无关。

59. D 前庭阶在耳蜗底部与卵圆窗膜相接，内充满外淋巴。

60. C 蜗管是一个充满内淋巴的盲管，基底膜上有声音感受器，也称柯蒂器。

61. C 神经性耳聋是由于听神经或听觉中枢病变引起的，表现为气传导和骨传导都减弱。

62. A 传导性耳聋是由于鼓膜或中耳病变引起的，表现为气传导明显减弱。

63. B 中耳的鼓膜和听骨链将声波传递到内耳淋巴液。

64. D 外耳道和中耳与感音功能无关。

65. B 中耳内有听骨链结构，将声波引起的鼓膜振动传递到内耳淋巴液。

（四）X 型题

66. A、B、C、D、E 视近物调节时，通过反射使睫状肌收缩，睫状小带松弛，晶状体靠自身弹性变凸，折光力增大。同时使瞳孔缩小，视轴会聚。瞳孔缩小可以减少进入眼的光线量；视轴会聚可使双眼视近物时的物像仍能落在双眼视网膜上的相称点上（中央凹）。

67. A、C 眼视近物时，通过反射使睫状肌收缩，睫状小带松弛，晶状体靠自身弹性变凸，折光力增大；同时使瞳孔缩小，视轴会聚。

68. A、B、C、E 感受器一般都有各自的适宜刺激，能把刺激能量转化为传入神经的冲动，有适应现象，并有对环境变化的信息进行编码的功能。

69. B、C 远视眼的眼轴前后径过短，视近物调节能力下降，近点距离变大。老视眼晶状体弹性下降，视近物调节能力也下降，近点距离变大。

70. A、B、C、D 光线入眼依次通过角膜、房水、晶状体和玻璃体，到达视网膜。角膜、房水、晶状体和玻璃体共同构成了眼的折光系统。

71. A、B、D 散光、近视和远视都是眼的折光出现了异常。而老视眼视远物时，眼的折光是正常的，只是在视近物时调节能力下降，故不选 C。色盲是视网膜上一种或几种视锥细胞缺乏所致，与折光异常无关，故不选 E。

72. A、C、D、E 近视眼的主要原因是眼轴前后径过长，使平行光线聚焦于视网膜的前方，造成视物不清，这属于真性近视。另外还可因视近物过久，睫状肌痉挛，视近调节过度，眼的折光力过强，当视远物时，使平行光线聚焦于视网膜的前方，造成视物不清，这属于假性近视。两种情况都可以配戴凹透镜矫正。

73. A、C、D、E 视杆细胞的感光色素是视紫红质，主要感受弱光刺激，对光的敏感性较高，在暗光下能产生视觉，视杆细胞不能分辨颜色，视杆细胞在视网膜的周边部分布较多。

74. A、B、C、E 视锥细胞主要分布在视网膜的中央处，对光的敏感性较低，只能感受强光刺激。视锥系统由分别感受红、绿、蓝三种颜色的视锥细胞构成，因此能分辨颜色。

75. A、B、C、E 双眼视觉能扩大视野，弥补视野中的盲点，并能产生立体视觉。一般单眼视觉只能看到物体的平面，双眼视觉能增强深度感。

76. A、B、C 视紫红质为视杆细胞的感光色素，在强光下分解，在弱光下合成，分解与合成是可逆反应。视紫红质再合成是由全反视黄醛转变为 11 - 顺视黄醛，视紫红质在合成与分解过程中消耗一部分视黄醛，需要血中维生素 A 来补充。

77. B、D 暗适应的过程与视网膜上感光色素的合成有关，强光下视杆细胞的感光色素视紫红质处于分解状态，视杆细胞感光能力很低，在暗适应的过程中，随着视紫红质的合成量增加，视网膜对光的敏感性逐渐提高。

78. D、E 视黄醛是视杆细胞感光色素视紫红质的主要成分，缺乏时视杆细胞的感光能力下降，引起夜盲症。在代谢中消耗掉的视黄醛，必需靠血中维生素 A 转化补充，如果长期维生素 A 摄入不足，也可导致视黄醛缺乏，视紫红质合成不足，患上夜盲症。

79. A、B、C、D、E　强光照射时，双眼瞳孔反射性出现缩小，其作用是调节进入眼的光线量。当一侧瞳孔受到强光刺激时，双侧瞳孔会同时缩小，这是瞳孔对光反射的互感性。瞳孔对光反射的感受器是视网膜上的感光细胞。反射的效应器是瞳孔括约肌，其收缩时使瞳孔缩小。

80. A、B、C　视网膜上有三种视锥细胞，分别含有对红光、绿光和蓝光敏感的视色素。红光、绿光和蓝光可以使这些视色素分解，产生色觉。

81. A、B、C　前庭器官由内耳的三个半规管、椭圆囊及球囊组成。

82. A、B、D、E　空气振动的疏密波通过气传导和骨传导两条途径传入内耳，耳的传音装置包括外耳道、中耳、内耳，当耳蜗受到声音刺激时便产生听神经动作电位。正常情况下，听神经动作电位通过听神经传至大脑皮层听觉中枢产生听觉。内耳前庭器官是产生位置觉的感受器，与听觉无关，故不选 C。

83. A、B、D、E　当人体做旋转运动时，半规管中的内淋巴受惯性作用冲击壶腹嵴，使毛细胞兴奋，产生旋转运动感觉。椭圆囊和球囊的适宜刺激是直线变速运动。当人体在水平方向上做直线变速运动时，使毛细胞与耳石膜的位置发生变化，使相应位置上的毛细胞兴奋，产生直线变速运动感觉。球囊囊斑上的毛细胞还能感受头部在空间的位置，同时反射地引起肌张力改变，调整身体姿势。当人处于直线等速运动时，椭圆囊和球囊内的毛细胞与耳石膜的位置不发生变化，毛细胞处于静止状态，就感觉不到直线等速运动。

84. C、D　椭圆囊和球囊是人体直线变速运动的感受器。

85. A、B　声波由鼓膜经听骨链到达卵圆窗时，其振动的压强增大、振幅减小，这就是中耳的增压作用。

二、判断说明题

86. 正确。视杆系统的特点是对光的敏感度较高，能感受弱光，但视物无色觉而只能区别明暗。

87. 正确。老视的原因是由于晶状体随年龄增长而逐渐失去弹性，表现为眼的调节能力下降，近点远移。

88. 错误。视锥系统的主要功能是感受强光、辨别颜色。

89. 错误。视紫红质是视杆细胞中的感光色素。

90. 正确。椭圆囊和球囊的功能是感知头部及身体静态时的位置和直线变速运动的状况。

91. 正确。睫状肌收缩时，睫状小带松弛，晶状体依靠其自身弹性变厚，即曲度增加。

92. 正确。近视眼无论是由于睫状肌痉挛性收缩、调节过度造成的，还是眼轴过长形成的，都会使远物光线聚焦在视网膜前，造成视物不清；但近视眼看近物时，眼无须进行调节或只进行较小程度的调节，就可在视网膜上成像，这就使近视眼的近点比正常眼还要近。

93. 正确。视锥系统的主要功能是感受强光、辨别颜色。

94. 错误。瞳孔括约肌受副交感神经支配，瞳孔散大肌受交感神经支配，交感神经兴奋时，瞳孔扩大。

95. 正确。神经节细胞发出的纤维汇集在视神经乳头处，然后穿出巩膜形成视神经，该处没有感光细胞，因此无感光能力，在视野上表现出一个缺损区，称生理盲点。

96. 正确。暗适应是人眼对光的敏感性

在暗处逐渐提高的过程，在暗处视杆细胞的感光色素视紫红质的合成增强，视紫红质的浓度逐渐提高，但需要的时间较长，如慢暗适应过程需要 20～30 分钟。明适应是由于在暗处蓄积起来的合成状态的视紫红质在进入亮光处迅速分解的过程，所需的时间较短，大约只需 1 分钟。

97. 正确。瞳孔对光反射的特点之一是双侧性效应，光照一只眼时，同侧和对侧的瞳孔均缩小。

98. 正确。远视眼多因眼球前后径过短造成的，眼轴过短，使远视眼在看远物时即需动用眼的调节能力，因而看近物时晶状体的凸出差不多已达到它的最大限度，造成视近物不能，故近点距离较正常人为大。

99. 正确。水平半规管的功能是感知以身体长轴为轴所做的旋转变速运动，并通过反射调整眼的运动，使人体在运动时，眼仍能注视空间中某一物体，这对人判别体位方向和看清物体均很重要。

三、填空题

100. 感觉适应现象

101. 晶状体　降低　远移

102. 缩小　变大　瞳孔对光反射

103. 视杆细胞　视锥细胞

104. 视紫红质

105. 感光细胞　生理盲点

106. 中脑

107. 维生素 A

108. 视力　视敏度

109. 基底　毛细胞

110. 双极

111. 传音　感音

112. 直线变速　旋转变速

113. 底　顶

114. 气　骨

115. 前庭　前庭

116. 频率

117. 感觉阈

118. 最小　听阈

119. 感受器电位

四、名词解释

120. 分布在体表或各种组织内部，能够感受内外环境变化的特殊结构，称为感受器。

121. 眼做最大调节后能看清物体的最近距离，称为近点。

122. 人由亮处初入暗室，几乎看不见任何物体，需过一段时间后，视力才逐渐恢复，这一现象称为暗适应。

123. 视网膜上视神经纤维汇集穿出眼球的部位，该处无感光细胞，无视觉感受，称为生理盲点。

124. 视力也称视敏度，是指眼分辨物体两点间最小距离的能力。

125. 由暗处进入亮处，最初感到一片耀眼的光亮不能视物，数分钟后，视觉才恢复正常，这一现象称为明适应。

126. 单眼固定不动，正视前方一点，此时该眼所能看到的空间范围称为视野。

127. 当耳蜗受到声音刺激时，在耳蜗及其附近结构可记录到一种具有交流性质的电变化，这种电变化的频率和幅度与作用于耳蜗的声波振动完全一致，称为微音器电位。

128. 在某一频率下刚能引起听觉的最小声波振动强度，称为听阈。

129. 身体做旋转运动时引起的眼球运动，称为眼震颤。

五、简答题

130. 在视网膜中存在着两种感光换能系统。一种由视杆细胞和与它们相联系的双极细胞以及神经节细胞等组成，它们对光的敏感度较高，能在昏暗的环境中感受弱光刺激而引起视觉，但视物无色觉而只能辨别明暗。该系统产生的视觉只有较粗略的轮廓，分辨率低，称为视杆系统或晚光觉系统。另一种由视锥细胞和与它们相联系的双极细胞及神经节细胞等组成，它们对光的敏感性较低，只有在强光条件下才能感受刺激产生视觉，但视物时可以辨别颜色，且对物体的细节及轮廓都能分辨清楚，分辨率高。这一系统称为视锥系统或昼光觉系统。

131. 人眼在暗光下，主要是视杆系统在感光视物，视杆细胞的感光色素是视紫红质，视紫红质由视蛋白和视黄醛构成，维生素 A 是视黄醛的主要来源，视紫红质在亮处分解、暗处合成，其分解和合成过程中，有部分视黄醛被消耗，需要靠维生素 A 来补充。若长期缺乏维生素 A，视紫红质合成不足，就会导致视杆细胞感光能力下降，表现为弱光下视觉功能下降，暗适应能力下降，在暗处及夜间不能视物，称此为夜盲症。

132. 在气传导中，声波经耳廓集音和外耳道扩音作用达鼓膜附近时，强度增强了约 10 倍。声波传入中耳，经鼓膜、听骨链传到卵圆窗时，该传递系统的特殊杠杆力学特性的增压效应又使声压增大约 22 倍，所以在正常情况下，气传导的灵敏度大于骨传导。

133. 声波通过气传导和骨传导两条途径传入内耳。

（1）气传导：①声波→外耳道→鼓膜→听骨链→卵圆窗→内耳。此为主要气传导途径。②声波→外耳道→鼓膜→鼓室内空气振动→圆窗→内耳。

（2）骨传导：声波→颅骨→耳蜗管壁→内耳。

六、论述题

134. 正常眼看 6 米以内的物体时，如果不进行调节，进入眼内的辐散光线将聚焦在视网膜之后，造成视物不清。实际上，正视眼看近物时也很清楚，这是眼进行视近物调节的结果。眼的视近调节表现在三个方面：一是调节晶状体变凸，使其折光力增强，二是调节双眼瞳孔缩小，减少入眼的光线量。三是使双眼内直肌收缩，眼球会聚。

（1）晶状体的调节：看近物时，通过反射使动眼神经的副交感纤维传出冲动增多，睫状肌收缩使睫状小带松弛，晶状体变凸，折光力增强，使近物的辐散光线聚焦在视网膜上。

（2）瞳孔的调节：视近物时，动眼神经中的副交感纤维兴奋，瞳孔括约肌收缩，瞳孔缩小，以减少入眼的光线量，减少球面像差和色像差，使视物清晰。

（3）眼球会聚：视近物时，双眼内直肌收缩，双眼视轴向鼻侧会聚，使物像落在两眼视网膜的相称点上，产生清晰的视觉。

135. 在无需调节的状态下，正好能使 6 米以外的平行光线在视网膜上聚焦成像的眼，称为正视眼；如果平行光线不能聚焦在视网膜上，称为非正视眼，包括近视、远视和散光。

（1）近视：多数因眼球前后径过长或折光系统的折光力过强，使平行光线聚焦在视网膜前所致，表现为近点近移，看远物不清，应该用凹透镜矫正。

（2）远视：多数因眼球前后径过短，使平行光线聚焦在视网膜后所致，表现为近点远移，视近物不能，应该用凸透镜矫正。

（3）散光：多是由于眼球角膜表面不呈正球面，不同方位上的曲率半径不相等，平行光线不能同时聚焦于视网膜上所致，表现为视物不清或视物变形。应该用圆柱镜矫正。

七、综合思考题

136. 适宜刺激与阈刺激是两个不同、但有内在联系的概念。适宜刺激是指对感受器最为敏感、其所需刺激强度较小的刺激；阈刺激是指引起组织细胞（含感受器细胞）兴奋所需的最小强度的刺激。显然，适宜刺激中还有一个阈刺激问题。例如 16 ~ 20 000Hz 的声波为人耳的适宜刺激，其中人耳对 1000Hz 频率的声波，其强度必须达到或超过 10^{-16} W/cm^2，才能被感知。故 10^{-16} W/cm^2 强度的刺激为 1000Hz 声波的阈刺激。

从内容上讲，适宜刺激是指感受器的刺激形式，阈刺激是指刺激的强度（也有刺激时间）。从效应上讲，适宜刺激是专指引起某种感受器兴奋最敏感的刺激，而阈刺激不仅指感受器，也包括其他组织细胞（如肌细胞、神经元）产生兴奋所需要的最小强度刺激。

137. 各种形式的能量刺激作用于感受器时，可以在传入神经动作电位发生之前，先在感觉神经纤维的末梢或特殊感觉细胞上产生一种过渡性电变化，这种电变化称为感受器电位，也称发生器电位。

感受器电位引发传入神经产生动作电位主要有两种方式：一是感受器电位引起感受器细胞递质释放量的改变，通过递质与受体结合引起与感受器相连的传入神经末梢产生动作电位；二是当传入纤维末梢本身就是感受器时，如痛觉感受器，其感觉纤维末梢产生的感受器电位达到一定程度（阈强度）时，即引发与之相连的一段轴突膜产生动作电位，其过程类同于局部兴奋引发动作电位。

感受器电位的特性与终板电位、突触后电位一样，均属于局部电位。感受器电位与动作电位的区别有四个方面：

（1）感受器电位的产生部位在感受器细胞或感觉神经纤维末梢；动作电位的产生部位在神经纤维或肌细胞、腺细胞上。

（2）感受器电位的波幅与刺激强度有关，呈正比关系；动作电位的波幅与刺激强度无关，具有"全或无"特性。

（3）感受器电位的传播距离近，呈递减性电紧张形式扩布；动作电位的传播距离远，呈不衰减传导。

（4）感受器电位可以发生时间和空间总和；动作电位不发生总和。

138. 日常生活中，有时能看到原先有近视的人到了老年，看书学习可不戴任何眼镜，而原来视力正常的人到了老年，看书学习却一般要戴上老视镜。于是，有人误认为有近视的人，到了老年就不会有老视了，其实这种看法是错误的。

首先，老视眼的发生与年龄有关，不论原先视力如何，到了一定年龄都会因晶状体弹性下降而发生老视，也就是说眼睛近视的人到了老年也会出现老视。但是，原先视力不同的人出现老视后，他们视物的特征是不同的。正视眼的人有了老视，因调节能力下降，近点远移，用裸眼视近物时就必须将物体移远才行，否则，就得戴老视镜。近视的人有了老视，同样晶状体调节能力降低，近点远移，对视近物不利，但因原来的眼轴过长（眼轴过长不会因年龄增长而缩短），近点比正视眼要近，两相抵消，所以近点远移不如同龄的正视眼明显，因此用裸眼就可以看清近物。

139. 机体维持姿势平衡是通过视觉、小脑、肌肉本体感受器及前庭器官等各种反射活动相互配合实现的。肌紧张是维持身体姿势、完成各种运动的基础。前庭器官受到适宜刺激时，经中枢神经系统反射地改变头颈、肢体、躯干等部位的肌紧张，从而产生对抗刺激动因，有利于机体保持原有空间位置的躯体调节反应。如乘汽车时，车速突然加快，因惯性躯体向后倾倒，通过前庭器官的感受，反射性引起躯干屈肌与下肢伸肌紧张性增高，使躯体前倾以保持平衡。

模拟试卷

《生理学》课程考试模拟试卷（A）

一、选择题（共 20 分）

（一）A 型题（每题 0.5 分，共 10 分）

1. 神经调节的基本方式是（   ）
   A. 反应
   B. 反射
   C. 适应
   D. 正反馈
   E. 负反馈

2. 在神经细胞动作电位的上升支，通透性最大的离子是（   ）
   A. Cl^-
   B. K^+
   C. Ca^{2+}
   D. Na^+
   E. Mg^{2+}

3. 内源性凝血过程一般开始于（   ）
   A. 组织细胞释放因子Ⅲ
   B. 血小板凝集
   C. 接触激活因子Ⅻ
   D. 磷脂胶粒反应
   E. Ca^{2+} 的参与

4. 心室肌的后负荷是指（   ）
   A. 心房内压
   B. 快速射血期心室内压
   C. 减慢射血期心室内压
   D. 等容收缩期心室内压
   E. 大动脉血压

5. 关于通气/血流比值的叙述，正确的是（   ）
   A. 比值减小，意味着无效腔增大
   B. 比值增大，意味着功能性动静脉短路
   C. 肺尖部比值可为 0.6
   D. 肺底部比值可为 3.3
   E. 安静时正常值为 0.84

6. 胆汁中与消化有关的成分主要是（   ）
   A. 胆盐
   B. 胆固醇
   C. 胆色素
   D. 脂肪酸
   E. HCO_3^-

7. 机体的主要散热器官是（   ）
   A. 呼吸道
   B. 皮肤
   C. 脑
   D. 肾脏
   E. 消化道

8. 肾外髓部的高渗梯度由哪种物质的主动重吸收形成（   ）
   A. NaCl
   B. KCl
   C. 尿素
   D. 肌酐
   E. 尿酸

9. cAMP 作为第二信使，它的作用是激

活（　　）

A. 腺苷酸环化酶

B. 磷酸二酯酶

C. DNA 酶

D. 蛋白激酶

E. 磷酸化酶

10. 关于丘脑非特异投射系统的叙述，错误的是（　　）

A. 弥漫性投射到大脑皮层，无点对点关系

B. 与皮层的各层神经元形成突触联系

C. 不能单独激发皮层神经元放电

D. 切断非特异投射系统的动物仍保持清醒

E. 不引起特异感觉

11. 当悬韧带放松时可使（　　）

A. 晶状体曲度增大

B. 晶状体曲度减小

C. 角膜曲度增大

D. 瞳孔缩小

E. 瞳孔不变

12. 妊娠时维持黄体功能的主要激素是（　　）

A. 雌激素

B. 孕酮

C. 促卵泡激素

D. 黄体生成素

E. 人绒毛膜促性腺激素

13. 下列关于脊髓休克的论述，错误的是（　　）

A. 脊髓突然被横断后，断面以下的脊髓反射活动即暂时消失

B. 断面以下的脊髓反射，感觉和随意运动逐渐恢复

C. 动物进化程度越高，其恢复速度越慢

D. 脊髓休克的产生，是由于突然

失去了高位中枢的调节作用

E. 反射恢复后，第二次横切脊髓，不再导致脊髓休克

14. 促胰液素引起的胰液分泌的特点是（　　）

A. 水分和碳酸氢盐的含量少，酶的含量丰富

B. 水分少，碳酸氢盐和酶的含量丰富

C. 水分多，碳酸氢盐和酶的含量也丰富

D. 水分少，碳酸氢盐和酶的含量也少

E. 水分和碳酸氢盐的含量多，酶的含量少

15. 平静呼吸时，肺内压低于大气压的时相是（　　）

A. 呼气初

B. 呼气末

C. 吸气初

D. 吸气末

E. 停止呼吸时

16. 心肌细胞中传导速度最快的是（　　）

A. 心房肌

B. 心室肌

C. 房室交界

D. 房室束

E. 浦肯野纤维

17. 巨幼红细胞贫血（大细胞贫血）是由于（　　）

A. 缺少铁

B. 缺少铁和蛋白质

C. 缺少维生素 B_{12} 和叶酸

D. 缺少促红细胞生成素

E. 缺少雄激素

18. 关于细胞膜电位的描述，正确的是（　　）

A. 膜电位可在细胞外表面测出

B. 静息电位与膜电位是两个不同的概念

C. 安静时膜内为正，膜外为负

D. 膜电位就是动作电位

E. 膜电位是指局部电位

19. 兴奋性的基础是( )

A. 新陈代谢

B. 兴奋

C. 反应

D. 刺激

E. 抑制

20. 房室瓣关闭于( )

A. 等容收缩期

B. 快速射血期

C. 减慢射血期

D. 等容舒张期

E. 房缩期

(二) X 型题（每题 1 分，共 10 分）

1. 内环境包括( )

A. 血液

B. 细胞内液

C. 淋巴液

D. 组织液

E. 血浆

2. 主动转运的特点有( )

A. 逆浓度梯度转运

B. 需要消耗 ATP

C. 需要载体蛋白帮助

D. 逆电位梯度转运

E. 主要转运无机离子

3. 红细胞的特点有( )

A. 正常呈双凹圆盘形，具有可塑变形能力

B. 平均寿命约 8 个月

C. 对低渗盐溶液具有一定抵抗力

D. 红细胞的比重大于血浆

E. 成熟的红细胞无核

4. 快反应细胞包括( )

A. 心房肌细胞

B. 房室交界细胞

C. 房室束细胞

D. 浦肯野细胞

E. 心室肌细胞

5. 用力吸气时参与收缩的肌肉有( )

A. 膈肌

B. 肋间内肌

C. 肋间外肌

D. 腹肌

E. 背肌

6. 胃运动的功能是( )

A. 使食团与胃液充分混合

B. 促进唾液淀粉酶对淀粉的消化

C. 加强化学消化

D. 将食团研磨成食糜

E. 连续不间断地将食糜排入小肠

7. 在环境温度低于 20℃ 时，人体散热的方式有( )

A. 辐射

B. 传导

C. 对流

D. 不感蒸发

E. 发汗

8. 下列不属于渗透性利尿的是( )

A. 饮水尿量多

B. 血浆胶体渗透压下降尿量多

C. 静脉注射葡萄糖尿量多

D. 静脉输入生理盐水尿量多

E. 尿崩症尿量多

9. 甲状腺激素的生理作用包括( )

A. 抑制小肠黏膜对糖的吸收

B. 促进骨骼的生长发育

C. 促进肌肉蛋白质合成

D. 促进脑的生长发育

E. 促进组织细胞的能量代谢

10. 自主神经节后胆碱能纤维兴奋的效应有( )

    A. 心脏活动抑制

    B. 支气管平滑肌收缩

    C. 胃肠道平滑肌收缩

    D. 瞳孔括约肌收缩

    E. 消化腺与汗腺分泌

二、名词解释（每题2分，共20分）

1. 肺泡通气量

2. 心动周期

3. 动作电位

4. 黏液－碳酸氢盐屏障

5. 运动单位

6. 兴奋性突触后电位

7. 自律性

8. 下丘脑调节肽

9. 球－管平衡

10. 房室延搁

三、填空题（每空1分，共10分）

1. 机体功能活动的反馈控制系统可有_____和_____两种。

2. 血液胶体渗透压主要是由_____蛋白维持，它的生理作用是调节_____内外的水平衡。

3. 汗腺受_____神经支配，其节后纤维为_____纤维。

4. 甲状腺功能亢进时，患者基础代谢率_____，体重_____。

5. 视神经乳头没有_____，在视野中形成_____。

四、简答题（每题5分，共20分）

1. 简述胸膜腔内压及其生理意义。

2. 简述糖皮质激素对代谢的影响。

3. 简述盐酸的作用。

4. 简述骨骼肌的兴奋－收缩耦联及其步骤。

五、论述题（每题10分，共30分）

1. 试述影响心脏泵血功能的因素。

2. 试述机体失水后肾脏是怎样进行调节的？

3. 试述胆碱能与肾上腺素能受体分类及作用。

参考答案

一、选择题

（一）A型题

1. B 2. D 3. C 4. E 5. E

6. A 7. B 8. A 9. D 10. D

11. A 12. E 13. B 14. E 15. C

16. E 17. C 18. B 19. A 20. A

（二）X型题

1. C、D、E

2. A、B、D、E

3. A、C、D、E

4. A、C、D、E

5. A、C、D、E

6. A、C、D、E

7. A、B、C、D

8. A、B、D、E

9. B、C、D、E

10. A、B、C、D、E

二、名词解释

1. 每分钟进入肺泡或由肺泡呼出的气体量。肺泡通气量 ＝（潮气量 － 无效腔气量）×呼吸频率

2. 心脏每收缩和舒张一次，构成心脏的一个机械活动周期称心动周期。

3. 神经细胞、肌肉细胞在受到阈刺激或阈上刺激发生兴奋时，细胞膜会在原有外正内负的静息电位基础上发生一次迅速而短暂的电位反转，细胞兴奋时发生的这种短暂的电位波动，称为动作电位。

4. 由黏液和 HCO_3^- 共同构筑的抗损伤屏障，称为黏液－碳酸氢盐屏障。

5. 一个 α 运动神经元及其所支配的全

部肌纤维组成的功能单位称运动单位。

6. 是指在递质作用下发生在突触后膜的局部去极化电位，这种能提高突触后神经元兴奋性的局部电位称为兴奋性突触后电位。

7. 自动节律性（自律性）指心肌细胞在无外来刺激的情况下，能自动发生节律性兴奋的特性。

8. 由下丘脑促垂体区肽能神经元细胞所分泌、主要调节腺垂体活动的多肽类物质称下丘脑调节肽。

9. 近端小管的重吸收率与肾小球滤过率之间存在着平衡关系，不论肾小球滤过率增多或减少，重吸收率始终是占滤过率的65%～70%，这种现象称为球－管平衡。

10. 心脏内窦房结的兴奋传导到房室交界时，由于兴奋在此传导较慢而出现延搁一段时间，称为房室延搁。

三、填空题

1. 正反馈　负反馈

2. 白　血管

3. 交感　胆碱能

4. 升高　减轻

5. 感光细胞　生理盲点

四、简答题

1. 胸膜腔内压指胸膜腔内的压力，由脏胸膜和壁胸膜紧密相贴形成的密闭潜在腔隙，内含少量浆液。在平静呼吸时，胸膜腔内压低于大气压，称为负压。

胸膜腔负压的生理意义为：①使肺和小气道维持扩张状态；②有助于静脉血和淋巴的回流。

2. 糖皮质激素对糖、蛋白质和脂肪代谢均有影响。①糖代谢：糖皮质激素对糖代谢的作用可归纳为"开源节流"。开源即促进糖异生，升高血糖；节流即使外周组织对糖的利用减少，亦使血糖升高。②蛋白质代谢：促进蛋白质分解，抑制蛋白质合成。③

脂肪代谢：促进脂肪分解。且肾上腺皮质功能亢进时，糖皮质激素对身体的不同部位的脂肪作用不同，四肢脂肪组织分解增强，而腹、面、肩及背的脂肪合成有所增加，以致呈现出面圆、背厚、躯干部发胖而四肢消瘦的特殊体型。

3. 盐酸由壁细胞分泌。其主要作用：①激活胃蛋白酶原；②提供最适 pH；③促进蛋白质变性；④抑菌和杀菌；⑤进入小肠后，引起促胰液素、缩胆囊素等激素释放，促进胰液、胆汁、小肠液分泌；⑥有助于钙和铁在小肠的吸收。

4. 把以膜的电变化为特征的兴奋过程和以肌纤维机械变化为基础的收缩过程，通过 Ca^{2+} 联系起来的中介过程称为兴奋－收缩耦联。

兴奋－收缩耦联的主要步骤包括：①电兴奋通过横管系统向肌细胞的深处传导；②三联管结构处的信息传递；③肌浆网中的 Ca^{2+} 释放入胞浆以及 Ca^{2+} 由胞浆向肌浆网的再聚积。

五、论述题

1. 心脏泵血功能的具体评价指标之一为心输出量，心输出量＝每搏输出量×心率，因此，凡能影响每搏输出量和心率的因素均可影响心输出量。

（1）每搏输出量的影响因素：①前负荷对每搏输出量的影响（异长自身调节）：前负荷指心肌收缩之前所承受的负荷，它决定心肌的初长，而心室肌的初长又取决于心室舒张末期充盈血量或充盈压。当前负荷增大时，心肌可随其初长的增加而增强其泵血功能。此功能不需要神经和体液因素参与，仅通过心肌细胞本身初长的变化而引起心肌细胞收缩强度的变化，称为异长自身调节。②后负荷对每搏输出量的影响：后负荷指心肌收缩后所遇到的负荷，动脉压是心肌收缩射血时所承受的后负荷。在其他条件不变的情况下，动脉血压升高，后负荷即增大，导致等容收缩期延长，射血期缩短，心肌缩短的程度和速度均减小，每搏输出量减小。③心肌收缩能力对每搏输出量的影响（等长自身调节）：心肌收缩能力指心肌不依赖于前、后负荷而能改变其力学活性的一种内在特性。这种内在特性形成的基础主要是心肌细胞兴奋-收缩耦联过程中活化的横桥数量和 ATP 酶的活性。这种调节方式与心肌初长无关，称为等长自身调节。

（2）心率的影响：在一定范围内，心率与心输出量成正比。心率过快可由于充盈量减少、心率过慢可由于充盈量增加不显著，均可导致心输出量减少。

2. 机体失水后，往往引起机体内血浆晶体渗透压升高和循环血量减少等变化，从而引起一系列调节机制启动，使肾小管、集合管对水的重吸收增加、排出尿量减少，以恢复血浆晶体渗透压和循环血量。

（1）渗透压感受器的调节：失水后，血浆晶体渗透压升高，刺激下丘脑渗透压感受器，使视上核及室旁核的血管升压素分泌、释放增多，促进远曲小管和集合管对水的重吸收增多、尿量减少，以保留体内水分。

（2）容量感受器与压力感受器的调节：失水后，循环血容量减少，对左心房和胸腔内大静脉处的容量感受器刺激减弱，同时动脉血压降低，刺激了颈动脉窦、主动脉弓的压力感受器，经传入神经向中枢传入的冲动减少，反射性地促进了下丘脑-神经垂体的血管升压素分泌、释放，进而肾小管和集合管对水的重吸收增多，尿量减少。

（3）球旁器感受器的调节：循环血量减少压力下降，使入球小动脉牵张感受器兴奋；肾小球滤过率下降、滤液中 Na^+ 的含量减少，使致密斑感受器兴奋；以及交感神经兴奋，均可作用于球旁细胞促使其肾素分泌增加，使肾素-血管紧张素-醛固酮系统活动增强，促进肾小管和集合管对钠及水的重

吸收，尿量减少。

（4）有效滤过压改变：循环血量的减少则肾血流量减少，同时血浆胶体渗透压上升，使肾小球有效滤过率下降，滤液生成减少，从而维持血容量及血压。

3. 胆碱能受体分为毒蕈碱样受体（M受体）和烟碱样受体（N受体）两类。

M 受体广泛分布于副交感神经节后纤维支配的效应器细胞膜和一般汗腺及骨骼肌血管平滑肌上。当乙酰胆碱与这类受体结合后就产生一系列副交感神经末梢兴奋的效应，包括心肌活动抑制、支气管与胃肠平滑肌收缩、膀胱逼尿肌和瞳孔括约肌收缩、消化腺和汗腺分泌增加，以及骨骼肌血管扩张等。

N 受体分布在交感和副交感神经节中神经元的突触后膜和神经肌肉接头的终板膜上。当乙酰胆碱与这类受体结合后就产生兴奋性突触后电位和终板电位，分别导致节后神经元兴奋和骨骼肌兴奋收缩。根据 N 受体存在部位不同，又可分为 N_1 和 N_2 两个亚型。N_1 受体存在神经节中神经元突触后膜上，N_2 受体存在骨骼肌终板膜上。

肾上腺素能受体分为 α 受体与 β 受体两类，它们又分别分为 $α_1$、$α_2$ 和 $β_1$、$β_2$ 亚型。

α 肾上腺素能受体：$α_1$ 受体位于大多数交感神经节后纤维支配的效应器细胞膜上。当儿茶酚胺类物质与 $α_1$ 受体结合后，可出现皮肤、黏膜及内脏血管收缩，血压升高，胃肠及膀胱括约肌收缩，胃肠平滑肌松弛，瞳孔扩大等。$α_2$ 受体主要位于突触前膜上。当突触间隙中儿茶酚胺类物质浓度增高时，则 $α_2$ 受体被激活，以负反馈方式抑制儿茶酚胺类物质的释放，以此对递质释放起调节作用。

β 肾上腺素能受体：分布情况与 α 受体基本相同。$β_1$ 受体激活后，出现心肌的正性变时、变力、变传导效应及脂肪分解加速等；$β_2$ 受体激活后，出现冠脉和骨骼肌血管舒张，支气管、子宫和胃肠平滑肌舒张，糖原分解增加等。

《生理学》课程考试模拟试卷（B）

一、选择题（共 20 分）

（一）A 型题（每题 0.5 分，共 10 分）

1. 关于反射的叙述，错误的是（　　）
   A. 是神经调节的基本方式
   B. 反射活动需要有完整的反射弧
   C. 非条件反射建立在条件反射基础上
   D. 反射活动必须有中枢神经系统参与
   E. 反射弧的传出途径可以通过体液调节

2. 用直流电细胞外刺激神经干时，在阳极处发生（　　）
   A. 极化
   B. 去极化
   C. 复极化
   D. 超极化
   E. 反极化

3. 启动外源性凝血途径的物质是（　　）
   A. 因子Ⅲ
   B. 因子Ⅶ
   C. PF_3
   D. Ca^{2+}
   E. 凝血酶原

4. 心动周期中，左心室容积最大的时期是（　　）
   A. 快速射血期末
   B. 减慢射血期末
   C. 快速充盈期末
   D. 减慢充盈期末
   E. 房缩期末

5. 下列哪种情况使血液氧解离曲线右移（　　）
   A. CO_2 张力增高
   B. CO_2 张力降低
   C. pH 值增高
   D. 温度降低
   E. N_2 张力增高

6. 胆汁的主要作用是（　　）
   A. 促进脂肪的消化和吸收
   B. 激活胃蛋白酶
   C. 激活胰蛋白酶原
   D. 分解蛋白质
   E. 保护肠黏膜

7. 当环境温度等于或超过体温时，机体的主要散热方式是（　　）
   A. 辐射
   B. 传导
   C. 蒸发散热
   D. 不显汗
   E. 对流

8. 与肾小管重吸收葡萄糖有关的离子是（　　）
   A. K^+
   B. Na^+
   C. Cl^-
   D. H^+
   E. NH_3

9. 下列关于胰岛素作用的叙述，错误

的是(　　)

    A. 促进组织对葡萄糖的摄取和利用

    B. 促进葡萄糖转变为糖原

    C. 促进糖原异生

    D. 促进蛋白质的合成与贮存

    E. 促进脂肪的合成与贮存

10. 关于网状结构上行激动系统的描述，错误的是(　　)

    A. 经丘脑非特异投射系统发挥作用

    B. 维持与改变大脑皮层的兴奋状态

    C. 为多突触接替的上行系统

    D. 弥散投射至大脑皮层的广泛区域

    E. 电刺激时出现同步化脑电图

11. 颜色视野范围最小的是(　　)

    A. 绿色

    B. 黄色

    C. 蓝色

    D. 红色

    E. 黑色

12. 下列有关雌二醇作用的叙述，错误的是(　　)

    A. 促进脂肪的分解

    B. 促进胆固醇的降解与排泄

    C. 促进肌肉蛋白质合成

    D. 促进骨骼生长

    E. 促进钙盐沉积

13. 下列对大脑皮层运动区功能特征的叙述，错误的是(　　)

    A. 对躯体运动的支配有交叉的性质，但对头面部肌肉的支配多数为双侧性的

    B. 功能定位总的配布是倒置的，头面部代表区内部的配布为正立的

    C. 肌肉的运动越精细、越复杂，其代表区愈大

    D. 人工刺激所引起的肌肉运动反应为协同性收缩

    E. 运动区的基本功能单位呈柱状结构

14. 胆囊收缩素引起的胰液分泌的特点是(　　)

    A. 水分和碳酸氢盐的含量少，酶的含量丰富

    B. 水分少，碳酸氢盐和酶的含量丰富

    C. 水分多，碳酸氢盐和酶的含量也丰富

    D. 水分少，碳酸氢盐和酶的含量也少

    E. 水分和碳酸氢盐的含量多，酶的含量少

15. 肺内压等于大气压的时相是(　　)

    A. 吸气初和呼气初

    B. 吸气末和呼气初

    C. 吸气初和呼气末

    D. 呼气末和呼气初

    E. 吸气末和呼气末

16. 心肌细胞中传导速度最慢的是(　　)

    A. 心房肌

    B. 心室肌

    C. 房室交界

    D. 房室束

    E. 浦肯野细胞

17. 输血时应主要考虑供血者的(　　)

    A. 红细胞不被受血者红细胞所凝集

    B. 红细胞不被受血者血浆所凝集

    C. 红细胞不发生叠连

    D. 血浆不使受血者的血浆发生凝固

    E. 血浆不使受血者的红细胞凝集

18. 小肠上皮、肾小管上皮对葡萄糖、氨基酸的吸收是通过(　　)

A. 继发性主动转运

B. 易化扩散

C. 吞噬

D. 胞饮

E. 胞纳

19. 细胞兴奋的客观指标是( )

A. 收缩

B. 分泌

C. 静息电位

D. 抑制

E. 动作电位

20. 动脉瓣关闭于( )

A. 等容收缩期

B. 等容舒张期

C. 快速充盈期

D. 减慢充盈期

E. 房缩期

（二）X 型题（每题 1 分，共 10 分）

1. 兴奋性是( )

A. 机体、组织或细胞对刺激发生反应的能力

B. 它是以新陈代谢作为基础

C. 它是刺激与反应的基础

D. 兴奋性是固定不变的

E. 兴奋性可以客观测量

2. 有关细胞膜功能的叙述，正确的是( )

A. 膜的通透性是物质跨膜扩散的先决条件，浓度差是扩散的动力

B. 各种离子的跨膜转运都是通过易化扩散进行的

C. 被动转运是顺浓度差扩散，不需要消耗能量

D. 钠泵是一种 $Na^+ - K^+$ 依赖式 ATP 酶

E. 对于大分子物质的跨膜转运是通过胞纳与胞吐过程完成的

3. 血小板的主要功能有( )

A. 参与止血

B. 促进凝血

C. 抑制凝血

D. 保持毛细血管内皮细胞的完整性

E. 血小板减少时，使出血时缩短

4. 快反应细胞动作电位的特点有( )

A. 动作电位分 5 期

B. 静息电位（或最大舒张电位）绝对值大

C. 0 期为快钠通道激活

D. 0 期通道阻滞剂是河鲀毒素（TTX）

E. 0 期去极速度快、幅度大

5. CO_2 对呼吸的调节是通过( )

A. 直接刺激呼吸中枢

B. 刺激颈动脉体和主动脉体化学感受器

C. 刺激颈动脉窦和主动脉弓压力感受器

D. 加强肺牵张反射

E. 刺激延髓化学敏感区

6. 关于胃排空的描述，正确的是( )

A. 扩张胃可抑制排空

B. 胃内压是胃排空的动力

C. 胃排空的调节无激素参与

D. 胃排空受十二指肠内容物 pH 值的控制

E. 扩张十二指肠可抑制排空

7. 影响能量代谢的因素有( )

A. 肌肉活动

B. 环境温度

C. 食物特殊动力效应

D. 精神活动

E. 体温

8. 血管升压素与醛固酮的区别在于( )

A. 作用的部位不同

B. 分泌部位不同

C. 调节机制不同

D. 作用机制不同

E. 调节的形式不同

9. 以下关于生长素的叙述，正确的是（　　）

A. 幼年时缺乏将患侏儒症

B. 幼年时分泌过多将患巨人症

C. 幼年时缺乏将患呆小症

D. 成年后分泌过多将患肢端肥大症

E. 缺乏将患糖尿病

10. 关于震颤麻痹的叙述，正确的是（　　）

A. 病变主要在中脑黑质

B. 脑内多巴胺缺乏是引起本病的主要原因

C. 患者常伴有静止性震颤

D. 可应用左旋多巴进行治疗

E. 可应用 M 受体阻滞剂进行治疗

二、名词解释（每题 2 分，共 20 分）

1. 易化扩散

2. 期前收缩

3. 血细胞比容

4. 时间肺活量

5. 射血分数

6. 容受性舒张

7. 兴奋收缩耦联

8. 应激

9. 腱反射

10. 阈电位

三、填空题（每空 1 分，共 10 分）

1. 反射大致可分为_____和_____两大类。

2. 血小板的生理功能有参与生理止血、_____和_____。

3. 在体温的常测部位中，以_____温最高，_____温最低。

4. 甲状腺激素的储存形式有两个特点，即_____、_____。

5. 听觉感受器位于内耳_____膜上的_____。

四、简答题（每题 5 分，共 20 分）

1. 简述跨膜信号转导及其分类。

2. 简述小肠为何是吸收的主要场所。

3. 简述肺泡表面活性物质的生理作用。

4. 简述胰岛素促进蛋白质合成的环节。

五、论述题（每题 10 分，共 30 分）

1. 试述影响动脉血压的因素及其机制。

2. 试述醛固酮的生理作用及分泌调节。

3. 试述突触前抑制与突触后抑制的主要区别。

参考答案

一、选择题

（一）A 型题

1. C　2. D　3. A　4. E　5. A

6. A　7. C　8. B　9. C　10. E

11. A　12. A　13. D　14. A　15. E

16. C　17. B　18. A　19. E　20. B

（二）X 型题

1. A、B、C、E

2. A、C、D、E

3. A、B、D

4. A、B、C、D、E

5. B、E

6. B、D、E

7. A、B、C、D、E

8. B、C、D

9. A、B、D

10. A、B、C、D、E

二、名词解释

1. 体内有些物质虽不溶于脂质或在脂质中溶解度很小，不能直接跨膜转运，但它们在细胞膜结构中的特殊蛋白质协助下，也能从膜的高浓度一侧向低浓度一侧移动扩散，这种转运形式称为易化扩散。

2. 如在心房肌或心室肌有效不应期后，在下一次窦房结兴奋传来之前，受到一次人为刺激或异位节律点发放的冲动的作用，则心房肌或心室肌可产生一次期前兴奋而引起一次提前出现的收缩，称为期前收缩。

3. 血细胞比容是血细胞在全血中所占的容积百分比。

4. 时间肺活量指最大吸气后，以最快速度尽力呼气所呼出的最大气量，分别计算第1s、2s、3s末所呼出的气体量所占肺活量的百分数。正常值为83%、96%、99%。

5. 每搏输出量占心舒末期容积的百分比称射血分数。

6. 当吞咽食物时，食物刺激咽、食管、胃壁牵张感受器，反射性引起胃底和胃体部肌肉舒张称容受性舒张。

7. 以膜的电变化为特征的兴奋和以肌纤维机械变化为基础的收缩联系起来的中介过程称为兴奋收缩耦联。

8. 当机体受到各种有害刺激，如低氧、创伤、手术、疼痛等，血中 ACTH、糖皮质激素浓度会立即增加，而产生相应的反应称应激。

9. 腱反射是指快速牵拉肌腱时发生的牵张反射，表现为被牵拉肌肉迅速而明显地缩短。

10. 当膜电位去极化到某一临界值，膜上的钠通道突然大量开放，Na^+ 大量内流而产生动作电位，膜电位的这个临界值称为阈电位。

三、填空题

1. 条件反射　非条件反射
2. 促进凝血　维持血管内皮细胞完整性
3. 直肠　腋下
4. 储存于腺泡腔中　储存量大

5. 基底　毛细胞

四、简答题

1. 细胞外环境变化的信息以新的信号形式传递到膜内，再引发被作用细胞即靶细胞相应的功能改变，包括细胞出现电反应或其他功能改变。这一过程可概括地称为跨膜信号转导，是细胞的基本功能之一。

细胞的跨膜信号转导方式有：①G 蛋白耦联受体介导的信号转导；②酶耦联受体介导的信号转导；③离子通道介导的信号转导。每类都通过各自不同的细胞信号分子完成信号转导。

2. 小肠是吸收的主要场所。因为：①在小肠中的消化液有消化三大营养物质的酶，对食物可进行彻底的消化；②食物在小肠中已被消化成适于吸收的小分子物质；③食物在小肠内停留的时间较长；④小肠有巨大的吸收面积。

3. 肺泡表面活性物质有降低肺泡表面张力的作用，其生理学意义有三：①维持肺泡容积相对稳定；②防止液体在肺泡积聚；③降低吸气阻力，减少吸气作功。

4. 胰岛素促进蛋白质的合成过程，其作用体现在蛋白质合成的以下环节上：①促进氨基酸通过膜的转运进入细胞；②加快细胞核的复制和转录过程，增加 DNA 和 RNA 的生成；③作用于核糖体，加速翻译过程，促进蛋白质合成。

五、论述题

1. （1）心输出量：在一定条件下，动脉血压与心输出量成正比。心输出量 = 每搏输出量 × 心率。

心率不变、每搏输出量增加时，血压升高，以收缩压升高明显。在一定范围内心率增加，心输出量增加，血压升高，以舒张压升高明显。

（2）外周阻力：心输出量相对不变，外周阻力增加，血压升高，以舒张压升高明显。

（3）大动脉管壁的弹性：弹性降低，收缩压升高，舒张压降低，脉搏压增大。

（4）循环血量与血管容量的关系：两者匹配，才使血管内有足够的血液充盈。循环血量减少或血管容量加大，都可使血压降低。

2. 醛固酮由肾上腺皮质球状带分泌，经血液运输进入远曲小管和集合管的上皮细胞后，促进了细胞核 mRNA 的合成，导致醛固酮诱导蛋白合成增多。通过：①改变管腔膜的 Na^+ 通道蛋白构型，从而增加管腔膜的 Na^+ 通道数量；②增加线粒体中合成 ATP 的酶，为上皮细胞钠泵活动提供更多的能量；③增加基侧膜的钠泵的活性，促进细胞内的 Na^+ 泵回血液和 K^+ 进入细胞，提高细胞内 K^+ 浓度，有利于 K^+ 分泌。由于 Na^+ 重吸收增加，造成了小管腔内的负电位，促进 K^+ 的分泌和 Cl^- 的重吸收。其结果是，在醛固酮的作用下，远曲小管和集合管保 Na^+ 排 K^+ 作用增强的同时，Cl^- 和水的重吸收也增加，导致细胞外液量增多。

醛固酮分泌受肾素-血管紧张素-醛固酮系统和血浆中 K^+、Na^+ 浓度的调节。

（1）肾素-血管紧张素-醛固酮系统：当机体内循环血量减少、动脉血压下降时，肾入球小动脉牵张感受器兴奋、远曲小管内液 Na^+ 含量及原尿流量减少时，致密斑感受器兴奋以及交感神经兴奋时，球旁细胞分泌肾素增多，肾素激活血浆中血管紧张素原转变为血管紧张素 I（A I），A I 在转换酶作用下转变为血管紧张素 II（A II）。A II 一方面直接收缩小动脉升高血压，另一方面刺激肾上腺皮质球状带分泌醛固酮，A II 在酶作用下转变为血管紧张素 III，进而被酶分解灭活。

（2）血 K^+ 浓度升高和血 Na^+ 浓度降低，均可直接刺激肾上腺皮质球状带分泌醛固酮。当血 K^+ 浓度降低和血 Na^+ 浓度升高时其作用则相反。不过血 K^+ 浓度升高比血 Na^+ 浓度降低有更强的刺激醛固酮分泌的作用。

3. 突触前抑制与突触后抑制的主要区别如下：

区别点	突触前抑制	突触后抑制
神经元突触联系	有轴突-轴突触结构	多为轴突-胞体突触结构
抑制性质 抑制部位	为去极化抑制 突触前膜	为超极化抑制 突触后膜
产生机理	兴奋性突触活动产生的 EPSP 减小，达不到阈电位水平	抑制性突触活动，产生 IPSP
生理意义	多见于中枢内感觉传入的各级换元站，调节传入神经活动，控制感觉信息传入	中枢内普遍存在，多见于运动传出通路，能及时终止传出效应，使反射活动协调

硕士研究生入学考试《生理学》模拟试卷（A）

一、选择题（共 20 分）

（一）A 型题（每题 0.5 分，共 10 分）

1. 条件反射的特点是（   ）
   A. 种族共有
   B. 先天具有
   C. 后天获得
   D. 反射弧固定不变
   E. 适应能力小

2. 骨骼肌中的收缩蛋白是（   ）
   A. 肌球蛋白和原肌球蛋白
   B. 肌钙蛋白和原肌球蛋白
   C. 肌动蛋白和血红蛋白
   D. 肌钙蛋白和肌动蛋白
   E. 肌球蛋白和肌动蛋白

3. 某人的红细胞与 B 型血的血清凝集，而其血清与 B 型血的红细胞不凝集，此人血型为（   ）
   A. A 型
   B. B 型
   C. O 型
   D. AB 型
   E. A_1 型

4. 二尖瓣的听诊部位是（   ）
   A. 第 4 肋间胸骨上
   B. 左锁骨中线与第 5 肋间交点内侧
   C. 第 4 肋间胸骨右缘
   D. 第 2 肋间胸骨右缘
   E. 第 2 肋间胸骨左缘

5. 关于通气/血流比值的叙述，正确的是（   ）
   A. 比值减少，意味着无效腔增大
   B. 比值增大，意味着功能性动静脉短路
   C. 肺尖部比值可为 0.6
   D. 肺底部比值可为 3.3
   E. 安静时正常值为 0.84

6. 消化道平滑肌动作电位去极相的形成主要与哪种离子有关（   ）
   A. K^+
   B. Na^+
   C. Cl^-
   D. Ca^{2+}
   E. Mg^{2+}

7. 基础代谢率的正常范围是（   ）
   A. 30% ~40%
   B. 40% ~50%
   C. ±10% ~ ±15%
   D. ±20% ~ ±30%
   E. ±30%

8. 某物质在肾动脉中有一定浓度而肾静脉中为零，其清除率（   ）
   A. 等于零
   B. 等于肾小球滤过率
   C. 等于每分肾脏血浆流量
   D. 大于 125ml/分
   E. 小于 125ml/分

9. 一侧枕叶皮层接受视网膜的传入纤维投射是（   ）
   A. 同侧眼
   B. 对侧眼

C. 双眼全部

D. 同侧眼的颞侧和对侧眼的鼻侧

E. 同侧眼的鼻侧和对侧眼的颞侧

10. 中耳传导声音最重要的结构是（　　）

A. 鼓膜和咽鼓管

B. 鼓膜和鼓室

C. 鼓膜与听骨链

D. 鼓室与听小骨

E. 咽鼓管和听小肌

11. 下列属于 $1, 25 -（OH）_2 - D_3$ 生理作用的是（　　）

A. 血钙、血磷均升高

B. 血钙、血磷均降低

C. 血钙升高，血磷降低

D. 血钙降低，血磷升高

E. 血钙升高，血磷不变

12. 正常细胞内 K^+ 的浓度约为膜外的（　　）

A. 2～4 倍

B. 7～12 倍

C. 20～40 倍

D. 50 倍

E. 80 倍

13. 比较不同组织细胞兴奋性的最简便指标是（　　）

A. 基强度

B. 利用时

C. 阈值

D. 刺激频率

E. 刺激作用时间

14. 巨幼红细胞贫血（大细胞贫血）是由于（　　）

A. 缺少铁

B. 缺少铁和蛋白质

C. 缺少维生素 B_{12} 和叶酸

D. 缺少促红细胞生成素

E. 缺少雄激素

15. 从未接受过输血的 Rh 阴性妇女，在接受 Rh 阳性血液后，可能发生（　　）

A. 该妇女体内将产生抗 Rh 抗体，今后再接受输血时容易找到血源

B. 由于血型不合，出现红细胞凝集，严重时可导致死亡

C. 以后妊娠时，胎儿可能有溶血的危险

D. 因为 Rh 阳性有不同型式，因此不一定有近期或远期影响

E. 今后在妊娠前给予抗 Rh 抗体，就没有任何危险

16. 肾上腺皮质功能低下（阿狄森病）时，常伴有（　　）

A. 高血糖

B. 低血糖

C. 蛋白质合成增加，分解减少

D. 血 Na^+ 浓度升高

E. 血 K^+ 浓度降低

17. 肾脏中尿素最容易通透的部位是（　　）

A. 近曲小管

B. 远曲小管

C. 髓袢升支

D. 内髓集合管

E. 外髓集合管

18. 当神经冲动到达运动神经末梢时，可引起接头前膜的（　　）

A. Na^+ 通道关闭

B. Ca^{2+} 通道开放

C. K^+ 通道开放

D. Cl^- 通道开放

E. Cl^- 通道关闭

19. 交感缩血管神经节前纤维释放的递质是（　　）

A. 去甲肾上腺素

B. 肾上腺素

C. 乙酰胆碱

D. 组胺

E. 多巴胺

20. 血浆中最重要的抗凝物质是( )

A. 尿激酶

B. 抗凝血酶Ⅲ和肝素

C. 激肽释放酶

D. 组织激活物

E. 蛋白质

（二）X 型题（每题 1 分，共 10 分）

1. 反射活动不能出现的情况有( )

A. 大脑皮层被破坏

B. 传出神经损伤

C. 感受器被麻醉

D. 效应器功能障碍

E. 传入神经功能被阻断

2. 以下有关骨骼肌兴奋与收缩的描述，正确的是( )

A. 肌肉的兴奋与收缩是两个不同的生理过程

B. 动作电位与肌肉收缩同时开始

C. 收缩的时程比动作电位的时程长得多

D. 强直收缩时，肌肉收缩可以融合

E. 三联管是兴奋－收缩耦联的结构基础

3. 如果某人是 B 型血( )

A. 他的基因可以是 AB

B. 他的父亲可能是 O 型血

C. 他的孩子不是 B 型血就是 O 型血

D. 他的妻子也是 B 型血，那么他们所有的孩子的血型不是 B 型就是 O 型

E. 他的基因可能是 OB

4. 参与窦房结 P 细胞 4 期自动去极化的离子机制有( )

A. 延迟整流钾（I_K）通道时间依从

性失活

B. 钠背景内向电流（I_{Na-b}）

C. T 型钙通道激活

D. L 型钙通道激活

E. 进行性增强的内向离子流

5. 能引起支气管平滑肌强烈收缩的物质有( )

A. 组织胺

B. 5－羟色胺

C. 缓激肽

D. 异丙肾上腺素

E. 慢反应物质

6. 胃肠平滑肌的基本电节律( )

A. 提高动作电位产生的阈值

B. 起源于间质细胞

C. 起源于环行肌层

D. 不一定伴有肌肉收缩

E. 起源于纵行肌层

7. 人在寒冷环境中的反应有( )

A. 皮肤血流量减少

B. 皮肤温度降低

C. 代谢降低

D. 甲状腺激素分泌减少

E. 儿茶酚胺分泌增加

8. 肾脏浓缩尿的功能降低可能是( )

A. 髓袢逆流倍增作用减弱

B. 集合管对水的通透性降低

C. 直小血管血流过快

D. 醛固酮分泌减少

E. 血管升压素分泌减少

9. 关于震颤麻痹的叙述，正确的是( )

A. 病变主要在中脑黑质

B. 脑内多巴胺缺乏是引起本病的主要原因

C. 患者常伴有静止性震颤

D. 可应用左旋多巴进行治疗

E. 可应用 M 受体阻滞剂进行治疗

10. 甲状腺激素的生理作用包括(　　)

A. 抑制小肠黏膜对糖的吸收

B. 促进骨骼的生长发育

C. 促进肌肉蛋白质合成

D. 促进脑的生长发育

E. 促进组织细胞的能量代谢

二、名词解释（每题 2 分，共 20 分）

1. 前馈

2. 红细胞悬浮稳定性

3. 期前收缩

4. 时间肺活量

5. 主动转运

6. 容受性舒张

7. 心力储备

8. 应激

9. 月经周期

10. 渗透性利尿

三、填空题（每空 0.5 分，共 10 分）

1. 动物实验可分为 _____ 和 _____ 实验两大类。

2. 女子体温在排卵后期 _____ ，这种变动可能与血中 _____ 水平变化有关。

3. 正常人中心静脉压波动的范围为 _____ kPa，_____ cmH$_2$O。

4. O$_2$ 在血液中的运输形式是与 _____ 结合形成 _____ 。

5. 小肠运动的形式有 _____ 、_____ 、_____ 。

6. ACTH 的靶腺是 _____ ，其主要作用是刺激 _____ 的分泌。

7. 酶耦联受体介导的信号转导过程中的酶耦联受体可分为 _____ 和 _____ 。

8. 肺泡表面活性物质是由 _____ 分泌的，作用是 _____ 。

9. 肌肉在安静时牵拉到一定长度时，会产生一定的 _____ 张力；在此基础上施加刺激，又可记录到一个收缩时张力，此张力为被动张力与肌肉收缩产生的 _____ 张力之和，即 _____ 张力。

四、简答题（每题 5 分，共 20 分）

1. 简述渗透性利尿与水利尿的区别。

2. 简述促胃液素的生理作用及其分泌调节。

3. 简述特异性投射系统与非特异性投射系统的区别。

4. 如何通过实验来验证反射弧是反射活动的结构基础。

五、论述题（每题 10 分，共 30 分）

1. 试述影响动脉血压的因素及影响机制。

2. 试述糖皮质激素的生理作用。

3. 列举体内某些器官和组织被扩张或牵拉时引起的生理反应（至少 10 处）。

参考答案

一、选择题

（一）A 型题

1. C	2. E	3. D	4. B	5. E
6. D	7. C	8. C	9. D	10. C
11. A	12. C	13. C	14. C	15. C
16. B	17. D	18. B	19. C	20. B

（二）X 型题

1. B、C、D、E

2. A、C、D、E

3. B、D、E

4. A、B、C、E

5. A、B、C、E

6. B、D

7. A、B、E

8. A、B、C、E

9. A、B、C、D、E

10. B、C、D、E

二、名词解释

1. 干扰信号对控制部分的直接作用称

为前馈。

2. 红细胞在血浆中能保持悬浮，不易下沉的特性称红细胞悬浮稳定性。

3. 如在心房肌或心室肌有效不应期后，在下一次窦房结兴奋传来之前，受到一次人为刺激或异位节律点发放的冲动的作用，则心房肌或心室肌可产生一次期前兴奋而引起一次提前出现的收缩，称为期前收缩。

4. 时间肺活量指最大吸气后，以最快速度尽力呼出最大气量，分别计算第1s、2s、3s末所呼出的气体量，以及所占肺活量的百分数。正常值为83%、96%、99%。

5. 细胞膜通过本身的某种耗能过程将某些小分子物质或离子逆浓度差或逆电位差进行的转运过程称主动转运。

6. 当吞咽食物时，食物刺激咽、食管、胃壁牵张感受器，反射性引起胃底和胃体部肌肉舒张，称容受性舒张。

7. 心力储备是指心输出量能随机体代谢需要而增加的能力。

8. 当机体受到各种有害刺激，如低氧、创伤、手术、疼痛等，血中ACTH、糖皮质激素浓度立即增加，而产生相应的反应称应激。

9. 月经周期指成年妇女平均28天发生一次周期性的子宫内膜脱落和流血现象。

10. 当肾小管液中溶质的浓度升高时，由于小管液渗透压升高，妨碍了水的重吸收，使排出尿量增多的现象，称为渗透性利尿。

三、填空题（每空0.5分，共10分）

1. 急性　慢性
2. 升高　孕激素
3. 0.4~1.2　4~12
4. 血红蛋白　氧合血红蛋白
5. 紧张性收缩　分节运动　蠕动
6. 肾上腺皮质　糖皮质激素
7. 酪氨酸激酶受体　鸟苷酸环化酶受

体
8. Ⅱ型上皮细胞　降低肺泡表面张力
9. 被动　主动　总

四、简答题（每题5分，共20分）

1. （1）水利尿：大量饮清水后引起尿量增多，并呈低渗尿的现象称为水利尿。临床可用来检测肾的稀释能力。正常人一次快速地饮用清水1.0L后，可观察到血浆晶体渗透压几乎立即下降，在30分钟内尿量便开始增多，第1小时末尿量最多，其后逐渐减少，通常在2~3小时尿量可恢复至饮水前水平。水利尿发生的原理主要是大量饮水后，血浆中的晶体物质被稀释，使血浆晶体渗透压降低，暂时抑制了血管升压素的合成和释放。

（2）渗透性利尿：小管液中溶质所形成的渗透压，是肾小管和集合管重吸收水分的对抗力量。如果小管液的溶质浓度升高，超过了肾小管的重吸收的能力或不能被肾小管全部重吸收，形成的渗透压增大，就会妨碍肾小管特别是近端小管对水的重吸收，结果尿量增多，溶质排出增多。这种由于小管液的溶质浓度升高所产生的渗透作用对抗了肾小管重吸收水分引起尿量增多的现象，称为渗透性利尿。

2. 促胃液素是由胃窦部黏膜和十二指肠黏膜的G细胞所分泌的一种胃肠激素。

（1）主要作用：①促进胃酸分泌；②促进肝胆汁和小肠液的分泌；③促进胰酶和碳酸氢盐的分泌；④促进食管－胃括约肌的运动，促进胃运动和小肠运动，促进胆囊收缩；⑤促胃液素能刺激胃泌酸部位和十二指肠黏膜的蛋白质、RNA和DNA的合成，从而促进其生长。

（2）分泌调节：①迷走神经兴奋可引起胃窦黏膜内的G细胞释放促胃液素，后者经过血液循环刺激胃腺分泌；②食物的化学成分，主要是蛋白质消化产物，可直接作用于 G 细胞，引起促胃液素的释放；③食物通过幽门部，可引起十二指肠释放促胃液素；④盐酸可直接抑制胃窦黏膜中的 G 细胞，减少促胃液素释放；⑤盐酸在胃内可引起胃黏膜释放生长抑素，间接抑制促胃液素的释放。

3. 由丘脑的感觉接替核发出的纤维向大脑皮层特定区域的投射，称为特异投射系统。由丘脑髓板内核群发出的纤维弥散地投射到大脑皮层广泛区域，不具有点对点的投射特征，称为非特异投射系统。两者区别归纳如下：

	特异投射系统	非特异投射系统
接受冲动	接受各种特定感觉冲动	接受脑干上行激动系统冲动
传入神经元接替数目	少	多
丘脑换元部位	感觉接替核、联络核	髓板内核群
传递途径	有专一传导途径	无专一传导途径
投射部位	点对点投射到大脑皮层特定区域	弥散投射到大脑皮层广泛区域
感觉与皮层定位	有点对点联系	无点对点联系
生理作用	产生特定感觉，触发大脑皮层发出传出冲动	不能产生特定感觉，作用是维持皮层觉醒

4. 实验步骤：①用 1% 硫酸浸足中趾，出现屈肌反射，再剥除同侧足中趾皮肤，重复同样刺激，屈肌反射呈阴性。因此证明皮肤上化学感受器能够感受相应刺激，而其被破坏后，反射弧不完整，反射活动消失；②分离对侧坐骨神经，并剪断，再用 1% 硫酸浸同侧足中趾，屈肌反射呈现阴性。这是由于坐骨神经中有传出神经，当其破坏后，反射活动不能出现；③用浸有 1% 硫酸的滤纸片贴于上腹部，出现搔扒反射阳性。用探针

捣毁脊髓，重复刺激，其反射呈阴性。说明当反射中枢被破坏后，相应反射不能出现。通过上述实验方法可以证明反射活动的实现依赖于反射弧结构的完整。

五、论述题（每题 10 分，共 30 分）

1.（1）心输出量：在一定条件下，动脉血压与心输出量成正比。心输出量 = 每搏输出量 × 心率。

当心率不变，每搏输出量增加时，血压升高，以收缩压升高明显。一定范围内心率增加时，心输出量增加，血压升高，以舒张压升高明显。

（2）外周阻力：心输出量相对不变，外周阻力增加时，血压升高，以舒张压升高明显。

（3）大动脉管壁的弹性：弹性降低，收缩压升高，舒张压降低，脉搏压加大。

（4）循环血量与血管容量的关系：两者匹配，才使血管内有足够的血液充盈。循环血量减少或血管容量加大，都可使血压降低。

2.（1）调节物质代谢：①蛋白质代谢：可促进肝脏以外的组织，特别是肌肉、淋巴、皮肤等的蛋白质分解，抑制其合成，使血液中氨基酸增加，加速氨基酸转移入肝，生成肝糖原。②糖代谢：能促进肝脏摄取血液中氨基酸，加强糖异生，使肝糖原增加；并能对抗胰岛素的作用，降低脂肪和肌肉组织对胰岛素的反应性，使外周组织对葡萄糖的利用减少，使血糖水平升高。③脂肪代谢：能促进脂肪组织中的脂肪分解为甘油和脂肪酸，前者供肝脏中糖异生，后者为人体提供能源。可使四肢的脂肪分解增强，促进躯干脂肪合成，造成脂肪异常堆积。④水盐代谢：有与醛固酮相同的对肾脏起保钠排钾的作用；皮质醇可降低肾小球入球血管阻力，增加肾小球血浆流量而使肾小球滤过率增加，有利于水的排出。

（2）参与应激反应：①各种伤害性刺激会使机体产生一些物质，如缓激肽、蛋白水解酶、前列腺素等，这些物质可使机体产生不良反应。糖皮质激素能减少这些物质的产生量，降低其不良作用，起着保护机体、提高对有害刺激的耐受能力的作用。②使能量代谢转为以糖代谢为中心，保持葡萄糖对重要器官的供应。③在提高儿茶酚胺系统的功能方面起允许作用，从而维持血压、增强心血管功能的调节。

（3）对血细胞的影响：①可增强骨髓造血功能，使红细胞、血小板数量增多；②使附着在血管壁边缘的中性粒细胞进入血液循环，故中性粒细胞数增多；③可抑制胸腺与淋巴组织的细胞分裂，使淋巴细胞DNA合成过程减弱，破坏加速，大剂量还可使胸腺及淋巴组织溶解，淋巴细胞减少；④糖皮质激素可加强网状内皮细胞吞噬和分解嗜酸粒细胞，故血中嗜酸粒细胞数减少。

（4）对心血管系统的影响：①提高血管平滑肌对儿茶酚胺的敏感性，保证血管正常的紧张性，有利于提高血管的张力和维持血压；②糖皮质激素还可降低毛细血管壁的通透性，减少血浆的滤出，有利于维持血容量。

（5）其他作用：①糖皮质激素能提高胃腺细胞对迷走神经和促胃液素的反应性，增强胃酸与胃蛋白酶原的分泌，抑制蛋白质合成和结缔组织增生，使黏液分泌量和胃黏膜上皮细胞转换率降低，从而使胃黏膜的保护和修复能力减弱。②糖皮质激素还能提高骨骼肌的收缩力，抑制骨的形成而促进其分解；提高大脑皮层兴奋性，维持中枢神经系统的正常功能。③药理剂量的糖皮质激素还具有抗炎、抗休克、抗过敏、抗中毒和抑制免疫功能的作用。

3.（1）肺牵张反射：吸气时肺、细支气管被扩张，存在于细支气管平滑肌内牵张感受器兴奋，经迷走神经传入后抑制吸气，转为呼气。

（2）肌紧张：骨骼肌在缓慢持续被牵拉时，被牵拉肌肉发生微弱而持久的收缩，从而阻止肌肉被拉长。肌紧张对于躯体保持平衡和维持姿势至关重要，是躯体运动的基础。

（3）腱反射：快速牵拉肌腱发生的牵张反射，称为腱反射。检查腱反射有助于诊断脊髓和外周神经的损伤部位，也有助于诊断高级脑部位的损伤。

（4）排便反射：直肠被扩张时，使存在于直肠平滑肌内的牵张感受器兴奋，经神经传入后引起排便活动。

（5）排尿反射：当膀胱被扩张时，存在于膀胱平滑肌内的牵张感受器兴奋性增强，经神经传入后引起排尿活动。

（6）心肌异长自身调节：当静脉回心血量增多，心室被扩张后，心肌收缩力增强，每搏输出量增加，使心输出量增多。

（7）减压反射：当血压升高时压力感受器兴奋，其兴奋经传入神经传到心血管中枢后，反射性使心率减慢，心肌收缩力下降，心输出量减少，血压下降。

（8）容量感受器反射：当回心血量增加时，左心房被扩张，存在于左房壁的容量感受器被牵拉而兴奋，经迷走神经传入至中枢后抑制ADH的分泌，使排出尿量增加。

（9）肾素反射性分泌：入球小动脉血压升高时，存在于小动脉平滑肌内感受器兴奋性下降，肾素分泌减少，直接影响动脉血压及醛固酮的分泌。

（10）催产素反射性分泌：当子宫颈、阴道被扩张时，可反射性地促进下丘脑-神经垂体催产素的分泌及释放增加，增强子宫平滑肌的收缩力。

硕士研究生入学考试《生理学》模拟试卷（B）

一、选择题（共20分）

（一）A型题（每题0.5分，共10分）

1. 机体处于寒冷环境中，甲状腺激素分泌增多，使产热增加的调节过程属于（　　）

    A. 神经调节

    B. 体液调节

    C. 神经－体液调节

    D. 自身调节

    E. 反馈调节

2. 肌肉的初长度取决于（　　）

    A. 被动张力

    B. 前负荷

    C. 后负荷

    D. 前负荷与后负荷之和

    E. 前负荷与后负荷之差

3. 新生儿溶血性贫血可能发生在（　　）

    A. Rh 阳性母亲所生 Rh 阳性婴儿

    B. Rh 阳性母亲所生 Rh 阴性婴儿

    C. Rh 阴性母亲所生 Rh 阳性婴儿

    D. Rh 阴性母亲所生 Rh 阴性婴儿

    E. Rh 阴性母亲生育第一胎时

4. 下列关于心电图的描述，错误的是（　　）

    A. P 波代表两心房去极化

    B. QRS 波群代表两心室去极化

    C. QRS 三个波可见于心电图各个导联

    D. P－R 间期超过 0.2s 表示房室传导阻滞

    E. S－T 段表示心室各部分之间无电位差

5. 对肺扩张反射的描述，正确的是（　　）

    A. 感受器位于肺泡壁

    B. 接受肺泡极度缩小时的刺激

    C. 反射中枢在下丘脑

    D. 传出神经为迷走神经

    E. 促使吸气及时转为呼气

6. 下列哪种 pH 值对唾液淀粉酶的消化活动最适宜（　　）

    A. 1.0

    B. 3.0

    C. 5.0

    D. 7.0

    E. 8.0

7. 人体体温昼夜节律变化中，体温最低的时间是（　　）

    A. 上午 8～10 时

    B. 下午 3～4 时

    C. 清晨 2～6 时

    D. 夜间 10～12 时

    E. 午夜 1～2 时

8. 能准确地测出肾小球滤过率的物质是（　　）

    A. 肌酐

    B. 菊粉

    C. 果糖

    D. 对氨基马尿酸

E. 酚红

9. 视觉代表区位于( )
   A. 中央前回
   B. 中央后回
   C. 枕叶皮层
   D. 颞叶皮层
   E. 岛叶皮层

10. 当悬韧带放松时可使( )
    A. 晶状体曲度增大
    B. 晶状体曲度减小
    C. 角膜曲度增大
    D. 瞳孔缩小
    E. 瞳孔不变

11. 下列激素中不是由胎盘分泌的是( )
    A. 雌激素
    B. 孕激素
    C. 催产素
    D. 人胎盘催乳素
    E. 人绒毛膜促性腺激素

12. 阈电位是指( )
    A. 膜对 K^+ 通透性突然增大的临界电位
    B. 膜对 Na^+ 通透性突然增大的临界电位
    C. 能引起组织兴奋的最小刺激强度
    D. 能引起组织产生局部反应的临界电位
    E. 能产生扩布的膜电位

13. 骨骼肌兴奋－收缩耦联中起关键作用的离子是( )
    A. K^+
    B. Na^+
    C. Ca^{2+}
    D. Mg^{2+}
    E. Cl^-

14. 内源性和外源性凝血的主要区别是( )
    A. 前者发生在体内，后者在体外
    B. 前者发生在血管内，后者在血管外
    C. 前者只需体内因子，后者需外加因子
    D. 前者只需血浆因子，后者还需组织因子
    E. 激活因子Ⅸ的途径相同

15. 输血前进行交叉配血的主要原因是( )
    A. 没有检查血型用的标准试管
    B. 避免肝炎传播
    C. 人的血型有时可变化，故依靠验血型确定是否可以输血是不可靠的
    D. 避免其他血型系统的不合及 ABO 血型系统中的不规则凝集素
    E. 保证血型的遗传型一致

16. 下列有关甲状旁腺激素生理作用的叙述，错误的是( )
    A. 提高骨细胞膜对 Ca^{2+} 通透性
    B. 增强骨细胞膜上钙泵活性
    C. 抑制破骨细胞活动
    D. 抑制近球小管对磷酸盐的重吸收
    E. 促进远球小管和集合管对 Ca^{2+} 的重吸收

17. 酸中毒时引起血 K^+ 升高的机制是( )
    A. 碳酸酐酶的活性降低
    B. $NH_3 - Na^+$ 交换过多
    C. $H^+ - Na^+$ 交换过多
    D. 肾小管细胞分泌 K^+ 能力增高
    E. 肾小管滤液中负电荷数目不足

18. 神经－肌肉接头兴奋传递时，乙酰胆碱与受体结合使终板膜( )

A. 对 Na^+、K^+ 通透性增加，发生超极化

B. 对 Na^+、K^+ 通透性增加，发生去极化

C. 仅对 K^+ 通透性增加，发生超极化

D. 仅对 Ca^{2+} 通透性增加，发生去极化

E. 对乙酰胆碱通透性增加，发生超极化

19. 交感缩血管神经纤维释放的递质是（ ）

A. 去甲肾上腺素

B. 肾上腺素

C. 乙酰胆碱

D. 组胺

E. 多巴胺

20. 50kg 体重的正常人的体液量与血量分别为（ ）

A. 40L 与 4L

B. 30L 与 4L

C. 20L 与 4L

D. 30L 与 2.5L

E. 20L 与 2.5L

（二）X 型题（每题 1 分，共 10 分）

1. 属于体液调节的有（ ）

A. 心房钠尿肽对肾功能的调节

B. 腺苷引起冠脉舒张

C. 血液中 CO_2 对呼吸的调节

D. 唾液分泌的调节

E. 下丘脑调节肽对腺垂体活动的调节

2. 横桥的生理特性是（ ）

A. 可与肌动蛋白分子作可逆性结合

B. 与肌浆中 Ca^{2+} 作可逆性结合

C. 具有 ATP 酶活性

D. 使原肌球蛋白的分子构型发生变化

E. 使肌钙蛋白的分子构型发生变化

3. 人体血浆白蛋白（ ）

A. 在血浆胶体渗透压的形成中作用大

B. 在肾小球处自由滤过

C. 有缓冲作用

D. 有运输功能

E. 参与凝血、抗凝血及纤溶过程

4. 快反应细胞包括（ ）

A. 心房肌细胞

B. 房室交界细胞

C. 房室束细胞

D. 浦肯野细胞

E. 心室肌细胞

5. 潮气量从 500ml 减少到 250ml，呼吸频率从 13 次/分增加到 26 次/分，则（ ）

A. 肺泡通气量不变

B. 每分通气量不变

C. 肺泡通气量减少

D. 每分通气量减少

E. 无效腔气量减少

6. 正确地描述了肠神经系统（壁内神经丛）的是（ ）

A. 它由肌间神经丛组成

B. 它由黏膜下神经丛组成

C. 它与外周植物性神经支配无关

D. 它含有单胺能和肽能神经纤维

E. 它抑制肠蠕动

7. 刺激下丘脑的产热中枢，可引起（ ）

A. 骨骼肌紧张性增强

B. 发生战栗

C. 交感神经兴奋

D. 肾上腺素分泌增加

E. 产热增加

8. 同近髓肾单位比较，皮质肾单位的特点有（ ）

A. 入球小动脉口径大于出球小动脉

B. 肾小管髓袢较短

C. 球旁细胞含有大量肾素颗粒

D. 肾小体体积较大

E. 其功能主要与尿生成有关

9. 关于锥体系的论述，正确的有（　　）

    A. 不只起源于 4 区大锥体细胞

    B. 与下运动神经元只发生单突触联系

    C. 可控制 α 运动神经元的活动

    D. 有控制肢体肌肉精细运动的功能

    E. 不调节肌紧张

10. 具有促使血糖水平升高的激素包括（　　）

    A. 糖皮质激素

    B. 甲状腺激素

    C. 胰高血糖素

    D. 胰岛素

    E. 生长激素

二、名词解释（每题 2 分，共 20 分）

1. 基因表达学说
2. 肠肝循环
3. 减压反射
4. 动作电位
5. 主动转运
6. 球旁细胞
7. 运动单位
8. 中枢延搁
9. 异长自身调节
10. 自律性

三、填空题（每空 0.5 分，共 10 分）

1. 反应的两种基本表现形式是_____和_____。

2. 发汗可分为_____和_____两种。

3. 微循环的总闸门是指_____；微循环的分闸门是指_____；微循环的后闸门是指_____。

4. 顺应性与弹性阻力成_____关系。

5. 最重要的消化吸收部位是_____，最重要的消化液是_____。

6. 胎盘分泌大量的_____、_____和_____，对维持正常妊娠极为重要。

7. 门控离子通道可分为_____通道、_____通道和_____通道三类。

8. 温度升高时，氧解离曲线将发生_____，pH 降低时，氧解离曲线将发生_____。

9. 肌肉收缩能力是指决定肌肉收缩效能的内在特性，与_____无关，与肌肉收缩和舒张过程各环节的肌肉内部的_____有关。

四、简答题（每题 5 分，共 20 分）

1. 试述影响组织液生成与回流的因素及影响机制。

2. 简述反射中枢内兴奋传递的特征。

3. 简述胰岛素促进蛋白质合成的环节。

4. 试比较 $P_{CO_2}\uparrow$、$P_{O_2}\downarrow$、$[H^+]\uparrow$ 对呼吸影响的异同点？

五、论述题（每题 10 分，共 30 分）

1. 机体失水后肾脏是怎样进行调节的？

2. 试述心交感神经节后纤维对心脏的作用及机制。

3. 实验中切断家兔两侧颈迷走神经后，循环、呼吸、消化及泌尿系统将会出现何种变化？

参考答案

一、选择题

（一）A 型题

1. C　2. B　3. C　4. C　5. E

6. D　7. C　8. B　9. C　10. A

11. C　12. B　13. C　14. D　15. D

16. C　17. C　18. B　19. A　20. B

（二）X 型题

1. A、B、E

2. A、C

3. A、C、D、E

4. A、C、D、E

5. B、C

6. A、B、D

7. A、B、C、D、E

8. A、B、C、D、E

9. A、C、D

10. A、B、C、E

二、名词解释

1. 类固醇激素进入细胞内与相应的受体结合后能影响核内基因的表达，促进或抑制某种特殊蛋白质的合成而发挥生物学效应。这种作用机制称为基因表达学说。

2. 肝细胞合成的胆盐排入小肠后，绝大部分在回肠末端被吸收入血，并再由肝脏分泌，称为胆盐的肠 – 肝循环。返回肝脏的胆盐一方面刺激肝细胞分泌胆汁，另一方面作为合成胆汁的原料。

3. 当动脉血压升高时，牵张了颈动脉窦、主动脉弓压力感受器，由压力感受器发出的冲动增多，该冲动传导到心血管中枢后，一方面抑制了心交感中枢和缩血管中枢的活动，同时使迷走中枢活动增强，总的效应是使心脏的活动减弱，血管的外周阻力降低，反射性地引起血压下降，称为减压反射。

4. 神经细胞、肌肉细胞在受到刺激发生兴奋时，细胞膜在原有外正内负的静息电位基础上发生一次迅速而短暂的电位反转，细胞兴奋时发生的这种短暂的电位波动，称为动作电位。

5. 细胞膜通过本身的某种耗能过程将某些小分子物质或离子逆浓度差或逆电位差进行的转运过程称主动转运。

6. 球旁细胞是入球小动脉壁膜上的平滑肌细胞分化成的肌上皮样细胞，其体积大，内含分泌颗粒，分泌颗粒内含肾素。

7. 一个 α 运动神经元及其所支配的全部肌纤维组成的功能单位称运动单位。

8. 突触传递需要轴突末梢释放神经递质，经突触间隙扩散到突触后膜，才能产生突触后电位，因为耗费时间较长，故称为中枢延搁。

9. 不需要神经和体液因素参与，仅通过心肌细胞本身初长的变化而引起心肌细胞收缩强度的变化，称为异长自身调节。

10. 自动节律性（自律性）指心肌细胞在无外来刺激的情况下，能自动发生节律性兴奋的特性。

三、填空题

1. 兴奋　抑制

2. 显汗　不显汗

3. 微动脉　毛细血管前括约肌　微静脉和小静脉

4. 反比

5. 小肠　胰液

6. 雌激素　孕激素　人绒毛膜促性腺激素

7. 电压门控　配基门控或化学门控机械门控

8. 右移　右移

9. 负荷　功能状态

四、简答题

1. 血浆滤过毛细血管壁进入组织间隙形成组织液。滤过动力：有效滤过压 =（毛细血管血压＋组织液胶体渗透压）－（血浆胶体渗透压＋组织液静水压）。滤过方向：有效滤过压为正值，组织液生成；负值，组织液回流。毛细血管血压从动脉端向静脉端逐渐降低，使有效滤过压从正值向负值转化；组织液一部分回流入血液，一部分回流入淋巴液。

组织液生成与下列因素有关：

（1）毛细血管血压：与毛细血管前、后阻力的比值有关。比值大，毛细血管血压低；比值小，毛细血管血压高。

（2）血浆胶体渗透压：与血浆蛋白含量有关，如合成减少（肝脏疾病）或排出过多（肾脏疾病）可使血浆胶体渗透压下降，组织液生成增多，导致浮肿。

（3）毛细血管壁通透性：如过敏时组织释放组胺，使毛细血管壁通透性增加，血浆蛋白透过管壁进入组织液，组织液胶体渗透压升高，导致浮肿。

（4）淋巴回流：淋巴回流障碍，组织液回流减少，引起局部水肿。

2. 反射中枢内兴奋传递的特征有：①单向传递；②中枢延搁；③总和；④兴奋节律的改变；⑤后发放；⑥对内环境变化的敏感和易疲劳。

3. 胰岛素促进蛋白质的合成过程，其作用体现在蛋白质合成的以下环节上：①促进氨基酸通过膜的转运进入细胞；②加快细胞核的复制和转录过程，增加 DNA 和 RNA 的生成；③作用于核糖体，加速翻译过程，促进蛋白质合成。

4. P_{CO_2}↑、P_{O_2}↓、〔H^+〕↑对呼吸的影响表现在：①三者变化对呼吸的影响效应是一致的。在一定范围内，P_{CO_2}↑，P_{O_2}↓，〔H^+〕↑都使呼吸加深、加快，肺通气量增加。②三者引起呼吸加强的途径都是通过外周化学感受器和/或中枢化学感受器而兴奋呼吸中枢，促使呼吸加强的。③三者作用途径的主次不同：低 O_2 主要通过外周化学感受器起作用，P_{CO_2}升高主要通过中枢化学感受器起作用，〔H^+〕增加对外周化学感受器和中枢化学感受器都有刺激作用。④低 O_2 对外周化学感受器作用是引起呼吸中枢兴奋，而它对呼吸中枢的直接作用是抑制。⑤动脉血 P_{O_2} 对正常呼吸调节作用不大，仅在特殊情况下，才发挥其兴奋呼吸的作用。

一定水平的 P_{CO_2} 对维持呼吸和呼吸中枢的兴奋性是必要的，但超过一定程度（超过 7% 以上）则有抑制呼吸和麻醉的作用。⑥CO_2 对中枢化学感受器的作用，实质上是 CO_2 透过血脑屏障后通过水合作用产生 H^+ 实现的，故脑脊液和局部细胞外液 H^+ 才是真正刺激呼吸中枢的因素。

五、论述题（每题 10 分，共 30 分）

1. 机体失水后，往往引起机体内血浆晶体渗透压升高和循环血量减少等变化，从而引起一系列调节机制启动，使肾小管、集合管对水的重吸收增加、排出尿量减少，以恢复血浆晶体渗透压和循环血量。

（1）渗透压感受器的调节：失水后，血浆晶体渗透压升高，刺激下丘脑渗透压感受器，使视上核及室旁核的血管升压素分泌、释放增多，促进肾远曲小管和集合管对水的重吸收增多，尿量减少，以保留体内水分。

（2）容量感受器与压力感受器的调节：失水后，循环血容量减少，对左心房和胸腔内大静脉处的容量感受器刺激减弱，同时动脉血压降低，刺激了颈动脉窦、主动脉弓的压力感受器，经传入神经向中枢传入的冲动减少，反射性地促进了下丘脑-神经垂体的血管升压素分泌、释放，进而肾小管和集合管对水的重吸收增多，尿量减少。

（3）球旁器感受器的调节：循环血量减少，压力下降，使入球小动脉牵张感受器兴奋；肾小球滤过率下降、滤液中 Na^+ 的含量减少，使致密斑感受器兴奋；以及交感神经兴奋，均可作用于球旁细胞促使其肾素分泌增加，使肾素-血管紧张素-醛固酮系统活动增强，促进肾小管和集合管对钠及水的重吸收，尿量减少。

（4）有效滤过压改变：循环血量的减少引起肾血流量减少，同时血浆胶体渗透压上升，使肾小球有效滤过率下降，滤液生成减少，从而维持血容量及血压。

2. 支配心脏的交感神经节后纤维末梢释放去甲肾上腺素，与心肌的 β_1 受体结合，引起心脏的正性肌力作用。

（1）心率加快——正性变时作用：去甲肾上腺素可促进细胞膜对 Ca^{2+} 通透性，Ca^{2+} 内流增加，窦房结细胞 4 期自动去极化速度加快，自律性增加，心率加快。

（2）心缩力加强——正性变力作用：由于细胞膜和肌浆网对 Ca^{2+} 通透性增加，心肌细胞动作电位 2 期 Ca^{2+} 内流量及肌浆网 Ca^{2+} 释放量增加，肌浆内 Ca^{2+} 浓度增高，心肌兴奋－收缩耦联加强，去甲肾上腺素还可促进糖原分解，提供心肌活动所需能量，心肌收缩力加强。收缩完毕，去甲肾上腺素又可降低肌钙蛋白对 Ca^{2+} 的亲和力，肌浆网加速对 Ca^{2+} 回收，刺激 $Na^+ - Ca^{2+}$ 交换，使细胞内的 Ca^{2+} 外排加快，有利于粗、细肌丝分离，加速心肌的舒张过程。

（3）房室交界处传导加快——正性变传导作用：由于慢反应细胞 0 期 Ca^{2+} 内流加强加快，使房室交界细胞的动作电位 0 期上升速度和幅度加强，兴奋传导加快。

3. 切断迷走神经后：①循环系统：心跳频率加快、心肌收缩力加强；内脏血管、皮肤血管以及分布于唾液腺、外生殖器血管均收缩，脾脏收缩，肌肉血管收缩或舒张。由于主动脉弓压力感受器的传入神经被切断，减压反射不能正常进行，血压出现波动。②呼吸系统：支气管平滑肌舒张，肺通气阻力减小，黏液分泌减少。由于肺牵张反射传入神经被切断，呼吸运动则加深、减慢。③消化系统：促进黏稠唾液分泌，抑制胃肠道运动与胆囊活动，促进括约肌收缩。抑制胃液、胰液、小肠液、胆汁的分泌。④泌尿生殖系统：使逼尿肌舒张，括约肌收缩，促进子宫收缩（怀孕子宫）或舒张（未孕子宫）。由于左心房容量感受器的传入神经被切断，下丘脑 ADH 的分泌可因此增多，而尿量减少。